図解で学ぶ

化粧品GMP 第3版

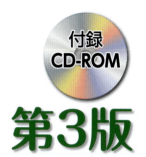
付録
CD-ROM

「ISO化粧品GMPガイドライン」をベースにして

著 榊原 敏之　庄司 和壽　松村 行栄　美濃屋 雅宏

じほう

改訂にあたって

　2007年11月15日付で，ISO22716：2007 COSMETICS ― GOOD MANUFACTURING PRACTICE (GMP) ― GUIDELINES ON GOOD MANUFACTURING PRACTICE(ISO化粧品GMPガイドライン)が発行され，日本化粧品工業連合会では，このISO化粧品GMPガイドラインを業界の自主基準として採用したことから，多くの化粧品製造業者がISO22716を自社のGMPの基準として採用することになった。

　本書は2010年にISO化粧品GMPガイドラインをより理解を深めるために
　1) GMPの考え方，必要性，実行すべき内容と項目
　2) ガイドラインでは不足している事項の解説
　3) 関係者が議論するときの道具となる「図解」の提供
を意図して作成された。

　しかし，ISO化粧品GMPガイドラインに変化はないのに，GMPを取り巻く環境が年々変化していることから，2012年10月に本書を見直して，第6章(原料および包装材料の取り扱い)と第18章(コンピュータとセキュリティ)を書き直し，その他の箇所で小さな修正を加えて第2版とされた。

　その後も，製品の品質と安全を担保し，向上させていくために，ISO9001：2015で実施されたQMSを経営戦略・事業プロセスに統合すること，QMSの前提条件の明確化から計画及び運用に展開すること，リスク及び機会の決定，サプライヤー管理がすべての供給業者に拡大したこと，変更管理の重視，プロセスアプローチの考え方を規格に反映すること，組織の知識管理などが，GMPに取り込まれ，ブラッシュアップが続けられていることから，今回の改訂では本書の意図した内容を変更することなく，各項目の見直しを行い，カレントなGMPの考え方を加えた。

　第2章(製造施設)と第3章(製造設備)は，化粧品GMPガイドラインとの整合性から，第2章(構造設備)，第3章(機器)として整理した。

　第5章(バリデーション)は，よりわかりやすくするために書き直しを行った。

　第8章(品質保証(QA))，第9章(品質管理(QC)-1)，第10章(品質管理(QC)-2)は，QAとQCの役割の違いを明確にしたことと，化粧品GMPガイドライン第9章「品質管理試験室」との整合性から，第8章(品質管理(QC)-1)，第9章(品質管理(QC)-2)，第10章(品質保証(QA))の章立ての順序を変更した。

　第19章(リスクマネジメント入門)は，再整理をしてマネジメントレビューに係る部分は新たに第20章(マネジメントレビュー)とした。その中でISO 9001認証を取得しているところが多い化粧品製造所のために，品質カルチャーと経営陣の責任を記載した。

　本書を使用して製造会社及び化粧品製造所のGMP教育訓練を盛んに行っていくことを希望する。なお，本書の付録として図解のCD-ROMを添付した。図解を参考として自社向けにリライトしてGMP教育を進めていただくことを希望する。

2019年5月

榊原　敏之　　庄司　和壽
松村　行栄　　美濃屋　雅宏

目次

第1章　化粧品GMPとは ... 1
- 1.1　化粧品製造は法令を遵守して行う ... 1
- 1.2　化粧品製造時は業界基準GMPを遵守する ... 3
- 1.3　ISO，世界規格，国家規格，業界規格 ... 5
- 1.4　GMPの基礎 ... 7

第2章　構造設備 ... 13
- 2.1　化粧品製造所の構造設備 ... 13
- 2.2　製造区域の構造設備の要点 ... 14
- 2.3　床，壁・窓，天井・照明 ... 15
- 2.4　手洗い，トイレ，シャワー ... 17
- 2.5　動線計画 ... 18
- 2.6　防虫防鼠対策 ... 19
- 2.7　廃棄物，廃水，換気 ... 20
- 2.8　空調 ... 21

第3章　機器 ... 25
- 3.1　化粧品製造所の機器に必要な事項 ... 25
- 3.2　機器を設計し，適格性を評価する ... 26
- 3.3　機器の洗浄 ... 27
- 3.4　機器のメンテナンス ... 31
- 3.5　キャリブレーション ... 31
- 3.6　機器に関するその他の注意事項 ... 35

第4章　製造管理 ... 38
- 4.1　化粧品製造工程の管理 ... 38
- 4.2　化粧品包装工程の管理 ... 45

第5章　バリデーションと適格性評価 ... 50
- 5.1　バリデーション，適格性評価とは ... 50
- 5.2　バリデーションと適格性評価の具体例 ... 55
- 5.3　バリデーションの概念を適用し，化粧品製造工程を確実なものにする ... 59
- 5.4　洗浄バリデーション ... 60

第6章　原料および包装材料の取り扱い ... 68
- 6.1　原料および包装材料 ... 68
- 6.2　原料および包装材料の管理文書 ... 70
- 6.3　原料および包装材料の供給業者管理 ... 71
- 6.4　原料および包装材料の受入れ試験 ... 74

6.5	原料および包装材料の社内取扱手順…発注から払出し，および再保管，再評価	74
6.6	原料および包装材料の保管	79
6.7	在庫管理	80
6.8	原料および包装材料のその他注意事項	81
6.9	化粧品製造用水	82

第7章　製品の管理　88

7.1	製品の管理	88
7.2	製品のサンプリング	89
7.3	最終製品の保管サンプル（参考品）	90
7.4	製品の入庫，保管，出荷	91
7.5	製品の保管環境	93
7.6	製品保管庫	95
7.7	製品の管理に必要な文書	96
7.8	製品に関するその他の注意事項	97

第8章　品質管理（QC）－1　98

8.1	QC（品質管理）とは	98
8.2	QCの仕事	99
8.3	試薬，溶液，標準品，培地	101
8.4	試験記録書	102
8.5	規格外結果の調査（OOS調査）	105
8.6	QCに必要な文書	107

第9章　品質管理（QC）－2　113

9.1	試験機器の管理	113
9.2	試験方法の確立	115
9.3	生データ	116
9.4	試験に必要な一般的知識	120
9.5	数字の取扱い	121
9.6	QCには「向上」が必須	123

第10章　品質保証（QA）　124

10.1	化粧品の製造と品質保証	124
10.2	品質保証（QA）とは	124
10.3	品質保証の行い方	126
10.4	製品出荷に係わるQAの仕事	127
10.5	これからの品質保証	130

目次

第11章 文書，手順書，ラベル … 132
- 11.1 GMPと文書 … 132
- 11.2 手順書 … 139
- 11.3 ラベル … 142

第12章 変更と変更管理 … 156
- 12.1 「変更管理」の現状 … 156
- 12.2 変更管理は必要不可欠な証明作業である … 157
- 12.3 変更と変更管理を分ける … 158

第13章 逸脱，規格外 … 162
- 13.1 逸脱って何？ … 162
- 13.2 逸脱，失敗，異常，規格外 … 163
- 13.3 逸脱処理 … 164
- 13.4 FTA手法で逸脱や失敗の原因を究明する … 165
- 13.5 規格外品（不合格品）とその処理 … 169

第14章 従業員，教育訓練，安全衛生 … 174
- 14.1 従業員 … 174
- 14.2 教育訓練 … 175
- 14.3 安全衛生 … 182

第15章 委受託製造 … 186
- 15.1 化粧品の委受託製造 … 186
- 15.2 委受託製造組立てと個々の課題 … 188

第16章 監査 … 196
- 16.1 化粧品製造における監査 … 196
- 16.2 外部監査 … 197
- 16.3 内部（GMP）監査 … 202

第17章 苦情，回収，措置 … 209
- 17.1 化粧品製造技術の向上のために … 209
- 17.2 苦情 … 210
- 17.3 回収，返品 … 215
- 17.4 措置 … 218

第18章　コンピュータとセキュリティ　220

18.1　セキュリティとは　220
18.2　化粧品製造とコンピュータ　221
18.3　情報セキュリティ　223
18.4　化粧品製造における文書と情報セキュリティ　225

第19章　リスクマネジメント入門　228

19.1　リスクマネジメントとは　228
19.2　リスクマネジメントの実際　229
19.3　リスクマネジメントを理解する　230
19.4　リスクマネジメント手法を学ぶ　233
19.5　リスクマネジメントの効果　239

第20章　マネジメントレビュー　240

20.1　マネジメントレビューとは　240
20.2　ISO 9001：2015におけるマネジメントレビューについて　242
20.3　化粧品GMPにおけるマネジメントレビュー　244
20.4　品質カルチャーと経営陣の責任　246

第1章　化粧品GMPとは

1.1　化粧品製造は法令を遵守して行う

日本国内で化粧品を製造し，日本国内でその化粧品を販売するときには，日本の法令等を遵守して化粧品製造を行わなければならない。その法令等は数多い（図解1.1）。医薬品，医療機器等の品質，有効性及び安全性の確保等に関する法律（以下医薬品医療機器等法と略す。）を頂点として，政令，厚生労働省令および通知類がある。医薬品医療機器等法，政令，厚生労働省令には従わなければならない。告示にも従わねばならない。厚生労働省から出される通知，通達，事務連絡等は図解1.1に記載したもの以外にも多数ある。これらは命令ではないので従わねばならないものではない。しかし，実行しなかったり代替案を持たなかったり無視したりはできない。さらに，消防法，高圧ガス保安法，化学物質の審査および製造等の規制に関する法律（化審法）等の製造や製造施設に係わる法令も数多い。化粧品製造に係わるすべての法令および通知類等に精通するには多大の労力が必要である。以上のように，化粧品の製造は法令等でがんじがらめといえる。

なお，製造した化粧品を外国に輸出するには当該国の法令に従った化粧品製造を行わなければならない。製品および製造方法が当該国の法令を遵守したものでないと輸出ができない。すなわち当該国には図解1.1に相当するその国独自の法令および通知類が存在する。化粧品に関するそれらの法令および通知を熟知していなければならない。化粧品を輸出するにはこれらの面倒な作業が必要である。

一方，外国の化粧品製造業者が日本の市場に化粧品を輸出するには，日本の法令等を遵守して化粧品を製造する必要があり，輸出実施の障壁になっている。日本の化粧品および化粧品製造業者は法令等で輸入品から守られているともいえる。

化粧品製造は法令を遵守して行う

＜化粧品製造に係わる法令等＞

- 医薬品医療機器等法（法律）
- 医薬品医療機器等法施行令（政令）
- 医薬品医療機器等法施行規則（省令）
- 薬局等構造設備規則（省令）
- GQP省令
- GVP省令
- 医薬品等に使用することができるタール色素を定める省令
  （厚生省令第30号，昭和41.8.31，最終改正平成26.7.30）
- 化粧品基準
  （厚生省告示第331号，平成12.9.29，最終改正平成28.6.1）
- 薬事法施行規則に関する通知（薬事法および採血および供血あつせん業取締法の一部を改正する法律等の施行について，薬食発0709004号，平成16.7.9）
- GMP・薬局等構造設備規則等に関わる課長通知
  （薬事法および採血および供血あつせん業取締法の一部を改正する法律の施行に伴う医薬品，医療機器等の製造管理および品質管理（GMP／QMS）に係る省令および告示の制定および改廃について，薬食監麻発第0330001号，平成17.3.30）
- GQP省令施行通知（医薬品，医薬部外品，化粧品および医療機器の品質管理の基準に関する省令の施行について，薬食発第09ZZ001号，平成16.9.22）
- 薬事監視指導要領の改正について（「薬事監視指導要領」および「薬局，医薬品販売業等監視指導ガイドライン」の改正について，薬食発第1217第3号，平成26.12.17）
- 医薬品等適正広告基準（医薬品等適正広告基準の改正について，薬生発0929第4号，平成29.09.29）
- 化粧品等の適正広告ガイドライン2017年版（第2刷，平成29.9.6）
- その他：消防法，高圧ガス保安法，計量法，毒物及び劇物取締法，アルコール事業法，化学物質の審査および製造等の規制に関する法律（化審法），環境基本法等

図解　1.1

日本の化粧品に関する法令等の親玉といえる医薬品医療機器等法に化粧品製造がどのように規定されているかを見てみよう（図解1.2）。

医薬品医療機器等法は医薬品，医薬部外品，化粧品および医療機器に関する規則を定めた法律である。17章と附則からなっている。化粧品製造販売および製造に関しては第四章の第12条および第13条に次のように規定されている。

〈第12条（化粧品製造販売業の許可）〉
製造販売業許可を受けた者でなければ化粧品の製造販売をしてはならない。

〈第12条の二（化粧品製造販売業許可の基準）〉
化粧品の品質管理の方法が医薬品，医薬部外品，化粧品及び再生医療等製品の品質管理の基準に関する省令（平成十六年九月二十二日厚生労働省令第百三十六号）（以下GQP省令と略す。）に適合しないとき，および製造販売後安全管理の方法が医薬品，医薬部外品，化粧品，医療機器及び再生医療等製品の製造販売後安全管理の基準に関する省令（平成十六年九月二十二日厚生労働省令第百三十五号）（以下GVP省令と略す。）に適合しないときは製造販売業許可を与えない。

〈第13条（化粧品製造業の許可）〉
製造業許可を受けた者でなければ化粧品の製造をしてはならない。
製造所の構造設備が薬局等構造設備規則（昭和三十六年二月一日厚生省令第二号）で定める基準に適合しないときは化粧品製造の許可を与えない。

そして第十七章に，製造販売業違反を犯した場合は3年以下の懲役若しくは300万円以下の罰金に処し，又はこれを併科する，製造業違反を犯した場合は1年以下の懲役若しくは100万円以下の罰金に処し，又はこれを併科すると規定されている。

以上のように，医薬品医療機器等法が遵守を義務づけているのは人的要件と化粧品製造所の構造設備に関することのみで，医薬品に見られる「医薬品及び医薬部外品の製造管理及び品質管理の基準に関する省令（平成十六年十二月二十四日）（厚生労働省令第百七十九号）（以下GMP省令と略す。）」の遵守を義務づけていない。ところがGQP省令では，製造販売業者が製造業者を十分に管理することを義務づけており，その管理の中に製造管理及び品質管理に関する基準（Good Manufacturing Practice：以下GMPと略す。）が含まれていると解釈されている。ゆえに化粧品製造にGMP省令がないからといって，GMPを遵守しなくてもよいということにはならない。業界の自主基準となったISO22716：2007　Cosmetics ― Good

Manufacturing Practices（GMP） — Guidelines on Good Manufacturing Practices　化粧品GMPガイドライン「化粧品の製造管理及び品質管理に関する技術指針：以下化粧品GMPガイドラインと略す。」を自主的に取り入れる必要がある。

1.2　化粧品製造時は業界基準GMPを遵守する

　GMPはGood Manufacturing Practiceの略語であるが，「製造管理及び品質管理に関する基準」と訳されている。ゆえに，化粧品GMPは「化粧品の製造管理及び品質管理に関する基準」で，従業員，設備，製造，製品，原材料等の取扱いや実施方法を定めたものである（**図解1.3**）。

注1）practiceを基準，技術指針，規範，規則等と訳すことができる。本書では，GQP，GVP，GCP，医薬品GMP等のP（practice）には標準的な翻訳語である「基準」を採用する。
注2）manufacturingは製造と試験を含む"製造"を意味する。一方，productionはもの作りの"製造"を指す。使い分けが必要である。
　　　逆に，「製造」と言ったときはmanufacturingとproductionのどちらかを指す。どちらを指すかは，前後の文脈から判断する。

　化粧品GMPは1981年に業界の自主基準になった（**図解1.4**）。医薬品GMPは遵守事項（罰則のない義務）段階を経て，現在は製造販売の承認要件（法令要件，遵守しない場合には罰則がある）になっている。しかし，化粧品GMPは法令要件ではない。医薬品GMPは1980年の規定以降，大きな変革を繰り返してきた。しかし日本化粧品工業連合会の化粧品GMP自主基準は1981年以降，内容がほとんど変更されることなく保守されてきた。新化粧品GMPが待望されており，2007年に改訂案が発表された。そして，2008年6月になって，2007年11月にISOから発表された「ISO-22716 Cosmetic — Good Manufacturing Practices（GMP） — Guidelines on Good Manufacturing Practices　First Edition」を日本化粧品工業連合会は新たな化粧品GMP自主基準として採用することとなった。自主基準は業界規格または業界の掟であり，化粧品会社は法令並みの重さをもって遵守する必要がある。

　GMPを勉強せずに化粧品製造を行ったり化粧品製造を指図したりするのは，道路交通法を勉強せずに自動車を運転するようなものである。化粧品GMPガイドラインの勉強が必須である。

化粧品GMP

GMP（Good Manufacturing Practice）：
化粧品の製造管理及び品質管理に関する基準

従業員／設備／製造／原材料／製品／試験／廃棄物／文書　等の取扱いや実施方法を定めている

図解　1.3

化粧品製造は業界自主基準GMPを遵守する

- 化粧品GMPは規定されていなかった（～1981年）
  （参考）医薬品GMPは，1980年に遵守事項（局長通知），
  　　　　1994年に製造許可要件，
  　　　　2005年に製造販売許可要件
  　　　　になった
- 化粧品GMPが自主基準になった
  　　　　（1981年，1988年改訂）
  ＜関係した指針等＞
  ＊「化粧品の製造及び品質管理に関する技術指針」
  ＊「総説ならびにQ＆A」
  ＊「化粧品GMPにおける小規模事業者の適用事例」
- 「新化粧品GMP（自主基準）」が待望されていた
- ISO-22716「化粧品GMPガイドライン」が日本の新たな化粧品GMP自主基準になった（2008年）
  　　　＝業界規格
  　　　＝業界の「掟（おきて）」

図解　1.4

そして，日本で業界基準に採用されたISO-22716化粧品GMPガイドラインを世界各国が採用している（図解1.5）。EU（欧州連合）ではEU規格に採用された。米国でも化粧品CGMPガイダンスを，ISO-22716を考慮して改訂されたほか，台湾，韓国，ASEANのアジア諸国においても採用され，世界統一基準としてISO-22716が採用されている。

日本の化粧品GMP自主基準を遵守して日本で製造した化粧品が，同時に世界各国の化粧品GMP基準をも遵守して製造した化粧品となり，世界各国で販売できる形になっている。

ここで注意すべきは，化粧品GMPガイドラインは遵守すべき最低限の事項を示しているに過ぎない点である。ガイドラインを遵守したから100点満点の化粧品製造ができるわけではない。自身の製品に適した最良の化粧品製造を組み上げていかねばならない。

ISO化粧品GMPガイドラインを世界が採用している

- 日本：日本化粧品工業連合会がISO-22716を業界自主基準に採用
- EU：ISO-22716をCEN（EU規格）に採用
- 米国：ISO基準を考慮し，FDAガイダンスを改定
- カナダ：ISO基準を自主基準に採用
- 2009年：世界各地域で施行することを合意

化粧品規制協力国際会議(International Cooperation on Cosmetics Regulations, ICCR)第3回‥‥2009年9月9〜11日，東京の報道資料(http://www.mhlw.go.jp/bunya/iyakuhin/keshouhin/iccr03.html)より

- しかし，ガイドラインは「最低限」の要件を示しているだけ
- 自身の製品に適したよりよい化粧品製造の追求が必要

図解　1.5

1.3 ISO，世界規格，国家規格，業界規格

　化粧品GMPガイドラインの原文はISOが規格化したガイドラインである。ここで，ISO，世界規格，国家規格，業界規格について説明しておこう。ISOに関する基礎知識を**図解1.6**に整理した。ISOは，電気分野を除く工業分野の世界規格を策定する。電気分野についてはIEC（国際電気標準会議：International Electrotechnical Commission）が世界規格を策定する。ISOという短略語はISOS（等しい）というギリシャ語から来ている。International Organization for Standardization（国際標準化機構）の通称名であるが，英語名の頭文字をとった略称ではない。

　ISOの前身は第2次世界大戦直後の1946年に発足しており，日本は1952年に加盟している。スイスに本部を置く非政府組織であるが，世界に大きな力を発揮している。WTOが抱える8公式オブザーバーの1つになっている。約160カ国から，各国の一組織が参加しており，日本からは日本工業規格（JIS）の制定を行っているJISC（Japanese Industrial Standards Committee，日本工業標準調査会）が加盟している。

　ISO規格の数は21,991件（2017年12月末現在）で，それらは用語規格，製品規格，試験規格，マネジメント規格に分類できる。またISOの公式サイトでは，サービス，ヘルスケア技術，試験，製造技術，電気器具，鉄道技術，繊維技術，木材技術等39の分野に分類して規格を整理している。この中には化粧品という分類はない。しかし現在活動中の専門委員会の中には「TC217 化粧品」があり，活発に規格作成の活動をしている。このTC217化粧品から発表されたのがISO-22716化粧品GMPガイドラインである。

　ISO規格は世界規格で，規模で見ると最も広範囲に影響を及ぼす規格である。他の種類の規格に，欧州規格のような地域規格，国ごとの国家規格，業界で定める業界規格，企業自身が定める社内規格等がある。

　ISO規格の多くは翻訳されてJIS規格（日本工業規格：国家規格）となっている。日本では世界規格と国家規格との間に深い関係がある。なお，2019年7月から名称が日本産業規格（JIS）に改まる。

　ISO規格の制定時は，図解1.6のように提案者がいて初めて規格化業務が動き出す。権威ある人がどこかにいて，公正平等に世界の規格を定めているわけではない。自国または自社に有利になる世界規格を制定することができれば，その分野の仕事を自国または自社に有利に展開できる。国と企業が一緒になって世界規格（グローバルスタンダード）取得戦略でしのぎを削っている。勝てば有利な商売を展開できるし，負ければ業界から撤退することになりかねない。

ISOの基礎知識

- ISOはギリシャ語 ISOS（等しい）の接頭語
  International Organization for Standardization（国際標準化機構）の略称（IOS）ではない
- 1946年にUNSCC（国際連合規格調整委員会）として発足，ISA（万国規格統一協会）を経てISOとなった
- スイス国に本部を置く民間の非政府組織（NGO）
- 工業分野の国際的な標準規格を策定している
- WTO（世界貿易機関）の8公式オブザーバーの1つ
- 約160カ国が加盟（世界の主要国が加盟している）
- 日本からJISC（日本工業標準調査会）が1952年加盟
- ISO規格は世界規格（Global Standard）の1つ
  他の世界規格：IEC（国際電気標準会議）
  　　　　　　　ITU（国際電気通信連合）
- ISO規格の数：約21,991件（2017年12月）
- ISO規格は，用語規格，製品規格，試験規格，マネジメント規格に分類できる
- 世界規格以外に
  地域規格＞国家規格＞業界規格＞社内規格 がある
- 日本の国家規格の例：JIS（日本工業規格→日本産業規格）
  　　　　　　　　　　JP（日本薬局方）
  　　　　　　　　　　JAS（日本農林規格）
- ISO規格の多くは翻訳されてJIS規格となっている
  （例）ISO-9001 → JIS Q 9001
- 各国・各社は新商品のISO規格化を競争している
  自国発の世界規格が増えれば，自国の産業が栄える
- ISO規格の制定手順
  - 新作業項目の提案（自由に提案し，採決で採否決定）
  - 作業原案の作成（ワーキンググループが作成）
  - 委員会原案の作成（関係メンバーに回覧，3～6ヵ月）
  - 世界規格原案の策定（すべての国に回付，5ヵ月後投票）
  - 最終規格原案の策定（すべての国に回付，2ヵ月後投票）
  - 世界規格の発行（提案から36ヵ月が目標）
- 1987年に「組織」に関するISO規格が登場した
- 組織のISO規格にはISO-9001，ISO-14001，ISO-27001等がある
- ISO-9000シリーズ，ISO-14000シリーズ等のマネジメント規格には「適合審査登録制度」がある
  - （財）日本適合性認定協会が認めた審査登録機関に依頼して，適合性を審査・認証・登録し，登録を公表してもらう
  - 日本には，ISO-9000で45審査登録機関がある
  - 審査登録機関は，協会に認められた分野で審査を実施できる（分野は39産業に分かれている）
  - 日本には，ISO-9000で約30,000，14000で約10,000の組織が合格登録されている。
  - 審査には初回審査，維持審査（少なくとも1回／年），更新審査（少なくとも1回／3年）がある
  - 日本でISO適合性が認証されると，相互承認国内でも認証される
  - ISOに合格登録されることは有力な国際的ビジネスツールである
- ISOの各規格は5年ごとに見直される

図解　1.6

以上の製品等の規格に，1987年にマネジメント規格が加わった。これは，従来の「ものの規格」から範囲を拡大させた「組織の規格」である。組織の規格にはISO-9001，ISO-14001，ISO-27001等がある。ISO-9000シリーズ，ISO-14000シリーズ等のマネジメント規格には適合審査登録制度がある。

審査に合格し認証し登録されると，日本適合性認定協会から登録を公表してもらえる。ISO-9001やISO-14001の認証を得ようと，各種産業の多くの企業がISO認証取得に取り組んでいる。その理由は，ISO認証が有力な国際的ビジネスツールになり，仕事相手から高度な信用を得ることができるからである。初回審査に合格しても，次年度から維持審査および更新審査を受ける必要があり，多くの費用と労力がかかる。なお，ISO規格は5年ごとに見直されることになっている。

ISOは世界規格の1つだが，法令，世界規格，国家規格，業界規格の関係はどのようなものだろうか。**図解1.7**にそれらの関係を示した。法令は法律，省令，条令等よりなる「国家が定めた規則」である。法令は国家によって異なり，遵守しないと罰則を受けることがある。世界規格にはISOやIEC等があり，民間の非営利団体が示した規格案をISO等への加盟各国が受け入れた規格(standard)である。世界規格に沿った製品や組織は世間に受け入れられ，信用を得ることができる。しかし世界規格に反したからといって罰則を受けることはないが，WTO/TBT協定により貿易の技術的障害に関する国際的な基本原則として国際規格がローカルな各国の国家規格より優先される。そのためISOやIECの多くは翻訳されて各国の国家規格になっている。

国または民間団体が中心となって示し，国が認めた規格が国家規格である。日本には薬局方(JP)，産業規格(JIS)，農林規格(JAS)等の国家規格がある。国家規格に反したからといって罰則を受けることはない。ただし国家規格を法令に取り入れて，遵守を国が命令している場合には遵守しないと罰則を受けることがある。

業界が示した規格が業界規格である。化粧品GMPガイドラインは業界規格に相当する。業界規格に反したからといって罰則を受けることはない。しかし，遵守しなければ業界から指導や命令を受ける可能性がある。

通知，通達，指針，ガイドライン等は，国や省庁が法令等の実施方法や考え方を示したもので，強制力はない。しかし，これらを実施しないときはその理由を明確にするか，対抗策を持っておく必要がある。

図解 1.7

1.4 GMPの基礎

GMPの歴史を知っておこう(**図解1.8**)。GMPは米国軍用規格をベースにして,医薬品で1963年に誕生した。以降,GCP(臨床試験の実施の基準),GLP(非臨床試験の実施の基準)も誕生し,世界中に浸透していった。医薬品GMPは,1991年から世界標準化の動きが始まり,コンピュータ化と国際化を伴いながら,世界統一化の流れが加速している。一方,GMPは食品や化粧品にも応用され,食品GMP,化粧品GMPが生まれた。

以上のような歴史を持つGMPには,今も生まれたときの気質が残り,かつ他の独特の特質を有している。その中から,
①GMPは米国生まれで,特異な気質を持つ
②GMPは組織を作って運営する
③GMPは経営者と従業員が協力して推進する
④GMPの3原則と記録の重要性
⑤GMPのご利益
を解説しよう。

①GMPは米国生まれで,特異な気質を持つ

GMPは約50年前に米国で生まれ,育った。今も米国気質を多く残しており,私たち日本人には異質な気質を備えている。その気質を理解しておかないと,GMPではなぜそういうことをするのかが理解できない。第1番目の気質は性悪説である(**図解1.9**)。米国の考え方の基本は性悪説である。一方,日本のそれは性善説である。他人を見るとき,日本人は性善説をとる。人の本性は善であると信じており,基本的に他人を信頼する。その見方は契約書などの文書類に表れる。日本の契約書の内容は,欧米の契約書と比較して大まかである。未知の内容に対しては「誠意を持って話し合う」で解決しようとする傾向がある。一方,米国人は性悪説をとる。人の生まれながらの性質は悪であるとして,何事も詳細に文書化し,証拠を残そうとする。米国生まれのGMPでは,「何事も文書に残し,内容確認と承認を行う」を根底に置いている。日本人には「何事も文書化する」という習慣がなかなか身に付かない。GMPを遵守しようとするなら,文書化すなわち性悪説に立った「証拠を残す」習慣を身に付けなければならない。

日本と米国との考え方の違いに「お上が決めてくれる」と「自主基準」がある(**図解1.10**)。日本では,人も企業も官庁や業界の言うことを鵜呑みにする傾向がある。そして細かい部分まで官庁や業界が決めてくれることを期待している。そのよい例が日本の省令や通達の内容である。日本の省令には組織の詳細,手順書の種類,文書の書式等,米国のガイダンス類には見られない詳しい記載がある。一方,米国では自主基準が

GMPの歴史

- 米国軍用規格(MIL-Q-9858A)がベース
- 1963年米国で医薬品GMPが誕生した
- GMPが食品,化粧品にも適用された
- GMPが世界に浸透した
- GMPの世界標準化が医薬品でスタート(1991年)
- 化粧品GMPや医薬部外品GMPの世界標準化が進展している(2010年)

　　　GMPには米国気質が色濃く残っている

図解 1.8

GMPの基本気質 1 性悪説

性善説(日本) 対 性悪説(米国) → 文書化

図解 1.9

GMPの基本気質 2 自主基準

お上が決めてくれる(日本) 対 自主基準(米国)

図解 1.10

尊ばれ，法令やガイダンスには必要最小限の要件および考え方しか書かれていない。具体的には各社が，自社の環境を考慮して，最適な方法を選択すればよいのである。そして必要なら官庁に相談することを勧めている。米国ではGMPを「決まったもの」ではないと捉えているように思う。道理にかなった最適の方法を自社で決め，それを自社基準にしている場面を見かける。GMPを実行するときこの「自主基準」という考え方を理解する必要がある。

②GMPは組織を作って運営する

　GMPを実行するには組織作りが重要である。化粧品GMPガイドラインが求めているGMP組織に関する事項を図解1.11にまとめた。まず組織を明確に示す。組織図を作成して会社の内外に公表すれば，この要求にかなうであろう。組織の構造は画一的ではなく，会社の規模や製品の種類によって変化する。組織とは，図解1.10で述べた「自主基準」に従って作るものである。組織作りのときに唯一考慮しなければならない項目は「品質部門と製造部門をそれぞれ独立させる」ことである。独立させるには指示命令系統を別立てにすればよい。両者の上司が別々であることが望ましい。もし同じ上司であるときは，上司に報告し理解を得るが上司から指図や命令を受けない規定にしておけばよい。化粧品GMPガイドラインでは，経営者の責任を明示している。組織は会社の上級経営者に支えられ，GMPの実施は上級経営者の責任とされ，社内のすべての部門およびすべての職員に対し参加と積極的な関心を求めている。

　一方日本では，組織への概念が上記と大変異なる。日本の化粧品会社は，組織はお上が決めてくれると思っている。事実，医薬品医療機器等法第十七条に「責任技術者を置かなければならない」と，役職名まで指定して組織の画一化を規定している。どの化粧品会社も責任技術者を選任して，その下で化粧品を製造している。

　ゆえに日本の多くの化粧品会社の組織図は図解1.12の組織図Aである。工場長の下で責任技術者が製造部，品質管理部，品質保証部を管理するという組織構造である。工場管理部，工務部，配送部といった工場のスタッフ部門は工場長と責任技術者の間に配置されている。営業部，薬事部，研究開発部等は製造組織図には入っていない。組織図Aの点線で囲んだ部分のみをGMP組織と称している場合もある。

　この組織図Aで，化粧品GMPガイドラインが求めている「製造部門と品質部門（品質保証部および品質管理部）が独立している」といえるだろうか。品質管理部で発生した「試験結果が規格値外れ」の出来事に，製造部門が口を挟むことはないといい切れるだろうか。

ガイドラインに添ったGMP組織

1) 組織の構造を明確にする
　（会社の規模や製品の種類で組織の構造は変わる）
2) 品質部門（品質保証部＋品質管理部）を製造部門から独立させる
　　→指示命令系統を別立てにする
3) 十分な数の教育訓練を受けた従業員を確保する

注) 日本の医薬品医療機器等法第十七条第五項　医薬部外品又は化粧品の製造業者は，厚生労働省令で定めるところにより，医薬部外品又は化粧品の製造を実地に管理させるために，製造所ごとに，責任技術者を置かなければならない。

図解　1.11

化粧品製造組織図 A

工場長
├─ 工場管理部
├─ 工務部
├─ 配送部
└─ 責任技術者
　　├─ 製造部
　　├─ 品質管理部
　　└─ 品質保証部

（GMP組織）

- 営業部
- 薬事部
- 購買部
- GVP組織
- GQP組織
- 研究開発部

化粧品製造組織図 B

責任技術者
├─ 製造部門　製造責任者
└─ 品質部門　品質管理(QC)＋品質保証(QA)

図解　1.12

特に責任技術者が製造部の責任者を兼務していた場合は問題である。筆者は組織図Bのように，責任技術者と製造部門および品質部門の間を点線にしておけば問題は起こらないと考えている。この点線の意味は，「統治すれども業務上の決定には口を挟まない」の意味である。すなわち責任技術者の業務を，

1）製造部門と品質部門の業務の円滑な実施を管理する
2）製造および品質に関する業務の結果を報告させ，必要なら業務の改善を求める
3）製造および品質に関する業務上の判断事項に関して，判断結果を覆す決定をすることはない

と規定しておけばよいと考える。なお，組織図Bにおいて，品質部門を品質保証部と品質管理部に分けて，それぞれに責任者を置いてもよい。

日本の医薬品GMP省令では，責任技術者の代わりに医薬品製造管理者（薬剤師）を置くことを求めている。このような管理者を製造部門および品質部門の上に置くことを求めているのは日本のGMPのみであり，世界的に見ると特異である。海外の医薬品関係者が日本の医薬品会社を監査するときに，医薬品製造管理者の存在や業務が話題になることがある。組織図Bと同様の組織図を示して説明すれば，海外の医薬品関係者の理解を得られることが多い。

筆者は，化粧品製造組織の概念を**図解1.13**のように持ち，社内の組織図や教育に使用することを勧めたい。化粧品製造は，決して製造部と品質管理部だけで行われているのではない。GMP上のサポートをする品質保証部，工場内サポートをする工場管理部，工務部，配送部等，業務サポートをする購買部や研究開発部，そして本社部門である営業部，薬事部，GVP・GQP組織の援助を受けて製造を行っている。それらの関係を図解1.12のような伝統的な組織図で表すのは無理である。少なくとも図解1.13のような2次元で表現した組織図が必要である。化粧品製造に係わる部署の相関を可視化して示し，社内の協力体制を構築していくことを勧める。ただし，社外への組織説明用として図解1.12の組織図を持っておくことはいうまでもない。

図解 1.13

経営者の責任 　文書化しておく

GMPを実施する
① 適切な組織を作り，維持する
② 従業員を適切数確保する
③ 手順，工程，資源を確立し，提供する
④ 担当者に業務範囲と責任範囲を明確に示す
⑤ 従業員の教育訓練を実施する
⑥ 管理区域を示す…責任技術者の仕事

記録させる
＊すべての製造活動
＊すべての逸脱，不適合，変更等

経営サイドに報告させる
＊監査および査察の結果
＊重大な逸脱発生と措置
＊製品欠陥発生と措置　等

図解　1.14

従業員の責任　文書化しておく

- GMP実施に積極的に関与する
- 自身の位置，仕事，責任を自覚する
- 仕事に必要な文書を読み，内容を理解する
- 手順書や指図書に従い作業し，記録する
- 必要な教育訓練を進んで受け，自身の技術を磨く
- 衛生管理規則を守る
- 発見した逸脱や規格外等を進んで報告する

図解　1.15

③GMPは経営者と従業員が協力して推進する

　GMPは経営者または従業員が孤軍奮闘しても実行できるものではない。経営者と従業員が協力し，それぞれの責任を果たして実行できるものである。経営者の責任内容を簡略化して**図解1.14**に示した。図解1.12および図解1.13のような組織を作り，維持するのは経営者の仕事である。決して人事担当部署や人事担当役員の仕事ではない。GMPを実施するのは経営者である。図解1.11に示したように，自社の製品の製造に必要なレベルの従業員を確保し，十分な数の「教育を受けた従業員」を確保するのも経営者の責任である。

　従業員各人に業務範囲と責任範囲を示さなければならない。日本では職務分掌に，××課長や〇〇責任者の仕事範囲や責任を記載しているが，各個人には業務範囲と責任範囲を明示していない企業が多い。これではガイドラインに添っているとはいいがたい。ガイドラインでは欧米のように，個人が持っている技能や経験をベースにして，業務範囲と責任範囲を各個人に示すことが必要である。

　教育訓練を実施するのも，管理区域を示すのも経営者の責任である。製造活動，逸脱・規格外・変更等についてはすべてを記録させ，その中から必要な事項を経営者に報告させる。

　従業員の責任を**図解1.15**にまとめた。化粧品会社の従業員はGMP実施に積極的に関与しなければならない。自身の位置，仕事，責任を自覚し，文書を読んで内容を理解する。そして仕事は手順書や指図書といった文書に従って行い，記録を残す。必要な教育訓練を受け，衛生管理規則を守る。そして，発見した逸脱や規格外等は黙って見過ごすことなく積極的に責任者に報告する。

　GMPは会社側と従業員が協力して推進する。GMPを推進するとは，組織，仕事手順，製造工程，製造のための資源を準備，確立し，その内容を文書化して示し，実行することである。

　化粧品製造に必要な当たり前のことを行うのがGMPである。しかし当たり前のことをきっちりと行うのが意外と難しい。このGMPの推進に外部のコンサルタントを利用することを勧めたい。このコンサルタントは日本語訳すると顧問であるが，日本社会に既存する「顧問」とは少しニュアンスが異なる。専門的な教育と訓練を受け，経験を積んだ人を指す。業務内容，目標，責任範囲を明記した契約を締結してコンサルティングを依頼するのが望ましい。コンサルタントの採用は，目標とするGMPレベルへの到達を容易にし，結果的にGMPコストの削減を図れると考える。

管理職にGMP教育訓練を！
- 役割によって必要なGMPが異なる
- 職場のGMPは管理職次第である

経営者には経営者向けGMP教育訓練
- ＊法令要件，法令遵守義務
- ＊当局の規制内容
- ＊他社情報
- ＊GMPの概要
- ＊変更管理の意味
- ＊措置の実施方法　等

管理職には管理職向けGMP教育訓練
- ＊法令・通知の意味と詳細理解
- ＊査察・監査の実際
- ＊他社の事例検討
- ＊GMPの詳細
- ＊変更管理の実施方法
- ＊措置の具体例　等

担当者には担当者GMPの教育訓練
- ＊法令遵守の具体例
- ＊通知の具体的内容
- ＊GMPの具体例
- ＊間違い防止とコンタミ防止
- ＊ルール教育
- ＊手順書に従って仕事をする
- ＊作業手順教育　等

図解　1.16

GMPの3原則と記録

1. **間違い防止**…人為的な誤りを最小限にする
2. **汚染防止**……汚染および品質低下を防止する
3. **品質保証システム**…高い品質を保証するシステムを設計する

記録を残す
記録書
- ＊製造記録書
- ＊試験記録書
- ＊教育訓練記録書
- ＊施設・設備の清掃記録書
- ＊原材料の受入れ，払出し，保管台帳
- ＊試薬，試液，標準品管理台帳　等

- GMPではソフトとハードの両立が必要
- ソフト……文書，製造・試験方法，清掃，組織，教育訓練　等
- ハード…施設，設備，機器　等
- 品質保証システム…設備確認，自己点検，変更管理，逸脱処理，苦情処理，教育訓練，文書管理，出荷管理　等

図解　1.17

第14章であらためて説明するが，化粧品製造には教育訓練が必要不可欠である。経営者には経営者向けの，管理職には管理職向けの，担当者には担当者向けの教育訓練を計画的に行わねばならない。なかでも，管理職向けの教育訓練が重要であると筆者は思う（**図解1.16**）。しかし管理職向けのGMP教育訓練が行われているのはまれである。職場のGMPレベルは管理職によって決まる。管理職が正しい手洗いをする職場では従業員も手順どおりに手洗いを実行し，職場の整理整頓にもよい影響があるという調査結果がある。部下は上司の仕事振りや背中を見て仕事をしている。管理職のGMP教育訓練がいかに重要であるかの認識が必要である。

経営者と管理職と担当者によって教育訓練の内容が異なる例を図解1.16に示した。経営者には経営上の判断をするうえで必要な教育を行う。それは法令，規制当局，他社の例，GMPの概要である。管理職には法令や通知の詳細，査察や監査の実際，他社の事例，GMPの詳細と，必要な教育訓練の項目は多い。担当者には，上記の教育以外に，間違い防止，コンタミ防止，職場ルール，手順書遵守を教育し，作業手順の教育訓練に時間を割くことを勧める。

④GMPの3原則と記録の重要性

GMPの3原則というものがある（**図解1.17**）。GMPの目的といえるもので，化粧品を製造するときに守らねばならない事項ともいえる。間違い防止，汚染防止，品質保証システムの3つであるが，これらは化粧品ばかりでなく他のあらゆる製品の製造に共通する原則である。GMP 3原則を実行したら記録に残しておかねばならない。化粧品は，製造したのち長期間にわたり使用される。その保証のために記録を残す。記録は記録書に記入するが，製造記録だけが記録書ではない。試験記録書はじめ，多くの記録書を揃えておく。

「GMPではハードとソフトのどちらが重要ですか」との質問をよく受ける。もちろんどちらも重要で，ハードとソフトを融合させて運営してこそGMP遵守である。しかし筆者は，よほどひどい設備でないかぎり化粧品製造にはソフトが重要であると考えている。ソフトを充実させるほうがハード対策よりも費用がかかるかもしれない。文書，製造・試験方法，清掃，組織，教育訓練を効率よく行うことが全体のコストを低減させ，よりよいGMPの実行につながると考えている。

⑤GMPのご利益

GMPを実行すれば多くのご利益がある。GMPのご利益を**図解1.18**にまとめた。GMPを遵守すると製造が保証でき，製品の品質を保証できる。それは，品質に関する組織ができており，従業員教育が行き届くからである。言い方を変えれば，経営者が自社の製造および製品品質に自信が持てるということでもある。製品に関する品質重視という昨今の流れが止まることはない。すべての経営者は自社品に自信を持ちたいと願っている。化粧品においてはその製造を，GMPを遵守して行うことで自信が生まれる。

GMPの実行で製品品質，仕事，社員，会社のレベルは間違いなく上がる。結果としてGMPは「信用」をもたらしてくれる。製品品質ばかりでなく，仕事，社員，会社への信用が増す。経営者が先頭に立ってGMPの実施をリードし，従業員が協力しないとGMPは実行できない。かつ完成までに時間がかかる。1年や2年では十分なレベルに到達しない。計画を立てて少しずつ向上していくものである。

「GMPは会社の業績に寄与するのか？」と疑問を抱く化粧品製造業の経営者をよく見かける。GMPの国際化が始まった2000年頃の医薬品製造業界にも同じような疑問を抱く経営者がいた。しかし，現在ではそのような医薬品製造業者はいないと思う。医薬品製造業者にとってGMPが法令であることがその理由ではない。GMPなしでは信用が得られないし，経営が成り立たないからだと思う。化粧品製造業者においても，他社に先んじてGMPを実行し，業績を上げられることを期待する。筆者は，GMPが他社との差別化の道具になりえると考えている。

GMPのご利益

1. 化粧品の製造を保証できる
2. 製品の品質を保証できる
3. 組織が固まる
4. 従業員教育が行き届く
5. 経営者が自社の製造と品質に自信を持てる
6. GMPは「信用」をもたらす
   - 製品品質への信用
   - 仕事への信用
   - 社員への信用
   - 会社への信用

しかし，形だけの実行では効果がない
経営者が先頭に立ってリードしないと‥‥

図解　1.18

第2章　構造設備

2.1 化粧品製造所の構造設備

　化粧品製造にとって構造設備は大変重要である（**図解2.1**）。化粧品GMPガイドラインの構造設備（premises）とは「製品，原料および包装材料の受入れ，保管，製造，包装，管理並びに出荷を行うのに使用される物理的な配置，建物および付帯構造物。」として定義されている。日本において化粧品の構造設備は，厚生労働省令第80号薬局等構造設備規則（最終平成27年4月1日）第2章第3節に製造所の仕様，環境管理，作業室の配置，作業室内の設備の配置，ユーティリティー，動線管理，廃棄物管理，製造するために必要な設備および器具，試験検査に必要な設備および器具の管理等が規定されていて，化粧品製造業の許可要件になっている。本章では，構造設備について，第3章では機器について解説する。原料，包装材料，製品，設備，機器を外界や外界の変化から守るのが製造所の構造設備である。作業者の労働環境を準備するのも製造所の構造設備である。化粧品製造に適しており，その製造に携わる作業者が安心して作業に従事できる構造設備が揃って初めて安定した化粧品が製造できる。化粧品製造用作業室の標準仕様を業界団体等が作成していれば，化粧品製造業者は大変楽であろう。しかし化粧品製造作業室で製造する製品の品質は製品の種類および量によって大きく変化するので，標準仕様を期待するのは無理である。個々の製造業者が自社の製品に適した製造作業室を設計し建設するしかない。

　十分な構造設備の建設の次に必要なことは，構造設備の使い方のルール作成とそれらの教育訓練である。ルールを作成し教育訓練を行ってこそ，化粧品製造の構造設備が生きてくる。例えば，いくらよい手洗い施設を造っても，手洗い方法を決めて実行しないと，全員の手はきれいにならない。ハードウエアばかりでなくソフトウエアも必要なのが構造設備である。

　では法令やガイドラインに化粧品製造所の構造設備はどのように規定されているのであろうか。薬局等構造設備規則（厚生労働省令）に規定されている化粧品製造所の構造設備要件を**図解2.2**に示した。図解2.2は内容を簡略化してわかりやすくまとめている。詳細は原文を参照されたい。

　省令は法令の1つであり，これらの規定には従わねばならない。しかし規定されている内容は「清潔に保つ」とか「支障のない面積を設ける」のように抽象的な表現である。清潔さをどのような方法でどの程度まで保つ必要があるのかは記載されていない。支障のない面積とは1人当たり作業場面積が何m²なのかは記載されていない。自社製品の製造に適切な化粧品製造

化粧品製造にとって

「構造設備」は大変重要
- 原料，包装材料，製品を守る
- 設備，機器を守る
- 作業者の労働環境を準備する

● ハードウエアを造っただけでは不十分
● 使い方や環境も整備する

① 法令やガイドラインを遵守した構造設備を準備する。
② 一気に造り上げることはできない。
　　計画を立てて，『理想形』に近づけよう。

図解　2.1

厚生労働省令記載の化粧品製造所の構造設備要件

薬局等構造設備規則（最終平成27年4月1日厚生労働省令第80号）
簡略化して記載

第二章　第三節　化粧品の製造業
第十三条　一般区分の化粧品製造業者の製造所の構造設備の基準
一　化粧品製造に必要な設備及び器具を備える。
二　作業所は次の内容に適合させる。
　イ　適切に換気し，清潔に保つ
　ロ　製造以外の場所から明確に区分する
　　　常時居住する場所及び不潔な場所から明確に区分する
　ハ　作業を行うのに支障のない面積を有する
　ニ　防じん，防虫，防その構造又は設備を設ける
　ホ　床は板張り，コンクリート又はこれに準ずる構造にする
　ヘ　廃水及び廃棄物処理の設備又は器具を設置する
三　製品，原料，資材を衛生的かつ安全に貯蔵できる設備を設ける
四　製品等及び資材の試験検査設備・器具を備える

第十三条の二　包装等区分の製造業者の製造所の構造設備の基準
　　第十条の規定を準用する。
一　製品等及び資材を衛生的かつ安全に保管するために必要な構造及び設備を有する
二　作業を適切に行うのに支障のない面積を有する
三　製品等及び資材の試験検査に必要な設備及び器具を備える

図解　2.2

所の構造設備を準備すればよいとしかいっていない。

製造する化粧品の種類，量，品質によって，準備する化粧品製造所の構造設備は変化する。御殿のような製造所の作業室を建設する必要はないが，省令やガイドラインを遵守し，かつ理にかなった構造設備にしたいものだ。

化粧品GMPガイドラインでは構造設備についての原則を以下のように規定している。

「4.1.1 構造設備は，次のように配置し，設計し，建設し，利用すること。
 a. 製品の保護を確保する。
 b. 効率的に清掃，衛生管理および保守が行えるようにする。
 c. 製品，原料および包装材料の混同のリスクを最小限にする。
4.1.2 このガイドラインに構造設備の設計に関する推奨が記述されている。設計に関する決定は，生産される化粧品の種類，既存の条件および清掃方法，必要があれば消毒措置に基づくこと。」

本章では，厚生労働省令薬局等構造設備規則，化粧品GMPガイドライン，および医薬品製造における製造所の構造設備に対する考え方を参考にして，化粧品製造所の構造設備に最低限必要と思われる，構造設備の要点，床・壁・窓・天井・照明，手洗い・トイレ・シャワー，動線計画，防虫防鼠対策，廃棄物・廃水・換気，空調に関してまとめた。

2.2 製造区域の構造設備の要点

製造区域の構造設備の要点を用途別にまとめた（図解2.3）。入荷・出荷場所は取扱い量に応じたスペースが必要である。取扱い量が最大のときでも，複数の入荷作業または入荷作業と出荷作業が入り乱れない程度のスペースが必要である。複数の作業が同時にできなければ作業に時間差をつけて行うことが可能であるが，基本的には十分なスペースを確保すべきである。外部で使用したパレット，台車，外装を入荷以降の場所に持ち込んではならない。ドラム缶等の大きなものや外装を剥がすことができない原材料の場合には容器の外部を清掃して受け入れる。

保管場所では，原料，包装材料，製品を種類別に区分け（図解2.3）して保管する。保管方法，品種数，保管量，包装形態，保管期間を考えて保管スペースを確保する。間違い防止が目的である。保管品に温度，湿度，光に過敏な原材料や製品があるなら，保管場所の密閉化，温湿度管理，遮光を行う。最近は保管をコンピュータで管理している企業が多い。このとき，コンピュータが常に信頼できることを確認しておく必要がある。コンピュータ会社と相談してコンピュータの管

製造区域の構造設備の要点

入荷・出荷場所
- 取扱い量に応じたスペースを持つ
  ・・・複数の作業で複数の作業者が重なりあわないスペース
- 外部用パレットと内部用パレットを区別する
- 内部用パレットも定期的に洗浄する・・・少なくとも年に1回洗浄
- 外部用台車は内部に入れない
- 荷物の外装を開梱して，内装のみを受け入れる
- 防虫防鼠対策をする

保管場所
- ラック，棚，間仕切り，ロープ，鎖等で種類別に区分けする
  ・・・混同防止が目的
- 表示する
- コンピュータで適切に管理するのもよい
- 清潔にする・・・1ヵ月に1度は巡視して，必要なら掃除をする
- 必要なら温・湿度管理，遮光を行う

製造作業場所
- 取扱い量に応じたスペースを持つ
  ・・・複数の作業で複数の作業者が重なりあわないスペース
- 作業場所は密閉した構造にする
- 環境（温湿度が一定）を管理する
- 床，壁，天井を清掃しやすい構造にする・・・定期的に清掃する
- 秤量場所を決めておく・・・秤量に適した環境で作業するため
  （微粉が発生しやすい場合はフードを付ける）

包装・梱包場所
- 取扱い量に応じたスペースを持つ
  ・・・複数の作業で複数の作業者が重なりあわないスペース
- 整理整頓する・・・週に1度は巡視して，必要なら完全清掃する
- 間違い防止対策を実行する

配管，排水管，ダクト
- 水滴や凝縮水の発生を防止する
- 逆流防止対策をする
- 露出した配管類を頭上に設置しない
- 露出した配管は壁から離し，腕木を使用して設置する
  ・・・清掃を容易に行うため

付帯区域
（製造用水および蒸気製造場所・空調装置設置場所・ガス類設置場所）
- 水の供給配管に水が滞留しない構造
- ユースポイントからの微生物汚染を防止する
- フィルターの差圧管理，適切な交換頻度
- 加圧ガス等の油分，異物混入防止フィルターの管理

注釈：用語解説（医薬品GMP事例集参照）
区画：壁，間仕切り板等により仕切られた一定の場所
区分：線引き，ついたて等により一定の場所や物を分けること
区別：場所，物を識別するために類によって分けること

図解 2.3

理を十分に行う。

　作業室にとってスペースは重要な要素である。狭くては製造に支障がでるが，広すぎても作業がしづらい。複数の作業を行う場所で，複数者の身体が触れ合わない程度が「最小のスペース」だといえる。同じ品質の製品を年中製造するには，製造作業を密閉した環境下，同じ場所，同じ温湿度下で行う必要がある。温湿度が製品品質に影響しないことが証明されていれば，夏場と冬場で作業場所の温度を変更することが可能である。しかし，変更差はできるかぎり少なくするべきである。

　作業室を密閉にするとは，外気が直接作業室内に流入することがないように外気を遮断することである。壁や窓の隙間をなくすばかりでなく，出入口を2重扉にし，かつ2つの扉が同時に開放されることがないようにする。

　包装・梱包場所の環境は製造作業場所ほど厳密に管理する必要はない。作業者が不快に感じない程度の温湿度で管理すればよい。間違い防止およびコンタミ防止のために整理整頓と清掃を心がける。包装・梱包のライン付近にティッシュの箱や小物入れ等を置かない。包装・梱包のラインが複数並立している場合には，ラインとラインの間にパーティションを設置して区分することを勧める。

　配管，排水管，ダクトは製品ラインや作業者の頭上に設置しない。天井付近に設置するときはカバーを設け，清掃が容易な構造にする。水滴・凝縮水対策と逆流防止対策も必要である。水滴や凝縮水は製品を汚染する可能性があるばかりでなく，カビ発生の原因にもなる。

2.3　床，壁・窓，天井・照明

　化粧品製造に適した床，壁・窓，天井・照明のポイントを図解2.4に示した。床は堅牢で清掃しやすくなければならない。そのためには床材を慎重に選び，段差をなくし，製造設備類の配置を工夫しなければならない。筆者は床をエポキシ樹脂の多重コーティングを勧める。床は明るい色がよい。ゴミが目立たないように暗い色にしている例もあるが，ゴミを目立たせて清掃を積極的に行うようにすることを勧める。床に排水口がある場合はトラップを設け逆流を図ること。使用しないときは蓋で密閉すること。化粧品の調製室では床に排水溝を設けて作業後の清掃をしやすくしている製造所があるが，外部からの汚染防止，昆虫やネズミの侵入防止の構造とし，排水溝内に水が溜まらないようにし微生物の繁殖を防止することも大切である。

　壁・窓のポイントは清掃と結露対策である。壁にコンセント，電話，スピーカー等が露出していては清掃が行き届かない。できる限りこれらを設置しない。設

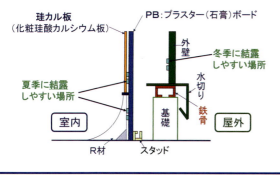

図解　2.4-1

> **天井・照明**
> - 梁(はり)，ダクトを極力少なくする
>   ・・・上面にほこりが溜まり，清掃を困難にする
> - 作業に十分な照明を設置する
>   維持照明基準(例)　精密作業室，試験室　1500ルクス
>   　　　　　　　　　一般作業室　　　　　500ルクス
>   　　　　　　　　　出入口，廊下　　　　100ルクス
>   　　　　　(JIS照度基準JIS Z 9110:2010を参考にした)
> - 照明器具は天井に埋め込み，カバーを付ける
>   ・・・ほこり溜まり防止，破損時対策

図解　2.4-2

置する必要がある場合は，壁内に埋め込んで透明のカバーを付け，チリ溜まりをなくす。壁の表面材には表面処理した化粧珪酸カルシウム板がよく使われている。最近はステンレス板が安価に使用できるようになり，ステンレスパネルの使用例をよく見かける。吸湿性のある紙または布製の壁紙を使用している例を見かけるが，清掃性およびカビ発生防止の観点から望ましくない。

　窓はできるかぎり設けない。設ける場合は，ブラインドを2重ガラス内に持った固定式窓にする。ブラインド設置の目的は，太陽光の遮蔽および夜間の室内光漏れ出し防止である。室内光がもれると虫が寄ってくる。窓やドア付近には防虫用誘引ランプを設置しないようにすることも防虫対策の1つである。窓やドアは可能な限り平滑なものを設置する。

　内装・外壁の事例を図解2.4に示した。密閉した壁を構築し，徹底した結露防止をする。特に夏と冬に室内と屋外の温度差が激しい場所では結露対策に知恵を絞らなければならない。

　天井は壁と同様に清掃のしやすさがポイントである。天井を清掃する機会は年に一度程度しかないので，梁やダクトを極力少なくし，できるだけ汚さないように作業を実施する。天井に裸の配管を残してはならない。照明器具は天井に埋め込む。破損したときのことを考えて，照明器具にカバーを付けておく。仕事に適した照度(明るさ)が必要である。照明基準がJIS規格で定められているので，その数値を参考にして自社職場の照度を設定すればよい(図解2.4)。労働安全衛生規則第604条には照明の最低基準が定められている。精密な作業には300ルクス以上，普通の作業には150ルクス以上，あらい作業には70ルクス以上の明るさが必要である。照度計は1万円〜数万円で購入できる。作業の手元照度をときどき測定し，常に同じ明るさで作業をすることを勧める。

2.4 手洗い，トイレ，シャワー

製造に従事するときやトイレから出たときには十分な手洗いが必要である。製造所には清潔な手洗いとトイレを設置する（図解2.5）。手洗いには水と温水を設置する。冷たい水では，冬場の寒いとき作業者に十分な手洗いを求めることができない。温水の配管が必要である。洗浄剤には工業用の手洗い専用製品を使用する。スーパーマーケットで買い求めた家庭用手洗い洗浄剤や消毒のみを目的とした洗浄剤はできるだけ使用しない。香料が手に残ったり，洗浄力が目的にかなっていなかったりする。使用する洗浄剤は衛生管理等の手順書または薬品リスト等に登録し，登録した物だけ使用する。

手洗いに適切な大きさの洗面台を設置する。ときどき，手を十分に洗うと床に水が飛び散ってしまう小さな洗面台を見かける。水を飛び散らさずに手洗いができる構造の洗面台を選ぶ。1人の手洗いに1回数分はかかる。作業者数に適した数の手洗い設備を設置する。手洗い場所には必ずペーパータオルまたはエアータオルを設置する。これらがないと手を洗わないのではないかと疑われる。

手洗いには設備も重要だが，手洗い手順の設定がさらに重要である。化粧品の製造に従事する前には手洗いをしなければならないことは万人が理解している。しかし手洗い手順を定め，教育訓練を受けていないと，数秒の洗浄剤洗いと数秒の水洗いで終わってしまう場合が多い。筆者は図解2.5の手洗い手順を勧める。まず手を水でぬらし，洗浄剤洗浄を20～30秒間，水洗を20～30秒間行い，よく乾燥する。洗浄剤洗浄時は図の洗いにくい個所を洗い，手の甲，平，爪，手首を洗う。初めて製造作業に従事する者には，手洗い手順を示したのち，実際に行ってもらう。一度手洗いの実習をすると見違えるほど手洗いが上手になる。作業服が長袖の場合には袖をめくって手首まで洗浄することを勧める。見学者や来訪者にも十分な手洗いをしてもらうことはいうまでもない。

手洗い洗浄の効果を試すキットが販売されている。それらのキットを使って手洗い洗浄の効果を確かめる教育訓練をするのがベストであろう。

管理職が正しい手洗いをする職場では従業員も手順どおりに手洗いを実行する。管理職が進んで模範的な手洗いを実行することを期待する。

トイレは作業室から離れた場所に設置する。製造所が大きいなら適切数を設置する。工場設計の段階なら手洗いとトイレの場所を十分に検討する。トイレに前記の手洗い設備を設けるのはいうまでもない。また，取扱う原材料，製品の品質や危険性によっては，シャワーや更衣の設備設置が必要である。

手洗い，トイレ，シャワー

製造施設には清潔な手洗いとトイレを設置する
必要に応じてシャワーを設置する

手洗い（製造場所入り口）

①水と温水を設置する
②工業用手洗い専用洗剤等，製品に影響しない物を選び薬品リスト等に登録する
③使い捨てタオルまたは空気ドライヤーを設置する
④適切な大きさの洗面台を設置する
⑤適切な数の洗面台を設置する
⑥手洗い手順を設定し，教育訓練する

手洗い手順（例）
(1)水でぬらす
(2)洗浄剤洗浄20～30秒
(3)水洗20～30秒
(4)十分な乾燥

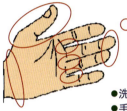

○ 洗いにくい個所

● 洗いにくい個所を洗う
● 手の平も甲も洗う
● 爪を逆の手の平でこする
● 手首も洗う

トイレ

①適切な位置に設置する
　・・・製造場所から離れているが利用しやすい位置
②適切な数を設置する・・・1ヵ所より，数ヵ所に
③製造場所入り口手洗いと同じ手洗い設備を設置する

シャワー

①危険な物品の取扱いがある製造所にはシャワーを設置する（緊急時の安全対策）

図解 2.5

2.5 動線計画

動線とは人と物の動きのことである。この動きの計画を立てて，混同防止と汚染防止をする。新作業所の設計時や旧作業所の改装時ばかりでなく，現作業所における動線の見直しをときどき行って製造作業の合理化を図ってほしい。そのポイントを図解2.6に示した。出るものと入るものを交差させない。使用するものや製品と廃棄物を交差させない。たとえ製品や廃棄物が袋や容器に入っていて，間違いが起こらないと思われても両者が交差する場面を避けるのが基本である。製品と廃棄物を同じ出口から屋外に持ち出すときには，持ち出しに時間差を設けて交差を避ける。たとえば製品の持ち出しは午後5時までに行い，廃棄物の持ち出しを午後5時以降に行う。

人や台車は製造所内でしばしば交差する。交差には有効幅が必要である。有効幅を考慮した通路を確保しなければならない。空調の流れを考慮することも必要である。風下を原材料や製品が通ることがないように動線計画を立てる。

更衣室における入場者と退場者の動線交差も避けたい。完全に避けるには入場路と退場路を別々に設定しなければならないが，そこまでしなくても両者の交差を避けることができる。図解2.6のような動線を設定しておけばよい。一般的には，入場と退場には時間差があるだろう。特殊な場合（来訪者の入場等）の心得を手順書に定めておけばよい。

手袋とマスクは製造場所へ入室する直前に着用する。作業服に着替える前に着用している例を見かけるが，更衣の手順が間違っている。なお，帽子は手洗いの前に着帽すること。作業衣と靴の更衣はどこでも行われているが，靴下の更衣には多くの企業が手をこまねいている。外に出ている身体の部分で最も汚染されているのは足であろう。その足と靴下を更衣しないのは不思議である。筆者は使い捨ての不織布靴下を自分の靴下の上にオーバーガウニングすることを勧める。更衣が終わったところで姿見等の鏡で自分の更衣がきちんとできているか確認する。帽子から髪の毛がはみ出していたり，ズボンのうしろから上着がはみ出していることを見かけることがある。また服装の表面に異物（毛髪が多い）が付着していることもあるので粘着テープ（コロコロローラ）や吸引機（トリミング機）などで除去することを勧める。

手洗い室内の製造場所入り口の床に粘着マットを敷くことを勧める。外のゴミを持ち込まないことと，製造場所のゴミを持ち出さないことの両方に有効である。

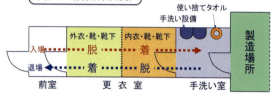

図解 2.6

第2章 構造設備

2.6 防虫防鼠対策

　製造所にとって防虫防鼠対策は必須である。化粧品を汚染する不純物のうち，虫は大きな割合を占めている。ゆえにどの企業も防虫防鼠対策には苦心している。しかし十分な指針を持たずに防虫防鼠対策を行っている企業が多い。なお，防虫防鼠対策（Pest control）の対象には害虫，昆虫，ハト，カラス，犬，ネコ，ねずみ等が含まれる。

　防虫防鼠対策の基本は「製造所対応」である。製造所を見直さずに害虫対策や害虫駆除を行っても意味がない。
　①製造所の周囲から虫が喜ぶものを除去する。
　②作業室から隙間をなくす
　③夜間に光を外にもらさない
が原則である。最近では，LEDランプに紫外線の発生を抑えたものなどがあり照明器具をLEDランプに変えることも有効である。具体的な対策例を**図解2.7**に示した。図解2.3や2.4の作業室設計時やその見直し時に図解2.7の具体例を参考にして防虫防鼠対策を実施することを勧める。

　防虫防鼠対策を実施したら，次に現状把握と駆除を実施して防虫防鼠体制を確立・維持する。その手順を図解2.7に示した。まず現状把握を行う。これには少なくとも1年かかる。この現状把握をせずに防虫防鼠対策を行っても意味がない。四季にわたる虫の特徴がわかれば防虫防鼠体制を確立できる。作業室の構造を見直し，防除器や防除剤を選定する。作業室の老朽化，清掃不良，虫の傾向変化で体制の見直しを迫られる。防虫防鼠対策は終わりのない虫との闘いである。

　防虫剤や駆除剤をむやみに使用することはできない。これらが少量でも製品に混入すると大きな事故に発展する。使用したときは，防虫剤等が製造場所に残存していないことを確認してから次の製造を開始する。

　防虫には専門的な知識や技術が必要である。素人判断で防虫防鼠対策を形だけ実施するのはよくない。外部の専門機関に防虫の業務をまる投げするのもよくない。専門機関からの成績書を評価し記録に残し，外部機関の力を借りて自社の指針を確立し，確実な防虫防鼠体制を敷くことを勧める。

防虫防鼠対策 （虫：害虫，昆虫，ハト，カラス，犬，ネコ，ねずみ等）
（Pest control）

原則
- 虫が喜ぶものを除去する
- 隙間をなくす
- 光を外にもらさない
- 調査する
- 駆除する

防虫対策の具体例
① 建物の周囲3〜5mを緑地化しない
② 壁，天井，ドア，窓，パイプ穴に隙間を作らない
③ 開放できる窓を設けない
④ 窓にはブラインドを設けて，夜間に光を外へもらさない
⑤ 街灯はナトリウム灯（黄色ランプ）にする
⑥ 排気口，吸気口にフィルターをつける
⑦ 排水溝にトラップをつける
⑧ ドア下部にはスカートを設置する
⑨ ダンボール，木屑を放置しない…虫の巣になる
⑩ 室内圧を外部より高くする
⑪ 掃除と整理整頓
⑫ 害虫・昆虫の調査と駆除を実施する

害虫・昆虫の調査と駆除（例）

- 現状把握
  * 四季にわたる虫の状況調査，特徴把握
  * 排除体制を立案
- ↓
- 製造施設の防虫防鼠体制確立
  * 施設の構造
  * 防除器
- ↓
- 防虫防鼠体制の維持
  * 施設の老朽化と清掃不良で，体制は低下する
  * 虫の傾向も変化する
- ↓
- モニタリング
  * 侵入，生息状況の監視
- ↓
- 駆除
  * 発生源の除去
  * 防虫剤，殺虫剤による駆除

図解 2.7

2.7 廃棄物，廃水，換気

化粧品製造時には廃棄物および廃水が発生する。ときには廃気体（ガス・粉塵）も発生する。発生する廃棄物，廃水，廃気体は適切に処理しなければならない（図解2.8）。作業所の設計や新製品製造計画の段階で廃棄物等の処理方法を十分に考慮する。

製品が汚染される可能性をなくすために，廃棄物等は密閉して製造場所から分離し保管する。そして適時，衛生的に製造区域外に排出する。廃棄物等の動線を原材料や製品の動線と交わらせない。廃棄物の移動と製品等の移動を同時刻に行ってはならない。

ガスや粉塵の廃気体を窓に設置した排気ファンで外に出し，窓の周辺がひどく汚れている化粧品製造所を見たことがある。適切な排気設備を設置して，ガスや粉塵を処理しなければならない。製造所内の真空ポンプやコンプレッサーポンプの廃気体を空気中に放出している例も見かける。これらのポンプはオイルミスト等を排気している。局所排気ラインを設ける，排気ミスト収集バグフィルターを付ける等の対策が必要である。なお，排気を行うと空調設備の給排気バランスに影響がでる。所定の空調条件を確保するために，空調の排気ファンモーターをインバーター仕様にする等の対策が必要になる。

廃棄物等には種別ごとに容器を設定し，適切な表示をする。遠くからでも識別できる明確な表示が必要である。容器自体を色付けして識別を助けるのもよい。廃水等を配管で製造区域外に排出するときは配管に大きな表示を付ける。

廃棄物等は法令に従って処理する。地方によって処理方法が異なる場合があるので，十分な調査が必要である。処理を外部依頼するときは，依頼する業者の調査をする。処理業者としての法的資格を持っている業者を選定することが重要である。自社で処理したときも，業者に依頼したときも，処理した品目，量，処理責任者，日付等の処理記録を必ず残す。

廃棄物，廃水，廃気体

排出
- 廃棄物，廃水は密閉，分離，保管する
- 適時，衛生的に製造区域外へ出す
  ・・・・廃棄物等による汚染の可能性をなくすため
- 廃気体には換気または局所排気の設備を付ける
- 配管で排出するときは，逆流防止対策をする

動線
- 動線を設定する・・・他の動線と交わらせない

表示
- 廃棄物の種別ごとに容器を設定し，表示する
- 配管で排出するときは，配管に明確な表示をする

処分
- 関連する法令に従って処理する
- 外部依頼するときは，信頼できる業者に依頼する
- 処理の記録を残す

図解 2.8

第2章 構造設備

2.8 空調

空調に関して，薬局等構造設備規則（省令）には，換気が適切であり，かつ，清潔であることとある。また化粧品GMPガイドラインには「4.5.2 換気が十分な場合は，窓は開かないものとすること。窓が外部の環境に向かって開いている場合は，適切に網戸等の設置がされていること」と規定されている。網戸等の設置は許容されているが微小な虫や埃・黄砂等の微粒子による汚染に繋がるので避けたい。また，換気がされていても空調のない室内で化粧品を製造するのは無理だと思う。成り行き温度で製造作業を行えば夏と冬で30℃以上の温度差が生じる。30℃以上の温度差があったのでは，同じ品質の化粧品を年中製造することは困難であろう。換気設備とともに，温・湿度管理設備を備えた作業室が必要であると思う。しかし，空調には多大な投資が伴い，その管理にもコストがかかる。必要最小限の空調設備にするべきであろう。なお，空調とは「空気の温度，湿度，空中微粒子，風量，風向き，気流，の全部または一部を自動的に制御すること」である。

空調の目的と内容を図解2.9に示した。空調の目的は製品と従業員への悪影響防止である。一方，空調は飛来物汚染の原因になる。空調は気流を発生させる。気流はゴミ，微粒子，微生物を空中に舞い上がらせ，製品に付着させる可能性がある。ゆえに空調を設置するなら，一定のレベル以上の条件を備えた作業室にしなければならない。

空調の方式例を図解2.10に示した。製造および製品が温度と湿度の変化に強く，室温と湿度が1年中快適な地方なら温・湿度の制御は必要ない。換気回数（1時間に室内の空気を何回入れ替えるか）と風方向を考慮して吸気ファンおよび排気ファンを設置し，製品に作業者の影響が及ばないようにして化粧品を製造すればよい。

しかし，夏と冬の温度差が大きく，製品や作業者に影響があるなら温・湿度を一定に保つエアコン機能を備えた空調を設置する。空気の温・湿度，空中微粒子，風量，風向き，気流を一連のダクトを使用して制御する「セントラル方式」が最も化粧品製造に適した空調である。吸気口と排気口を天井や壁に設置し，太いダクトで，温・湿度を管理した空気を循環または100％外気取り入れで流す。この方法は多大な設備投資とメンテナンス費用を伴う。

一方，換気のみとセントラル方式を重ね合わせた「ファンコイル＋エアコン方式」はコスト的に望ましい方式である。温・湿度制御を，室内で給排気循環するパッケージエアコンに担わせ，空中微粒子や風向きの管理をファンコイルで行う方式である。パッケージ

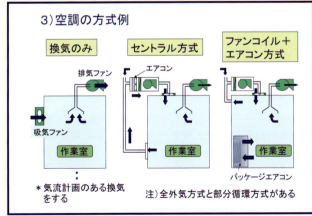

図解 2.10

4) エアフィルターの種類

種類	性能	設置場所	管理方法	保守方法
粗塵フィルター >50μm粒子が対象	60～80% (重量法)	外気取入口 空調機入口 室内吸引口	差圧, 目視 0.5～3ヵ月	吸引 水清掃 交換
中性能フィルター >25μm粒子が対象	60%以上 (比色法)	空調機入口 空調機出口	差圧(圧損) 3～6ヵ月	交換
高性能フィルター (準HEPA) >0.3μm粒子が対象	>0.3μm 95%以上 (計数法)	吹出口	差圧(圧損) 吹出風速 1～3年	交換
超高性能フィルター (HEPA) >0.3μm粒子が対象	>0.3μm 99.97%以上 (計数法)	吹出口	差圧(圧損) 吹出風速 1～3年	交換

重量法85%＝比色法約30%　比色法85%＝計数法約55%
重量法95%＝比色法約70%＝計数法約38%

5) エアフィルターの組み立ての一般例

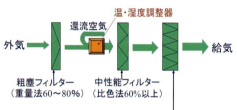

図解　2.11

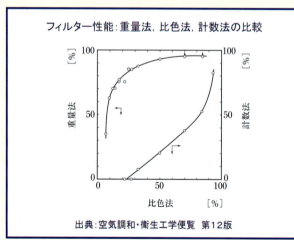

図解　2.12

エアコンの気流を制御することは困難なので，セントラル方式より空気流の管理性能は劣るが，化粧品製造には適した空調方式だと考える。

換気と温・湿度管理のためにパッケージエアコンのみを設置した化粧品製造所は好ましくない。パッケージエアコンの気流制御，フィルター管理，室圧管理を行うことは困難で，製品への飛来物汚染を誘発してしまうからである。どの空調方式を採用するにしろ，エアフィルターを通して外気を取り入れる，または循環させる必要がある。家庭用網戸程度のフィルターを設置した吸気ファンのみの作業場で化粧品を製造するのは乱暴である。化粧品製造に使用できるエアフィルターの種類，設置場所例，取扱い方法，組み立て例を**図解2.11**に示した。

エアフィルターの製造は捕集できる粒子の量で表すが，フィルターの種類が多いので，すべてを1つの方法で表すことはできない。粗塵フィルターは重量法で，中性能フィルターは比色法で，高性能フィルターは計数法で表す。3法の関係を**図解2.12**に示した。重量法は，標準の塵埃をフィルターの上流から流して捕集された粒子量を重量で求め，比色法は光学密度で求め，計数法は粒径と個数を計測して求める。3法の測定方法それぞれにJIS規格が設定されている。3法の測定値には連続性も直線関係もないが，計数法の50%は，比色法では約70%，重量法では約95%に相当する。計数法の10%は比色法では約35%，重量法では約85%に相当する。高性能フィルター(HEPAフィルター)の性能試験はフィルターメーカーなどの専門家に依頼してDOP(フタル酸ジオクチル)やPAO(ポリアルファオレフィン)などによるリークテストを行うことになる。

化粧品製造なら少なくとも中性能フィルターの設置を勧めたい。高度な環境管理を行うなら高性能フィルター(準HEPAフィルター)の設置が望ましい。医薬品製造では，その最終工程(打錠等の製品完成工程)で高性能フィルターまたは超高性能フィルターの設置が必要であるが，化粧品製造ではそこまで高性能なフィルターの設置は必要ないだろう。フィルターはその性能を維持するために，定められた管理および保守を実施しなければならない。管理および保守を怠ればフィルターの性能が保たれず，期待している環境が得られない。

高性能なフィルターを付けるほど環境がよくなると考えて超高性能フィルターを設置する企業があるが，その考えは誤っている。超高性能フィルターを設置した場合には定期的な捕集効率試験やフィルターの完全性試験等が必要になり，多額の費用がかかる。これらの試験を行わなければ本来の性能が保証されない。また超高性能フィルターを設置した作業場で一般的な作業を行ったのでは，フィルターがすぐに目詰まりを起

こしてしまい，かえって作業場所の環境が悪くなる。目的に適したフィルターを選択して設置することが重要である。空調を設置したら，作業場の室圧を管理し，外界との差圧を一定に保つようにしなければならない（**図解2.13**）。一般的には，外界＜更衣室＜作業場と室圧を高め，外界のチリを作業場に持ち込まないように設計する。毒性の強い化合物を取り扱う場合には，製造物を外界に持ち出さないことを主眼にして，作業場の室圧を外界より低く設定することもある。しかし，化粧品製造の場合には，図解2.13の方式がよいであろう。

室圧差の設定方法に作業場を最も高圧に保つ方法と，廊下を最も高圧に保つ方法がある。どちらの考えも論理的に正しい。なお図解2.13の＋印は2.5〜5パスカル気圧単位差を表す。1気圧は101,325パスカル（1,013ヘクトパスカル）で，大型台風の中心気圧が約94,000パスカルであり，その差は7,325パスカルである。5パスカルの気圧差といえばさほど大きな気圧差ではないが，相当な量の風が吹き抜けている。

室圧に差がある部屋の間には差圧ダンパーや風量可変装置といった器具を設置して差圧を調整する。これらの器具は隣の部屋との間のドアを開閉したときの差圧調整の役目も果たしている。

化粧品GMPガイドラインでは，製造場所の換気をすることを求めているが，室圧を管理することまで求めていない。しかし，作業室を密閉にしてかつ空調をするなら室圧の設定が必要だと考える。図解2.13ほど厳密な室圧設定をしないまでも，作業場と外界には室圧差を設け，外界のチリが作業場に入らない環境にすることを勧める。ちなみに飛翔昆虫の阻止に必要な風速は3〜8m/秒と言われている。

空調された作業場の温度・湿度に対する筆者の考えを**図解2.14**に示した。温・湿度の設定範囲は国によって異なる。日本なら温度25℃，湿度50％が中心値であろう。設定範囲は温度25±3℃，湿度50±10％であろう。安定した化粧品製造が行えることが確認できているなら，冬場には温度20±3℃，湿度50±10％に設定変えして，省エネルギーを図れることはいうまでもない。

温・湿度の設定を決めるときには，「結露」を意識してほしい。暖かい部屋に冷たいものを持ち込むと，部屋の温度と湿度によっては持ち込んだものの表面に結露が容易に発生する。結露はカビの発生につながるので避けたい。

6）室圧，差圧‥汚染防止，清浄度維持が目的

●室圧設定方式例

＊作業室最高圧方式　　＊清浄廊下最高圧方式　など

●差圧調整‥‥差圧ダンパー，風量可変装置で調節

＊外界と作業場間で10〜15Pa（パスカル）差
＊隣室間で2.5〜5Pa（パスカル）差　　が標準的

$1Pa = 1N/m^2 = 10^{-2}mbar(hPa) = 9.87 \cdot 10^{-6}atm = 7.5 \cdot 10^{-3}Torr = 0.004in水$

図解　2.13

7）温度・湿度

◆化粧品の製造に温・湿度管理は必須要件ではない
　しかし，安定製造，製品保護，作業者の健康，発汗，厳寒対策の意味から温・湿度の管理が望ましい

◆温・湿度の設定範囲は製品の種類と国によって異なる
　＜例＞日本：中心値　25℃　50％
　　　　米国：中心値　23℃　40％
　　　　カナダ，スイス：中心値　20℃　40％

◆安定した化粧品製造を行えることが確認できているなら，夏場と冬場で温・湿度の設定範囲を変更することが可能

◆温・湿度の設定を決めるときは，「結露」を意識すること
　（例）27℃60％の部屋に18.5℃以下の壁面や機器を持ち込むと"表面に結露が発生する"

図解　2.14

製造所の作業室の環境は製品の品質に直接影響することが多い，年間を通して環境のモニタリングを定期的に行うことを勧める。環境のモニタリングプログラム例を**図解2.15**に示したので参考にするとよい。

環境モニタリングのプログラム例

1. 対象：微生物・浮遊微粒子・温度・湿度・差圧・照度等・気流等
2. 頻度：作業中・作業シフトごと・作業終了後・1日1回・週1回・週2回・月1回・年2回・年1回等
3. サンプリング箇所
   ：作業室・製造機器・空気・ガス・作業者
4. 処置基準：警報基準（アラートレベル）・処置基準（アクションレベル）

図解　2.15

第3章　機器

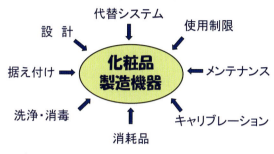

化粧品製造機器に必要な事項

[粉体混合機，乳化機，混練り機，充填機，包装機 等，付帯機器，および計測機器，等を含む]

代替システム　使用制限　メンテナンス　キャリブレーション　消耗品　洗浄・消毒　据え付け　設計　→　化粧品製造機器

注）
設備・・・equipment（設備，装置，機器）
メンテナンス・・・maintenance
　　「保守，保守点検」のみを意味しない
キャリブレーション・・・calibration
　　「校正」

図解　3.1

3.1 化粧品製造所の機器に必要な事項

　化粧品の製造時には多くの機器を使用する。粉体混合機，乳化機，混練り機，充填機，包装機等の製造機器ばかりでなく，冷却装置，加熱装置，粉砕機，エアゾール製造装置等の付帯機器，さらには天秤，温度計，圧力計等の計測機器を使用する。これらをまとめて「化粧品製造の機器」という。設備製造会社に化粧品製造の機器を発注して設置すれば，化粧品の製造を開始できるわけではない。機器に必要な事項を準備し，整える必要がある。この機器に必要な事項を図解3.1にまとめた。

　maintenanceは「保守」または「保守点検」と訳されることが多い。保守を国語辞書で引くと，①昔からの伝統を守り，ものごとを急に改めることに反対すること，②保持して守ること，とある。保守には積極性のない物理的形状保持のイメージがある。しかし，maintenanceの定義は「構造設備や機器を適切な稼動状態に保つことを目的とした，定期的なまたは突然の確認および検証作業」である。日本語の「保守」とニュアンスが異なる。そこで本書では，「メンテナンス」を使用する。

　calibrationは「校正」と訳されることが多い。しかし校正を国語辞書で引くと，①校正刷りを原稿や原資料と突き合わせて，文字や図版の誤りを正すこと，②測定器などの誤差を基準に照らして正すこと（もとの表示は「較正」）とある。一方，GMPで使用するcalibrationの意味は，国語辞書の校正とは異なる。calibrationは「計測器や計測システムが示す値あるいは物質測定で得られた値と，標準器や標準品が示す真の値との一致を立証する作業」である。温度計なら標準温度計と比較して，当該温度計が正確な温度を表示していることを確かめる行為がcalibrationである。化粧品GMPガイドラインでは校正（(calibration)を一定の条件下で計測器又は計測システムが示す値，あるいは物質測定で得られた値とそれに対応する標準品の既知の値との一致を立証する一連の操作と定義している。

　製造する化粧品の種類，量，品質によって使用する製造機器は変化する。本章では，厚生労働省令，化粧品GMPガイドライン，および医薬品製造における機器に対する考え方を参考にして，化粧品製造機器に最低限必要と思われる事項（設計，据え付け，洗浄，メンテナンス，キャリブレーション等）をまとめた。

3.2 機器を設計し，適格性を評価する

化粧品製造機器を設備会社に丸投げ発注して設置してはいけない。必ず自社で設計し，その設計通りに据え付けなければならない。化粧品GMPガイドラインでは機器の設計について以下のように定義している。

- 生産機器は，製品の汚染を防止するように設計すること。
- バルク製品の容器は周囲の塵埃および湿気などの空気中の汚染物質から保護すること。
- 使用していない移送ホースおよび付属品は，清掃し，必要があれば消毒し，乾燥状態を保ち，塵埃，飛沫，その他の汚染を防止すること。
- 機器の構造に用いる材質は製品並びに洗浄剤および消毒剤と反応しないものとすること。

ここでいう，機器の設計とは，ユーザー要求仕様を作成することを意味し，化粧品会社の職員が製造機器を設計することではない。ユーザー要求仕様を設備機器製造会社に提示し，機器導入においては仕様通り，すなわち設計通り据え付けられたことを確認する。

その手順を**図解3.2**に示した。まず設置する化粧品製造機器の目的を明確にする。現在の目的と将来の予測をして，どのような機器を設置するのかを明確に書き出す。そのとき，製品品質に影響する工程や手順，製造量変更時のキーとなる機器や製造条件，故障しやすい機器等のリスクポイントを抽出しておくとよい。リスクポイントを最初に認識することで，以降の機器設計が大変行いやすくなる。次に機器を組み合わせて構造設備・機器全体を設計する。市販機器をそのまま使用する場合，市販品を改造する場合，既存機器を改造する場合，機器を自社で製作する場合等の各種のケースが考えられる。製品が接触する面の材質，洗浄・消毒のしやすさ等，図解3.2の項目を考慮して，機器の最適な組み合わせを設計する。上記情報をもとに一次図面を作成する。機器図面ばかりでなく，製造所図面，配管図面等多くの図面が必要になる。一次図面をもとに複数の関係者が，個々の機器の機能および構造設備・機器全体の機能が最初に設定した目的や能力を満たしていることを確認する。そして二次図面を作成する。一次図面の修正，加筆，追加図面の作成を行い，複数の責任者が図面を承認する。これらの確認作業は，化粧品製造業者の構造設備・機器の要求仕様を明確にし，要求仕様に対する設計時適格性評価を行った証拠の文書になる。

二次図面をもとに機器の発注を行い，機器会社で機器が完成すれば受け入れる。発注書にはできる限り詳細に発注内容を記載して，誤発注や意味取り違え発注を防止する。

機器を設計し，適格性を評価する

目的を明確に
① 現在の目的…品目，品質，量，場所等
② 将来の予測
③ リスクポイントを抽出する

機器を組み合わせる
① 混合機，充填機，包装機，付帯機器，計測機器等を選定する
② 市販品の改造，自社製作等を考える
③ 製品と材質の関係を吟味する
④ 洗浄・消毒のしやすい組み合わせにする
⑤ 汚染防止対策を組み込む
⑥ 休止時の要件(清潔，乾燥，密封)を加味
⑦ 配管，配線，動線を加味

一次図面作成
① 機器図面
② 製造所図面(必要な環境を含む)
③ 配置図面，配管・配線図面，動線図

機能の確認
① 目的に合っているか？
② 能力は十分か？
③ 複数の関係者が確認する

二次図面作成
① 一次図面を修正・加筆する
② 追加図面を作成する
③ 複数の責任者が承認する

機器等発注
① 詳しい発注書を作成する

受け入れ
① 受け入れ時に検収を行い記録を残す

据え付け
① 二次図面通りに据え付ける
② 据え付け確認文書を残す(文書3.1参照)

完成図面作成(現状を完全に表す図面)
① 二次図面を修正・加筆する
② 追加図面を作成する
③ 複数の責任者が承認する
④ メンテナンス時の基本図面とする
⑤ 変更時は逐次追加記載し，責任者が承認する

稼働性能の確認
① 要求仕様通り稼働するか確認する
② 稼働性能の確認文書を残す

単純な機器は簡単に　設置または改造する機器が簡単なとき
① 上記の手順を参考に，省略できるところは省略する
② 機器の現状を表す完成図面が作成できればよい

既存機器の整理　既存機器の完成図面等がないとき
① 上記の手順を参考にして現状を整理する
② 不足している図面をできる限り追加する
③ 機器更新時等に不足図面・文書を追加し，十分な図面・文書化を目指す

完成図面に含まれるもの(例)
- 製造所図面
- 機器配置図面
- 個々の機器詳細図面(機能の記載を含む)
- 製造所・機器の履歴
- 変更時の記録
- 受入れ時の検収記録
- 据え付け確認文書
- メーカー検査記録書
- 取扱説明書

図解 3.2

機器等の据え付けは二次図面通りに行う。寸分たがわぬ据え付けをする。据え付け確認を文書にして残す。据え付け確認文書には，据え付け位置ばかりでなく，設備のシリアル番号，配管，損傷の有無，設置状況，材質確認，各種証明事項確認等の結果を記入する。据え付け確認文書の例を**文書3.1**（章末）に示した。これらの確認作業は，要求仕様通り据え付けられたか据付時適格性評価を行った検証の文書になる。このような据え付け確認文書は，以後の設備メンテナンスにとって大変重要なものである。責任者が承認した据え付け確認文書は，完成図面に添付しておけばよい。

受け入れた機器および据え付けた機器が二次図面とまったく同じとは限らない。見込み違いややむを得ぬ変更が発生している。それらを含めて，二次図面の修正，加筆，追加図面の作成を行い完成図面とする。

完成図面は関係部署の責任者が確認し，権限所有者または品質部門の責任者が承認する。完成図面は，以降の機器メンテナンス実行時の基本図面となる。

単純な機器には，上記の手順を参考にして簡略化した作業を行えばよい。要は，機器の現状を正確に表す完成図面が作成できればよいのである。

すでに商業生産を行っている機器で，上記の完成図面等が揃っていないものがあるだろう。これらについては現状整理を十分に行い，以降の機器更新時に役立つ「新機器並みの図面・文書」を揃えればよい。古い機器の完成図面等を現時点で揃えるには無理がある。時間をかけて整えればよい。なお，完成図書に含まれる文書類の例を図解3.2に示した。

機器が適格に据え付けられたことを確認した後，その機器が要求仕様通り動くか確認する。稼働状態を評価し記録した文書を文書3.1を参考にして作成する。運転時適格性評価として検証の文書になる。

3.3 機器の洗浄

機器は適切に洗浄（cleaning）をしなければならない。必要なときには消毒をしなければならない。ここでは洗浄について解説する。

機器の洗浄は，製造する化粧品の種類，量，品質によって変化する。洗浄の種類をよく理解し，自社の機器洗浄の原則に従って洗浄し，洗浄の判定をし，その記録を残さねばならない。製造する製品の切り替え時ばかりでなく，連続して製造しているときにも適切な周期で製造機器を洗浄しなければならない。いつどのように機器を洗浄するかの判断は，製造責任者の重要な責務である。

機器の洗浄には多くの種類がある（**図解3.3**）。洗浄対象物質および洗浄対象機器によって，「最適の洗浄」を行わなければならない。そして，洗浄には「洗浄確

「洗浄」には多くの種類がある

洗浄対象物質
- 化学物質（原料，混合物），微粒子，微生物
- 同一製品，異種製品
- 易分解物質，安定な物質
- 易洗浄物質，洗浄困難物質
- 不溶物質，可溶物質
- 検出が困難な物質，容易に検出できる物質

洗浄対象設備
- 機器，配管，容器，ホース，小物
- 硬い表面（容器内部），柔らかい表面（ホース）
- 大きい設備，小さい機器
- 洗浄が困難な機器，容易な機器

洗浄確認方法
- 目視確認
- スワブ確認（布でこすって，付着物で確認）
- リンス液の化学分析

図解　3.3

認」がつきものである。その確認方法にも3種類ある。製造作業者ばかりでなく化粧品製造に係る全員が洗浄をよく理解しなければならない。

　筆者が考える機器洗浄の原則を**図解3.4**に示した。水または蒸気のみで洗浄できれば最もよい。圧力水を用いるのもよい。ブラシ等の洗浄器具を適切に使用して洗浄するのもよい。筆者は洗剤（界面活性剤）を用いた機器洗浄を勧めない。その理由は，
　①洗剤は機器の内壁に残りやすい
　②残存した洗剤は製品に悪影響を及ぼす
　③洗剤が残存していないことを証明するには高度な化学分析が必要である
からである。化粧品中に残存した洗剤は皮膚に悪影響を及ぼす。家庭における食器洗浄を思い浮かべていただきたい。容易に水で除去できるように設計された食器洗剤でも，洗剤使用後にはこすり落としか激しい水流洗いをしないと洗剤は完全に除去できない。洗剤で手を洗ったとき，手を十分にすすがないと洗剤のぬるぬる感は取り去れないであろう。洗剤で製造機器を洗浄したとき，機器のスミに残った洗剤は簡単に取り去ることができるだろうか。洗剤を使用しないに越したことはない。洗剤の使用がどうしても必要なら，当該製品の品質，安全性に影響しない洗剤を使用する。工業用洗剤や家庭用洗剤の使用は望ましくない。もし洗剤が必要な場合は，使用する洗剤を標準書・基準書等に登録し他の洗剤は使用しないようにしておくこと。

　部品に分解できる機器は分解して洗浄する。そして洗浄後は必ず，あらかじめ定めたルールに従って洗浄済みを確認する。判定後の機器は，乾燥し，密閉して保存する。水分が残っていると微生物が繁殖し製品を汚染することにも繋がるので乾燥は大事である。機器洗浄の有効期間を設定しておき，有効期間が過ぎた機器は再洗浄して使用する。有効期間は機器の種類や保存状態で変化するので，機器ごとに，実績をもとに設定する。

　以上のような「機器洗浄の原則」を必ず設けておく。作業者の独自判断に任せるような化粧品製造機器洗浄を行ってはならない。

　化粧品製造機器の種類と洗浄方法を，あらかじめ**図解3.5**のようにまとめておくと便利である。洗浄方法に第一選択肢，第二選択肢，しつこい汚れ時の対処策を設け，洗浄対象となる機器の状態に合わせて洗浄方法を選ぶ。乳化機等の一般的な製造機器には「水＋ブラシ」洗浄が第一選択肢であろう。「水」の中には温水や圧力水流が含まれる。大変落ちにくい残留物にはエタノール等の有機溶剤の使用が必要になる。

　分解できる個所は分解して洗浄する。特に，製造品種が変わるときには必ず分解する個所を機器ごとに決めておくとよい。ホースやろ布等は異種の製品間で共

機器洗浄の原則（筆者案）

1. 危険性のない溶剤（水が最適）で洗浄する
2. できる限り洗剤を使用しない
3. 蒸気洗浄はよい手法
4. ブラシ等でこすり落とすことを考慮する
5. 分解できる機器は分解して洗浄する
6. 洗浄後は必ず「判定」する
7. 判定後の機器は乾燥・密閉して保存する
8. 洗浄の有効期間を設ける（1ヵ月程度？）

図解　3.4

機器の種類と洗浄方法（案）

対象 \ 洗浄方法	水	水＋ブラシ	蒸気	有機溶剤	注
●粉体混合機 乳化機, 混練り機 充填機 等	○	◎	○	△	可能な限り分解
●タンク, 単純容器	○	◎	○	△	
●配管（固定）	○	◎		△	可能な限り分解
●ホース	○	◎		△	異種間共用なし
●ろ布, フィルター	◎			△	異種間共用なし
●その他	○	○	○	○	最適法選択

◎第一選択肢　○第二選択肢　△しつこい汚れ時の対処策

図解　3.5

第3章 機器

用してはいけない。製品ごとに専用品を設ける。

図解3.5は機器の種類と洗浄方法に関する自社の原則をまとめたものである。この原則を遵守した上で,各機器用の洗浄手順を準備する。

洗浄後には必ず「判定」を行う。その方法および手順案を図解3.6に示した。判定方法には,目視判定,スワブ判定,リンス定量がある。優先順位もこの順位である。それぞれの判定方法の手順を定めておいて,第一選択肢を目視判定とする。目視判定ができない個所の判定には定期的にスワブ法を実施し,スワブ法を実施できなければリンス定量を行えばよい。目視判定が最も簡便かつ正確な判定方法であるが,欠点は判定者によって差が出ることである。この欠点を補うために,洗浄目視判定資格者を選任しておくとよい。製造責任者が,作業者の教育訓練履歴と経験年数をもとにして選任すればよい。判定には懐中電灯,指し棒,返り鏡等の小道具が必要である。それぞれの機器に適した小道具を用意する。目視といっても,目で見るだけではなく,色やにおいの判定を加えて異常の発見に努める。新たに判定資格者を選任するときには,前任者が経験で得たが言葉では表せないノウハウを伝えるとよい。それぞれの機器に独特の判定手法があるものだ。

目視判定の場所はあらかじめ定めておき,判定結果を記録書に記載する。判定場所および記録書の例を図解3.6に示した。判定場所は,言葉で表すのではなく,図で示しておくほうがよい。

スワブ法では,白布か黒布で機器内部の表面をふき取り,布の表面の残留物有無で洗浄結果を判定する。白布を使用するか黒布を使用するかは,前回製造物の種類で決めればよい。布は無塵布が望ましい。布の大きさやスワブの方法は対象機器によって異なるので,各社で決めるしかない。このスワブ法にも教育訓練と経験年数が必要なので,洗浄スワブ判定資格者を選任しておくことを勧める。

リンス定量法は最も手のかかる方法だが,数字で結果が出るので安心感を与える。しかし,残存する不溶物を定量することができないので信頼度は落ちる。ホースや隙間の洗浄判定には適するので,必ず手順を準備しておき,必要なときに実施する。リンス液の最適定量方法はHPLC法だが,HPLCは手間がかかる。残存物の有無を判定するのであれば,薄層クロマト(TLC)による簡便定量でよいだろう。最近,TOC(全有機炭素)測定法が発達し,多くの機種が発売されている。TOC測定機でリンス液中の全有機炭素を測定して洗浄判定するのもよい。

洗浄後は必ず「判定」する
…判定方法とその手順を決めておく

1) 判定方法　A. 目視判定
　　　　　　B. スワブ(拭き取り)判定
　　　　　　C. リンス定量

2) 各判定方法の手順

A. 目視判定の手順例

　①「洗浄目視判定資格者」が目視判定を行う
　②洗浄目視判定には次の道具を使用する
　　＊懐中電灯(ペンタイプ)
　　＊指し棒(先端が白色フッ素樹脂でできている)
　　＊返り鏡(歯医者が使用する裏側のぞき鏡)
　③洗浄目視判定は次の2水準で行う
　　(1)洗浄OK
　　(2)再洗浄必要
　④目視判定場所はあらかじめ設備ごとに定めておく
　⑤「目視」には色やにおいの判定を含める

目視判定場所(例)

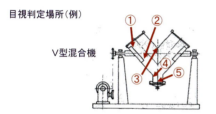
V型混合機

図解　3.6-1

洗浄目視判定記録書(例)

設備名	判定個所	判定結果	判定水準
V型混合機	①		
	②		(1)洗浄OK　　○
	③		(2)再洗浄必要　×
	④		
	⑤		

B. スワブ(拭き取り)判定の手順

　①白布または黒布を使用して,洗浄表面を拭き取る
　②布の表面に残留物がなければ洗浄合格
　③布の表面に残留物があれば洗浄をやり直す

C. リンス定量の手順

　①容器やホース等の中の残留物が溶ける溶剤でリンスする
　②リンス液を薄層クロマト(TLC)分析する
　③残留物が認められなければ洗浄合格
　④残留物が認められれば洗浄をやり直す
　⑤リンス液をTOC(全有機炭素)測定機で測定することもできる

図解　3.6-2

洗浄後に「洗浄済み」の表示をする

＜ラベル例＞

```
ラベル番号  L-PR-08
機器名：M-523
洗浄済み表示
洗浄前の製造品   ICH-345  ロット  432-234
最終洗浄方法：ブラシ＋水
実施者(所属)製造一課  (氏名)榊原，谷口
洗浄日      2019年12月21日
洗浄有効期限  2020年 1月20日
ジーエムピーコンサルティング有限会社
```

図解　3.7

清掃　…部屋，壁，区域等のCleaning

- **清掃**：周囲の掃除と整理整頓を含めた施設・設備の清浄化作業
  （洗浄：機器の内部清浄化作業）

1) 手順書を作成する
　－「責任」を明確にする
　－使用具を決めておく
　－具体的な手順を決めておく
　　　…最初に粗ごみを取り去る，
　　　東から西へ，上から下へ
　　　布拭きは3回拭けば交換　等
　－しつこい汚染への対処方法を記載しておく

2) 判定基準…具体的な目視判定基準を示す

3) 洗剤を使用するなら，
　－使用する洗剤名を決めておく
　－使用する洗剤名を記録する

4) 記録を残す
　－使用した器具，洗剤，日付，時間，担当者名等

5)「清掃結果」を表示する

図解　3.8

　洗浄後には「洗浄済み」の表示をする。その例を**図解3.7**に示した。機器名，洗浄前の製造品，最終洗浄方法，洗浄実施者，洗浄日を記載し，表示する。5メートル以上離れたところからでも内容がわかる程度の大きさで表示する。表示専用のラベルを作成して，「はがせる強力テープ」で機器に貼り付けることを勧める。白板上に水性のペンで記入したり，看板をひもで機器にぶら下げたりする表示は望ましくない。簡単に書き換え(改ざん)できたり，架け替えたりできて，間違いが発生しやすいからである。

　ちなみに，同じ英語cleaningを使用するが，部屋，壁，区域等の清浄化作業(掃除と整理整頓等)を「清掃」と呼んでいる。清掃は機器の洗浄と区別する。清掃と洗浄の違いおよび清掃に関する注意事項を**図解3.8**に示した。

　清掃に関する手順を定めていない企業が意外と多い。責任者を定め，清掃記録を残しているところはあるが，肝心の清掃手順を定めていない。部屋の掃除なら奥から入り口に向かって実施する，壁の拭き掃除なら右から左へ拭く(往復拭きはしない)，等を決めておく。これらの方法を決めておかないと，清掃結果に個人差が出てしまう。

　洗浄と同様に清掃にも判定基準を設ける。判定は目視判定で行うが，具体的な目視判定場所と判定方法を決めておく。床や壁を正面から見ただけでは残存汚れを見逃してしまう。見る角度，距離，光の方向を定めておく。視力が0.7以下では汚れを見逃すかもしれない。念のために最低必要な視力を定めておくのもよい。判定は清掃者以外の人が行うことも定めておく。

　清掃記録書には，使用した器具，洗剤，日付，時間，担当者および清掃判定結果を記載する。そして，判定結果を表示する。

3.4 機器のメンテナンス

機器のメンテナンスとは，機器の機能を保持するために行う定期点検である。故障発生時の緊急点検や修理も含める。点検作業を行うとき，機器の更新・変更で機能が変化してもよいが，機能の変化や点検作業そのものが製品の品質に影響を及ぼしてはならない。また，機器が不良になり使用できないときは，その機器を取り去るか，はっきりと使用不能の表示をしなければばらない。

機器のメンテナンスに関するポイントを**図解3.9**にまとめた。メンテナンスは予防実施が原則である。壊れてから修理するということではいけない。メンテナンスとは「保持する」の意味であるから，保持の基準が存在する。それは図解3.2で解説した「完成図面」である。完成図面の通りに機器を保持する。もし部品を交換したときは，メンテナンス実施報告書等に記録しておく。もし大きな変更を行う場合は変更管理の手順書に従い実施する。

機器の改善は積極的に行い，よりよい機器で製造を行うようにする。このとき，その改善が製品品質に影響しないことを確認することはいうまでもない。改善が変更になることもある。変更に関しては第12章（変更と変更管理）で解説する。参照されたい。

機器点検はチェックシートを作成して行うのがよい。その例を**文書3.2**（章末）に示した。

機器のメンテナンス

- 機能保持のための定期点検
- 故障発生時の緊急点検・修理

[機能を変更するときは，その変更が製品品質に影響しないことを確認する]

1) 予防的実施（Preventive Maintenance）が原則
2) 機器ごとに手順書を作成する
3) 計画を持って実行する・・・年間計画が一般的
4) 責任内容を明確にする
5) 保持する「基準」は完成図面（図解3.2）
6) 点検チェックシートを使用すると便利（文書3.2）
7) 点検項目例
   * 外観検査（汚れ，さび，異音，異臭等）
   * 作動点検（スイッチ，連動性等）
   * 機能測定（回転数，電圧，透過率，感度等）
   * 清掃（外部表面，内部秘部）
   * 部品交換
   * 改善・・・製品品質に影響しないことが確認できれば，積極的に改善する

変更に関しては第12章参照

図解 3.9

3.5 キャリブレーション

化粧品製造時には正確な計測機器を使用して，正確な計測を行わなければならない。使用する計測機器の正確性を実証するのがキャリブレーションである。キャリブレーション対象機器，実施事項等を**図解3.10**に示した。キャリブレーションは定期的に行わねばならない。今回のキャリブレーションで計測器の正確性が実証できたなら，前回のキャリブレーション以降の計測は正確に行われたといえる。「キャリブレーションでサンドイッチされた期間のデータは信頼できる」のである。

キャリブレーション Calibration（校正）

目 的	正確な計測
意 味	計測機器の正確性を実証すること
対 象	品質に関係する重要な ＊制御機器・計器　＊秤量装置・計器 ＊測定装置　　　　＊試験機器 ＊モニタリング機器・計器　　に行う
実施事項	1) 追跡可能な標準器，標準品と比較する 2) 計器や装置に「合格表示」をする 3) 実施記録，トレーサビリティー証明書を保存する
定期的に実施する	1回／年が標準的

図解 3.10

温度計の単体キャリブレーションの実施例を**図解3.11**に示した。測温抵抗体温度計を，正確な温度を表す標準温度計と一緒に一定温度の水槽に入れ，標準温度計と測温抵抗体温度計の表示温度が同じであることを確認するのが温度計キャリブレーションである。この作業に使用する抵抗測定器，表示器，記録計は別途キャリブレーションを行って，その正確性を事前に確認しておく。

このようなキャリブレーションの実施には手間と費用がかかり，専門的な知識も必要である。専門業者に依頼するのが得策だと筆者は考える。専門家に依頼してキャリブレーションを行う制御機器・計器，測定装置，試験機器等が多いと思われるが，キャリブレーションに使用したこれらの計器類はキャリブレーションされている計器類でトレーサビリティが取れていることを証明した成績証を入手しておくことが大事である。専門家が実施した試験結果成績書は，製造責任者または試験責任者が結果を評価し責任技術者等が承認しておくことを勧める。キャリブレーションをすべての計測機器に実施する必要はない。製品の品質に関係する重要な計測機器だけである。たとえば，乳化機には温度計をはじめとして多くの計測機器が付帯しているが，品質に関わる重要な機器は機器内の温度計と圧力計のみで，他の計測機器は重要でない場合が多い。計測機器の重要性を十分に検討して，キャリブレーションを実施する計測機器の数を少なくすればよい。キャリブレーション対象装置・計測機器類の年間計画を立て進捗管理することを勧める。

キャリブレーションは計測機器の正確性を確認する作業だが，計測機器の正確性を確認しただけで正確な測定ができるわけではない。

①正確な計測機器の使用
②計測機器の定期点検
③計測機器の正しい使用

の3点が揃ってはじめて正確な測定ができる。正確な温度を測定するときの要件を**図解3.12**に示した。正しく計測機器を使用するには，使用方法を示した手順書の整備と，使用方法の教育訓練が必要である。計測機器を用いて正確な計測を行うには，「方法を示し，やってみせ，やらせてみる」の教育訓練3原則が欠かせない。

計測機器にはキャリブレーション，定期点検，手順書，教育訓練の4点がセットで必要なことを管理者は忘れてはならない。

図解 3.13

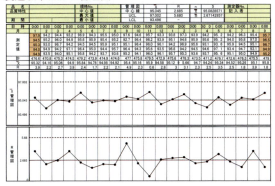

図解 3.14

キャリブレーションで「基準外れ」が発生したときの処置方法例を**図解3.13**に示した。前回のキャリブレーション以降の計測記録の信頼性が疑われる。キャリブレーションを実施する計測機器は重要度の高い計器であるから、その影響は製品品質にまで及んでいるかもしれない。十分に記録書を見直し、影響の大きさを推し量り、場合によっては製品回収等の処置を取らねばならない。基準を外れた計測機器には使用禁止の表示をしておく。

最初に製造記録書の再照査を実施する。製造終了時に製造記録書は照査されているが、今回は疑いの目で見直しを実施する。不審な点およびトレンドの有無である。トレンドとは「傾向」のことで、時系列またはグループ別のデータに、ある一定の方向性があることである。もし製造記録書に不審な点やトレンドが見つかれば、次に品質記録書(試験記録書、分析証明書、QAによるバッチ承認記録書等)の再照査を実施する。この場合も、不審な点とトレンドの有無である。品質に問題があることが判明すれば、保存サンプルの再試験、組織トップへの連絡、公的機関への連絡、製品回収と、最悪の場合を想定して検討に入る。基準外れまたはキャリブレーションの実施忘れなどの処置については手順書に規定しておく。

以上のように、キャリブレーションの基準外れは重大事に発展する可能性がある。基準外れ発生時には、製造部内で処理しようとせず、直ちに品質管理部や品質保証部、品質責任者等に連絡して、迅速かつ的確な対応をしなければならない。製造記録書の見直しは、製造部門以外の部署の人が行うのが望ましい。筆者は、品質保証部の人が「疑いの目」と「責任感」を持って実施することを勧める。

トレンド検討方法を図解3.13に示した。記録書の数字を見ているだけではトレンドを見つけ出すことはできない。チェックシート、管理図といったQC手法を駆使して、製造記録や品質記録を図示する。例えば、**図解3.14**のような管理図を作成する。そして、その管理図の時系列記録中に**図解3.15**のようなトレンド例がないかどうかをチェックする。

トレンド検討手法は、あらかじめ手順書に手順、使用するQC手法、判断基準を定めておき、キャリブレーションの基準外れ発生時にはすぐに対処できるようにしておく。

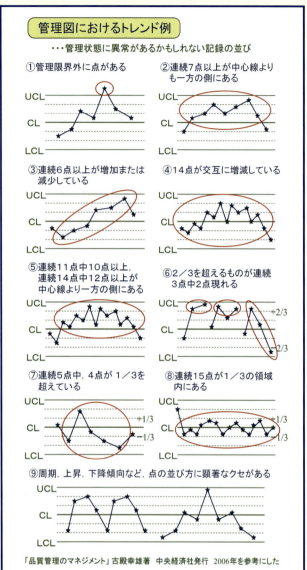

図解 3.15

キャリブレーションは奥が深い 　以下の理解が望ましい

1) 単体キャリブレーションとループキャリブレーション
2) 業者依頼と自社実施
3) 計器精度
4) 単体精度とループ精度
5) トレーサビリティ
6) 規格幅，管理幅，計器精度の関係
7) 工程許容範囲，工程管理範囲，計器精度の関係
8) 分析機器のキャリブレーション
　＊標準物質を使用した正確性試験
　＊標準品を使用した性能試験
　　（装置適合試験，System Suitability）

図解 3.16

以上，キャリブレーションのほんの一部を説明した。キャリブレーションは奥が深い（**図解3.16**）。単体キャリブレーション，ループキャリブレーション，計器精度，ループ精度，トレーサビリティ，管理幅と計器精度の関係，工程管理範囲と計器精度の関係等，多くのキャリブレーション関連用語がある。分析機器，特にHPLCにもキャリブレーションが必要なときがある。これらの解説は他書に譲る。

　化粧品製造時の単なる計測なら，詳しいキャリブレーション理解は必要ないが，その計測結果を工程管理や詳細な品質管理に使用する場合には，図解3.16の内容を理解した上でその計測器を使用してほしい。

3.6 機器に関するその他の注意事項

機器に関するその他の注意事項を図解3.17に示した。機器使用時には多くの消耗品を使用する。それらの消耗品が化粧品の品質に影響を与えてはならない。例えば，フィルター，ガスケット，保管容器や袋の成分が化粧品に溶け出したり，化学反応を起こしたり，付着したりしてはいけない。消耗品を選択するときは，その材質や表面と製品との相互作用を検討して慎重に選ぶ。

機器は製造責任者が許可した者しか稼動させてはいけない。担当者以外の者や外部者が簡単に機器に近づいたり動かしたりできる状態を避ける。入場制限，稼動キーの設置，使用制限の徹底等を実施する。第1章で述べたように，GMPの基本思想は「性悪説」である。「誰かが悪いことをするかもしれない」という考えで機器を管理する。

最近はコンピュータを使用した自動システムが増えた。これらの自動システムには少なくともアクセス制限および改ざん防止対策を施す。善意，悪意に係らず，製造条件や製造記録が勝手に変更されることがないようにする。そして，機器の稼動条件を変更したときは十分な変更記録を残す。なお，化粧品GMPとコンピュータに関しては第18章にまとめた。参考にされたい。

化粧品の製造において，機器に障害や故障が発生したときに必要となるシステムがある。例えば，安定性試験機用のバックアップ電源である。安定性試験は試験途中で温度が変われば台なしになる。そこで，試験機用のバックアップ電源を準備しておく必要がある。または，バックアップ電源に代わる通報システムを準備しておいて，いち早く試験中サンプルを移し変える必要がある。停電時の安全誘導灯も必要である。製造を中断すると大きな損害が発生する機器には，故障発生時にすぐに使用可能な代替機器を準備しておかねばならない。バックアップ電源，代替機器等をバックアップシステムと呼び，準備しておく。落雷等による瞬時停電が起きシステム用パソコン(PC)にシステム障害が起きる場合がある。これらPCに無停電電源供給装置(UPS)を設置することも有用である。

機器に関するその他の注意事項

消耗品 ・・・フィルター，ろ布，ガスケット，ホース，保管容器　サンプル容器，ラベル，洗浄器具，洗浄剤　等
- 製品の品質に影響するかもしれない消耗品を使用しない

使用制限
- 許可された者しか設備を使用してはいけない

自動システム
- 自動制御に関する原則に従い運転する
- アクセス制限をする
- データの改ざん防止対策をする

バックアップシステム
- 必要な代替システムを持っておく

図解　3.17

文書 3.1

ジーエムピー有限会社

据え付け確認文書（例）

文書番号：KDA－025－A－090213（2）

機器リストNo.	2－036	評価者手書き記入欄
機器名称	粉体混合機A	
機器ID番号	3R－62M	
容量	SUS304 200L	
製造業者	神戸プラント(株)	
製造シリアル番号	KOBE-04-543	
設置場所	第3工場1階	

評価項目	評価方法	判定基準	合否	評価者	確認者
設置場所	平面図と比較	図面通りの位置に設置されている	合／否	／／ 氏名	／／ 氏名
配管	図面寸法確認	配管が図面通り	合／否	／／ 氏名	／／ 氏名
機器損傷	目視確認	損傷がない	合／否	／／ 氏名	／／ 氏名
設置状況	目視確認 寸法確認	固定されている 寸法が仕様書通り	合／否	／／ 氏名	／／ 氏名
材質証明書	証明書確認	仕様書通りである	合／否	／／ 氏名	／／ 氏名
機能適合証明書	証明書確認	仕様書通りである	合／否	／／ 氏名	／／ 氏名
各種試験証明書	証明書確認	仕様書通りである	合／否	／／ 氏名	／／ 氏名
総合評価	上記項目がすべて合格		合／否	／／ 氏名	／／ 氏名

<u>注意</u> 1）確認に使用したすべての図面，証明書類の原本かコピーを本文書に添付する。
　　　2）すべての記録を本文書用紙か機器図面上に書き残す。
　　　3）チェックした配管は機器図面に赤線をつける。
　　　4）わからないことが発生した時は必ず据え付け責任者に相談／報告する。

書式番号　品質保証 55(2)

文書 3.2

ジーエムピー有限会社

設備点検チェックシート（例）

文書番号：ＭＤＰ－００８－Ｍ－０９０３１６（０）

点検実施日	２０１ 年　月　日
点検者	所属　　　氏名

機器名　○○○　機器番号　５３－Ａ

1. 外観検査

項目	有　無	実施作業	特記事項
汚れ			
さび			
異音			
異臭			
その他（　　）			

2. 作動点検

項目	異常有無	実施作業	特記事項
メインスイッチ			
記録計			
全体の連動性			
安全レバー			
その他（　　）			

3. 機能測定

項目	正常範囲	測定値	注記事項
回転数	600～700		
電池電圧	7.5～8.5V		
透過率	96％以上		
感度	3.5～4.3		
その他（　　）			

4. 部品交換

交換部品名	異常の有無	注記事項

5. 改善提案

書式番号　品質保証 58(3)

第4章 製造管理

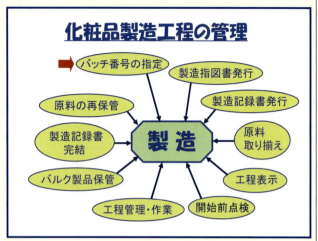

図解 4.1

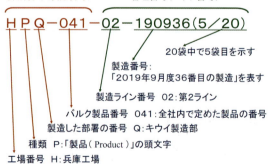

図解 4.2

4.1 化粧品製造工程の管理

化粧品製造は製造工程と包装工程からなっている。製造工程は原料を取り揃えてバルク製品を製造する工程であり、包装工程はバルク製品を容器に詰めて包装する工程である。

化粧品製造工程は**図解4.1**に示すように、バッチ番号の指定から始まって、記録書の発行、原料の取り揃え、製造作業開始と進み、原料の再保管まで、多くの作業工程が組み合わさって構成されている。すべての化粧品製造に図解4.1のすべての作業が必要なわけではないが、これらの作業の内容を理解して自社の製品に適した製造工程を組み上げる必要がある。以下で図解4.1の各作業を解説する。

①バッチ番号の指定

まず「識別」について説明する(**図解4.2**)。GMPでは、製造や試験に使用する「もの」や「状態」をすべて「識別(identification)」する。識別するとは、他と区別するために、あるものや状態を特定化してその存在を認めることである。例えば「ビタミンEを使用する」といったのではどのビタミンEを使用するのかわからない。しかし「製品番号E-042でバッチ番号09-120513のビタミンEを使用する」といえば特定したビタミンEを使用することができる。ものや状態を識別しておくと、日頃の管理、間違い防止、記録の照査などが大変楽に行える。その識別を「識別番号＋管理番号」で行うことを勧める。

文書、設備、部品、原料、包装材料、ラベル、中間体、サンプル、試薬、最終製品などあらゆるものを識別するには名称では難しい。例えば、化粧品Aの製造に使用するエタノールという原料を識別するのに物質名詞だけでは行えない。「B社C工場が製造したDグレードのエタノール」まで特定しなくてはならない。さらに来週の化粧品A(バッチ番号○○)の製造に使用するエタノールは、エタノールのバッチ番号等でさらに特定しなければならない。すなわち「識別番号(identification number)」でものを区別し、「管理番号(control number)」で固有性を区別するのである。識別番号には製品番号、文書番号、設備番号があり、管理番号には製品のバッチ番号、文書の管理番号、設備のシリアル番号、試料の調製番号、サンプルの受入番号等がある。大半はすでに使用されている番号であるが、それらが識別番号や管理番号と認識されていないように思う。

化粧品GMPガイドライン7.2.3項ではバッチ番号の

指定として,「製造されたバルクの各バッチにバッチ番号を指定すること。この番号は最終製品のラベルに表示されるバッチ番号と同じである必要はないが,同じでない場合は,最終製品の番号に容易に関連づけられるものとすること。」と規定している。

製品,原料,文書,設備などのすべてに共通する〈識別番号＋管理番号〉システムを採用すると便利である。バルク製品の識別番号＋管理番号の例を図解4.2に示した。前半の4種の文字で識別し,後半の3種の文字で管理する。工場が1カ所なら最初のHは必要ない。しかし,2カ所以上あれば関係する工場を識別したほうがよい。製造した部署の番号や全社内で定めたバルク製品の番号が必要である。製造ラインが1つなら製造ライン番号は省略できる。2カ所以上の工場または関係会社で製造している場合には製造ラインの代わりに製造場所の番号が必要である。製造番号には製造年月を含む番号を使用したが,他にも多くの付け方がある。(5/20)は20袋包装したうちの5袋目を表している。しかし,20袋包装したときに,すべての袋に同じバッチ番号を付ける例が多い。

原料のバッチ番号の設定例を**図解4.3**に示した。受け入れた原料には「自社のバッチ番号」を付ける。よく製造元や供給業者のバッチ番号をそのまま使用している例を見かけるが,同じ番号があったり,先入れ先出しルールで原料を払出しできなかったりするので,製造元のバッチ番号使用はよくない。企業により原料コードの数文字（A～Z）＋原料の入庫年月日として西暦下2桁＋月（01～12）＋日（01～31）の6桁の数字を設定する方法もよく見かけるが,アルファベットを使用する場合,「I,O」は数字の「1」や「ゼロ」と間違われるおそれがあるので使用しない,また「U,V」,「O,Q」なども見間違うおそれがあるので使用しないことを勧める。

神戸化粧品(株)の三宮工場で,ジーエムシンの製造原料であるコレステロールを入荷したとする。そのコレステロールは仙台化学(株)の駅前工場で2019年1月14日に製造されたもので,神戸化粧品(株)の三宮工場に2019年3月21日に入荷した。ジーエムシン製造時には,識別し特定化したこのコレステロールを使用する。品質保証部が承認した製造元である仙台化学(株)製造のコレステロールであり,ジーエムシン製造用に購入したバッチ番号190341の原料である。3袋入荷し,使用するのは1袋目である。これらのことを識別番号＋管理番号で表示するとSMG-315-18-190341(1/3)となる。

製造に使用した「コレステロール」を後日に調査するときに,多くの文書を探し回らないと特定化できないのでは,原料が管理され,記録されているとはいえない。このSMG-315-18-190341(1/3)を製造記録書や

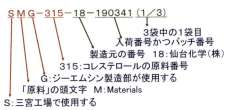

図解　4.3

試験記録書に記載することにより，使用したコレステロールを完全に特定化できる。間違いが起こらないようにするためにも，識別番号＋管理番号による管理を勧める。

原材料の受入れ検査については「第6章　原料および包装材料の取り扱い」に解説した。

②原材料の保管

原材料(原料・資材)の保管は，その特性に適した方法で保管する。保管条件が定められている場合はモニタリングする必要がある。異物の付着，昆虫類の侵入を防止するため原材料は床に直置きしない。また，清掃しやすいように適切な間隔をあけて保管することを勧める。

③出庫

原材料の出庫は，先入れ先出しのルールに従うが，先入れ先出しができない場合の対応は製造管理基準書等に規定して運用すること。出庫後の在庫管理において差異が生じた場合は，出庫ミス，秤量ミス，表示ミスが疑われるので徹底した原因調査が必要である。原材料の出庫管理をコンピュータシステムで管理している場合は，品質部門の責任者だけがコンピュータのロックを解除することができるようにするなどのセキュリティー管理をすることを勧める。

④製造指図書および製造記録書

製造文書の流れを**図解4.4**に示した。化粧品製造は製造指図書の発行で始まり，バッチ記録書の保管で終わる。GMPの特質の1つに「文書に残す」がある。製造に関する図解4.4の文書の流れを理解し，さらに自社の特徴を加味して，独自の製造文書体系を構築することを勧める。製造指図書と製造記録書が一体となった様式「製造指図・記録書」なども多くの企業で使用されている。

製造指図書に従って製造を開始する。製造指図書は，いったん発行したら内容を変更してはいけない。もし内容を変更したり追記したりするときは，再発行することを勧める。再発行するときは指図書番号を更新する。実行することがなかった旧版は，指図書番号を温存したまま保管する。

図解　4.4

製造指図書の記載項目（案）

1) 製造品目名
2) 製造量
3) バッチ番号または製造番号
4) 製造指図書の文書番号
5) 使用する原料・資材リスト（識別番号＋管理番号）とその使用量
6) 使用製造施設，製造設備
7) 作業手順書番号
8) 期待収量とその幅
9) 製造工程・包装工程の管理項目（基準範囲または判定基準）
10) 表示材料，表示項目
11) 保管条件
12) サンプリング，判定基準，完了時間制限
13) 注意事項，参照事項

図解　4.5

製造記録書の項目（案）

1) 日付，時間
2) 使用した主要な製造設備
3) 使用した原料の識別番号＋管理番号，使用量
4) 製造前の製造施設と設備の清掃状態，洗浄状態
5) 工程管理記録，工程内試験結果
6) 作業者名，立会者名，サンプリング者名
7) 収量，収率
8) 包装およびラベル，ときには代表ラベルを貼付
9) 逸脱およびその評価，調査結果またはその文書番号
10) 確認者，照査者，承認者の署名と捺印
11) 出荷判定の結果

＊なお，製品の出荷許可は品質に責任のある権限所有者が行う

図解　4.6

　製造指図書は製造作業を終えるまでは「最も責任ある文書」であり，製造指図書の内容に反する製造を行ってはいけない。製造指図書に記載する項目案を**図解4.5**に示した。製造作業者が製造を始めるにあたり必要な情報をすべて記載する。製造品目名と製造量のみを記載した指図書を見たことがあるが，無責任な指図である。責任ある指図をするには詳細な内容の指図書を発行しなければならない。記入が終われば，指図の責任者が署名をする。指図の責任者には製造責任者がなることが多いが，製造企画部の担当者や本社部門の人がなってもよい。

　役目を終えた製造指図書は，製造記録書と一緒にして，バッチ記録書内に保管することを勧める。製造指図書に従って製造記録書を発行する。製造記録書の項目案を**図解4.6**に示した。製造に関する記録はすべて製造記録書に記載する。製造開始前の製造施設の清掃状態や設備の洗浄状態の記録欄を設けておく。洗浄記録書が別にあるなら，その文書番号を記載して，製造記録書と洗浄記録書をつなげておく。

　製造指図書の発行と同時に指図書に基づいた空白（ブランク）の製造記録書が発行されることで製造は始まる。指図書・記録書の確認は製造担当部署の主任クラスの者が行う。

　もし指図内容に疑問があれば，指図者に確認する。疑問を持ったまま製造を始めてはいけない。製造記録書を見れば，製造に関することはすべてわかるようにしておく。

　製造記録書は製造責任者が照査して，その内容に責任を持つ。製造記録書に試験記録書等を添付してバッチ記録書となる。バッチ記録書は品質責任者が照査し，承認する。品質責任者を責任技術者が兼務しているときは，責任技術者が照査・承認を行うことになる。バッチ記録書とは，その製品バッチの製造に係わる文書をすべて集めたもので，試験記録書，逸脱調査記録書，機器点検記録書等の原本またはコピーを製造記録書に附属させたものである。バッチ記録書を見れば，そのバッチの製造内容をすべて検証することができる。

　製造が終了すれば，最も重要な文書が「記入済みバッチ記録書」である。このバッチ記録書に製造指図書を一緒に保管しておくと，図解4.4の流れがよく管理できる。

　製造記録書案を**文書4.1**（章末）に示した。製造指図書と製造記録書が一体になった事例の混合ろ過というシンプルな製造工程用の記録書である。このように製造が1日で終了する簡単な記録書なら，指図書と記録書を一緒にしたほうが便利だと思う。しかし，製造が数日に及び，記録書も数ページになる複雑な工程の製造指図書および記録書なら，指図書と記録書

⑤製造原料の取り揃え

製造原料の取り揃え手順を**図解4.7**に示した。品質確認を終えた原料を手配しなければならない。まだ品質確認を終えていないが、午後には確認を終えるので手配するといった「見込み手配」を行ってはいけない。品質確認には、自社で受入れ試験を行って確認する場合と、原料供給業者の品質証明書をチェックして確認する場合の2種類がある。

秤量（weigh, 重さを量る）、計量（measure, 容量を測る）するときは、まず作業の周囲や秤量器具が清潔であることを目視確認する。秤量中に汚染が発生しない環境で作業を行わなければならない。次に秤量した原料を入れる容器が清潔であることを確認する。容器の内部ばかりでなく、外部も清潔であることを目視確認する。

秤量は間違いが許されない重要な作業であるため、ダブルチェックすることが望ましい。ただし、自動記録計が付いた天秤等を使用した場合は、作業者が記載した秤量結果をバックアップする自動記録値が存在するので、秤量の1人作業も許される。

古い化粧品製造工場で、数十年前のバランス天秤をいまだに使用している例を見たことがある。バランス天秤は、キャリブレーションが十分に行えず、正確さを欠くので使用しないことを勧める。秤量・計量した原料の容器には必ず表示をする。表示ラベルの例を図解4.7中に示した。少なくともこれらの項目の表示が必要である。「はがせる強力粘着表示ラベル」を作って貼付することを勧める。紙の小片にちょこっと書いて、セロテープ等で貼り付けるような簡易作業を行ってはならない。間違い発生の原因になる。このラベルの内容は、製造機器に原料を投入する際に再確認する。

⑥工程表示

製造中は設備と機器の現状を表示する（**図解4.8**）。これは間違い防止に大変有効である。しっかりと表示する。白板に水性インキで記載し、ひもで機器にぶら下げたカンバン表示を見かけるが、製造指図書と照合し間違いにないことを製造担当の主任クラスの者は確認する。

カンバン表示も簡単に架け替えができるのでよくない。マグネット表示では、ちょっとした作業の間だけ隣の設備に架け替えることができる。架け替えは間違い発生の元凶である。気を付けなければならない。GMPの基本気質は「性悪説」である。間違いを誘発する可能性がある行為は避ける。

室内にワンマシーンの場合は、廊下からよく見えるドア付近の窓等に表示を貼り付けておくようにする。

製造原料の取り揃え手順

- 品質確認済み原料使用
  - ①自社の受入れ試験合格 または
  - ②原料供給業者の品質証明書で確認済み
- 秤量・計量
  - ①周囲が清潔なこと、容器が正常なことを確認する
    - ・・・清潔な環境で清浄かつ適切な容器に入れる
  - ②秤量または計量し、その記録を残す
    - ・・・2人作業が原則
    - （1人が記録し、他の1人が記録の正確さを確認する）
    - 自動記録計付き天秤等使用なら1人作業可能
  - ③デジタル天秤等を使用する
- 表示
  - ①容器ごとに表示する
  - ②表示（ラベル）例

ジーエムピーコンサルティング有限会社

秤量・計量済み原料

原料名	
原料バッチ番号	
秤量・計量量	
製品名	
製品バッチ番号	
注意事項（保管条件等）	
秤量・計量日	/ /
有効期限	/ / 迄
秤量・計量者：	（部署： ）

ラベル番号 P-18-034(2)

図解 4.7

機器の運転状態を表示する

間違い防止のために

- 現在の運転状態を常に表示する
  - ●しっかりと表示する
    （白板への水性インキ記載、マグネット表示板は避ける）

＜例＞

ジーエムピーコンサルティング有限会社

- 製品名：ジーエムエックスⅡ　Batch No. 12345
- 現工程：混合工程
- 作業内容：X, Y, Zの混合
- 実施者(所属)製造一課　（氏名）榊原, 高橋
- 作業期間 2010年06月23日～06月24日
- 注意事項　洗浄作業は翌日に予定
- 装置名：V型混合機　VG-42

P-21-021(2)

図解 4.8

製造開始前・終了後点検
…結果を製造記録書に記載する

製造開始前点検
1) 施設が清潔，前製造品の原料が残っていない
2) 製造作業に必要な文書の取り揃え
3) 使用原料の取り揃え
4) 設備が洗浄され，揃っている

製造終了後点検
1) 製造で使用した原料や文書が残っていない
2) 各種表示を取り除いた
3) 設備が洗浄できる状態にある

図解　4.9

工程管理および作業は
手順書に従う，勝手に変えない

あらゆる「作業」に手順書
* あらゆる作業に手順書を作成し，手順書に従って作業をする
* 通常発生しない作業や処理にも手順書を作成する
* 実行しない作業には「実行しない」ことを記載した手順書が必要
  （例）再加工をしないときは，手順書に「再加工をしない」と明記

「作業」は勝手に変えない　＊作業の創意工夫は？

「改善」は大歓迎
① 改善案を提案する
② 改善案が製品品質に影響しないことを確認。ときには実験もする
③ 手順書を改訂する
④ 教育（OJT）を実施し記録する
⑤ 改善を実行する

図解　4.10

筆者は，図解4.8の表示例のような大型ラベルを作成して，はがせる強力粘着テープで設備に貼り付けることを勧める。

コンピュータのディスプレイ画面で表示するのもよい。

⑦製造開始前および終了後点検

製造開始前には**図解4.9**の内容を点検して，点検結果を製造記録書に残す。点検して確認するのは，文書（指図書，記録書，手順書等），使用原料，清掃・洗浄，整理整頓である。これらを確実に実行すると，製造時の間違いや汚染が驚くほど減少する。製造記録書にチェックリスト欄を設けて，バッチごとに実施することを勧める。

製造終了後の点検も開始時と同様に製造記録書に記録を残す。

このような点検およびその記録を残している化粧品製造業者は少ない。GMPの気質は性悪説であり，記録を残していないと誰も信用してくれない。製造開始前および終了後の点検記録を残すことを強く勧める。

⑧工程管理，作業

工程管理および各種作業はすべて手順書に従って行う（**図解4.10**）。逆に言えば，製造に係るあらゆる作業に手順書を作成する。手順書がない作業は実行できない。ゆえに，通常発生しない作業にも手順書を作成する。新たな作業が発生した場合には，まず手順書を作成する。そして，実行しない作業は「実行しない」と明記する。例えば会社に「回収製品の再加工を実行しない」という方針があるなら，製品回収作業の手順書に「再加工は実施しない」と明記しておく。

手順書は化粧品製造作業における憲法であり，その存在をいくら強調しても強調しすぎることはない。手順書を勝手に内容変更してはいけない。すなわち「作業」を勝手に変えてはいけない。

しかし，化粧品製造においても常に改善を行わねばならない。製造作業内容の合理化のためには創意工夫が必要である。作業の創意工夫と改善を奨励する。改善を実行するには，改善内容が製品品質に影響しないことを確認する必要がある。そして，手順書を改訂し，作業者への教育訓練（OJT）を行い記録し，改善を実行する。改善は変更管理と関係する。第12章（変更と変更管理）を参照されたい。

工程管理は管理基準を設定して実施する(**図解4.11**)。その管理基準は開発段階での記録および製造実績データをもとに設定する。基準値には必ず範囲を設ける。その範囲を外れたデータが出たときは逸脱処理をする。すなわち、範囲を外れた(いつもと異なることが起きた)ことが製品品質に影響しなかったかを調査する。もし品質に影響があったときは製品の処分も含めて慎重に検討する。製品への対処を終えたのち、逸脱の原因を調べ、再発しないように措置を講じる。

「条件設定は1点で行う」としても、管理基準には範囲を設ける。例えば、溶解を40℃設定で行うとしても、毎バッチ40℃で行えるとは限らない。設定温度と実際温度には必ず差があるので、例えば40℃±2℃のように範囲設定をしておく。

工程管理の1つとして、その製造工程がうまく進行しているかどうかを知るために種々の工程内試験を行う。工程内試験も工程管理同様に行う。工程内試験実行時の問題点の1つにサンプリング中の汚染がある。周囲から異物が混入したり、サンプル容器から他種の化合物が混入したりする。サンプリング時の環境整備および清潔なサンプリング器具使用を心掛ける。

工程内サンプリングやその試験および試験結果判定を製造部自身で行ってもよいのだろうか。サンプリングおよび試験は品質管理部(QC)の業務であり、QCが行うことが望ましい。しかし、手順書があり、製造部員がサンプリングと試験の教育訓練を受けており、QCが承認しているなら、「製造部が実行を委嘱された」という形でサンプリングと試験を製造部内の作業者が製造部内の試験検査装置等で行うことができる。

⑨原料の再保管

残存した原料を再保管し、再使用することができる。その手順を**図解4.12**に示した。化粧品製造業者は原料を使用する分だけ購入することは難しい。したがって使用後の出納管理を適切に行うことが大事である。原料の特性に応じ、例えば、密閉できる容器に入っている原料は、図解4.12の手順を記載した手順書を作成し原料を再保管する。

再保管する場合、保管条件を遵守することが求められる。開封ごとに品質劣化や汚染が発生している可能性があるからである。

何度も再保管と再使用を繰り返すのは避ける。バッチごとの使用が少量で、何度も再保管する原料は、購入時に少量ずつ小分けして保管し、再保管の回数を少なくする。リテスト(再試験)を実施できる期間が定められている原料についてはリテストのルールを手順書に規定しておく。

工程管理

管理基準の設定
* 管理基準を設定する。
* 開発および製造実績データで決める。
* 範囲を設ける。
* 範囲を外れたときは逸脱処理をする。

<例>
V型混合機-500　管理条件　温度　　25℃±3℃(室温)
　　　　　　　　　　　　　時間　　3時間20分～3時間40分
　　　　　　　　　　　　　回転数　14回～16回／分

工程内試験の管理
* 製品品質に影響する工程を管理する。
* 試験の判定基準を設定する。
* 開発や製造実績データで決める。
* 範囲を設ける。
* サンプリング時の汚染防止をする。
  (サンプリング環境、サンプリング器具等)

<例>
乳化時のpH調整　管理条件　pH 7.0　　5.0＜pH＜8.0
　　　　　　　　　　　　　pHメーター　pH-345を使用する
　　　　　　　　　　　　　手順書番号　QC-7-62

工程内試験を製造部自身で行ってよいか？
- 工程サンプリングおよび試験はQCが行うのが原則
- サンプリング方法と試験方法をQCが承認し、製造部員が教育訓練を受けている場合は、製造部自身で行ってもよい。

図解　4.11

原料の再保管

- 残存原料を再保管し、再使用することができる
  <手順>
  ①密閉する
  ②「再保管」のラベルを貼る
  ③もとの保管環境で保管する
  ④現場在庫しない
  ⑤保管部門は戻入された原料の出納を記録する
  ⑥次回の製造時には優先的に使用する
- 品質劣化、汚染の恐れがあるので、再保管は慎重に！
  * 品質劣化しやすい原料は再使用しない
  * 何度も再保管する原料は小分け保管する

図解　4.12

第4章 製造管理

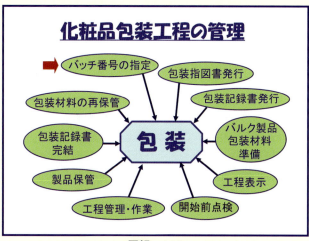

図解 4.13

4.2 化粧品包装工程の管理

化粧品包装工程は，バルク製品を容器に充填し，包装する工程である。化粧品包装工程は，バッチ番号の指定から始まる多くの作業から成り立っている（**図解4.13**）。図解4.1の製造工程の管理と比べると，

製造指図書発行	→	包装指図書発行
製造記録書発行	→	包装記録書発行
原料取り揃え	→	バルク製品，包装材料準備
バルク製品保管	→	製品保管
製造記録書完結	→	包装記録書完結
原料の再保管	→	包装材料の再保管

と入れ替わっているだけで，新たな種類の作業が加わっているわけではない。ゆえに，包装工程を製造工程に関して解説した図解4.2～図解4.12と同様に行うことができる。新たな解説は必要ないと考えるが，包装工程に特有の以下の事項のみ解説する。

1）化粧品包装材料の定義
2）一次包装材料の入手
3）包装材料の再保管
4）仕掛品の識別と取り扱い
　注）包装材料の管理は第6章で解説する。

①化粧品包装材料の定義

「化粧品包装材料」の定義案を**図解4.14**に示した。包装材料には多くの材料が含まれる。一次包装材料，二次包装材料，各種ラベル，封緘ラベルまでは包装材料に含まれるだろう。商品用のひもや飾りが包装材料に含まれるかどうかは明確でない。化粧品製造各社が自主基準で決めておく事項であろう。

輸送に使用する梱包材料（ダンボール箱等）は包装材料に含めない。しかし，梱包材料に貼るラベルは包装材料に含めて管理することを勧める。梱包材料のラベルには製品のバッチ番号およびその他の管理番号を記入するので，間違い防止が重要だからである。

化粧品包装材料： 定義案

① 一次包装材料
　・・・バルク製品を入れる容器（袋，ビン，ボトル，缶等）
② 二次包装材料
　・・・一次包装材料を保護する袋等
　・・・商品パッケージ
③ 容器に貼るラベル（製品名，注意書き，その他）
④ 商品パッケージに貼るラベル（バッチ番号等）
⑤ 封緘ラベル
⑥ 商品用ひも，飾り
⑦ 梱包材料用ラベル

＊輸送に使用する梱包材料は含めない

図解 4.14

②一次包装材料の入手

図解4.14の包装材料はすべてが重要で、間違い防止が必須だが、一次包装材料はその上に清浄性の確保が必要になる。容器(ビン、缶等)の清浄性確保の方法および一次包装袋(PE袋、PP袋等)の購入について**図解4.15**に示した。

容器(ビン、缶等)の清浄性確保には、自社で洗浄する場合と容器供給業者に依存する場合がある。自社で洗浄する場合は洗浄方法の確立が必須である。一般的には図解4.15の手順で確立する。洗浄乾燥方法および洗浄確認方法は対象とする容器によって異なる。実際の容器洗浄を開始後も手法の適格性を定期的に確認しなければならない。

容器の清浄性確保を容器供給業者(実際に製造している業者)に依存する場合には、その容器供給業者を監査して、容器製造方法が信頼できることの確認から始める。信頼できるなら契約を締結する。容器は毎バッチ受入れ時に抜き取りで目視検査を実施し、その記録を残す。

化粧品の一次包装用袋は洗浄することができないので、清浄な袋を提供できる供給業者から購入するしかない。既存の供給業者から探すか、現在の購入先に改善を要望して、清浄な袋を入手できるようにする。一般的には、図解4.15の手順に従って購入する。

注)直接容器、袋の印刷表示に関する管理は第6章で解説する。

③包装材料の再保管

残存した包装材料を再保管し、再使用することができる。その手順を**図解4.16**に示した。保管管理できる包装材料は、図解4.16の手順を記載した手順書を作成して実行すれば再保管と再使用が可能である。

いったん払い出したラベルを回収して再使用するのは間違いのもとになるので、ラベルの再使用は行わないことを勧める。ラベルは、必要な枚数を払い出して使い切るのが原則である。ラベル貼付の作業時に、ラベルの入っている箱を持ちこんで枚数も数えずに使用し、作業が終わればラベル箱を再保管するといったずさんなラベル管理を行ってはいけない。製造記録に表示ラベル等の出庫枚数、使用枚数、不良枚数、廃棄枚数を記入しておくことを勧める。

容器(ビン、缶等)の清浄性確保

1. 自社で洗浄する
   <洗浄方法確立手順>
   ①洗浄および乾燥方法を確立する
   ②清浄性確認方法を確立する
   ③数ロットのテスト洗浄を実施し、記録を残す
   ④洗浄方法の確立を確認する → 洗浄作業を開始する
   ⑤定期的(1回/年以上)に洗浄方法の適格性を確認する

2. 容器供給業者に洗浄を依存する
   <手順>
   ①供給業者監査を実施して清浄な容器の供給を確認する
   ②清浄な容器の提供または洗浄に関する契約を結ぶ
   ③容器を毎バッチ受入れ時に目視検査をする
   ④定期的(1回/年以上)に供給業者監査を実施する

一次包装「袋」の購入
　PE(ポリエチレン)袋
　PP(ポリプロピレン)袋　等

● 清浄な袋を提供できる製造業者から購入する
   <手順>
   ①清浄な袋を提供できる製造業者を探す
   ②供給業者監査を実施して清浄な袋の供給を確認する
   ③清浄な袋の提供契約(購入契約)を結ぶ
   ③毎バッチ受入れ時に代表袋の目視検査を実施する
   ④定期的(1回/年以上)に供給業者監査を実施する

図解　4.15

包装材料の再保管

● 残存包装材料を再保管し、再使用できる
   <手順>
   ①包装表示工程で記入済みまたは汚れのある包装材料を除く
   ②密閉する
   ③「再保管」のラベルを貼る
   ④もとの保管環境で保管する
   ⑤次回の製造時には優先的に使用する

● 間違いのもとになるので、再使用は慎重に!
   * 安価な包装材料は再使用しない
   * ラベルは再使用しない

図解　4.16

④仕掛品の識別と取り扱い

仕掛品とは，充填工程を終え，表示（ラベル貼付）工程を待つ中間製品のことである。一般的には，充填工程に続いて表示工程を実施するが，両工程を別の場所または時間帯で実施すると間違いが発生しやすい。そこで，仕掛品はいったん隔離保管する（**図解4.17**）。仕掛品，原料，および製品を明確に区別し，十分な表示をする。表示の例を図解4.17に示した。

製造バッチ番号，製品バッチ番号とともに仕掛品番号を付けて管理することを勧める。充填後，表示工程までの有効期限を設けておくことも必要だと考える。

仕掛品の識別と取り扱い
充填工程を終え，表示工程を待つ中間製品

【隔離保管】
①他の仕掛品，原料，製品と明確に区別する
（部屋，棚，場所，区画棒，色分け等で区別）
②表示する

【表示】
表示（ラベル）例

ジーエムピーコンサルティング有限会社

仕 掛 品	
製品名	
仕掛品番号	
製造バッチ番号	
（予定）製品バッチ番号	
充填日	
充填後の有効期限	
責任部署・責任者	

ラベル番号 P－23－085(3)

図解 4.17

文書 4.1

ジーメックス-Ⅱ製造指図書（バージョン4）

指図書制定承認　2019・1・16　榊原敏之（QA）

製造指図書番号					確認印	
					指図書作成者	指図責任者
					／／	／／

製造品目	製造予定日	製造バッチ番号	予定収量
ジーメックス-Ⅱ	年　月　日		236±3　kg

原料名	記号	原料使用指図量	原料バッチ番号
インフォームM	IM-10	21.8　kg	指図段階で記入
A	A-12	12.5　kg	
精製水	PW	200.0　L	
B	B-13	5.5　kg	
C	C-14	3.0　kg	

使用製造施設，設備	A工場 AR-16, AV-16
作業手順書番号	P-G-04(3)

工程サンプリング	なし	
製品サンプリング	15g	手順書QC-G-13
バルク製品保管条件	0-30℃	保管庫H-2
使用ラベル		ラベル番号P-21-021(3)

製造記録書記入時の注意事項
1. 製造手順書を遵守して製造する。
2. 作業担当者は製造記録を正確に記入する。
3. 作業立会者は作業結果の正確さを確認する。
4. 工程異常を発見したら，すぐに責任者に知らせる。
5. その他：

ジーメックス-Ⅱ製造記録書（バージョン3）

記録書制定承認　2019・2・26　榊原敏之（QA）

製造記録書番号				確認印		
				作業担当者	作業確認者	製造責任者
				／／	／／	／／

製造品目	製造日	製造バッチ番号	実収量
ジーメックス-Ⅱ	年　月　日		kg

原料名	記号	指定量	原料バッチ番号	品質確認	実際使用量	備考
インフォームM	IM-10	21.8　kg		終・未	kg	＜作業終了後に記入＞
A	A-12	12.5　kg		終・未	kg	●．逸脱はなかったか？
精製水	PW	200.0　L		終・未	kg	なし・あった
C	B-13	5.5　kg		終・未	kg	逸脱文書番号
D	C-14	3.0　kg		終・未	kg	署名　／／

フローチャート（記録）	管理項目	管理値/管理幅	注意事項	時刻	記録事項
					製造作業開始前の確認
					＊原料は揃っているか　□
					＊今ロットの手順書はあるか　□
					＊製造設備は稼動準備状態か　□
					＊前製造物は残っていないか　□
					＊製造周辺の整理整頓は　□
					以上の記入者　／／
AR-16 500SUS	仕込温度	室温仕込み	作業開始時刻		設備AR-16の洗浄済み確認　□
①IM-10　②A-12　③PW（kg）（kg）（L）	仕込量 仕込量 仕込量	①IM-10 21.8kg ②A-12 12.5kg ③PW 200L	直前計量して投入口より仕込む 直前計量して投入口より仕込む 投入口よりドラムポンプで仕込む		開始時室温　　℃
仕込み終了					
撹拌混合	撹拌時間 温度	60±5分 25±5℃			撹拌時間　：　～　：（min） 温度　　　～　　℃

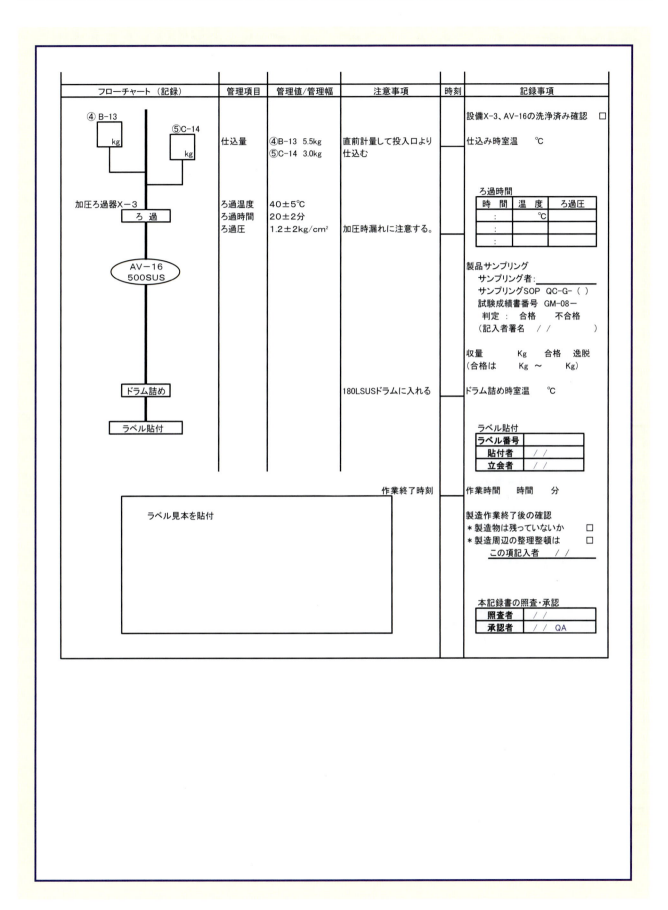

第5章　バリデーションと適格性評価

化粧品製造とバリデーション，適格性評価

- 化粧品製造にバリデーションおよび適格性評価は必須ではない（医薬品製造では必須の要件だが）
- 化粧品GMPガイドラインに記載がない
- バリデーション，適格性評価という用語は知られている
- バリデーションおよび適格性評価を実施すると，化粧品製造が安定し，製品品質が格段に安定する
- 少なくとも，バリデーションと適格性評価の意味を知っておこう

図解　5.1

バリデーションとは-1

工程，方法，作業等の正しさを証明するのがバリデーション

「手順に従えば目的を達することができる」を証明する

（例）化粧品（クリーム）の製造

バルクの品質を設定
↓
製造工程，手順を設定
成分の秤量，加温溶解，乳化，冷却，pH調製，排出→バルク品
↓
製造環境を確認して製造を実施する
↓
実施結果のまとめ
↓
商業生産の開始

ルールを決めて行う次の確認作業がバリデーション

1) 製造工程の妥当性を示し，工程管理項目を設定する
2) 製造環境を確認して製造する
3) プロトコールを作成して行う
4) すべてを文書に記録する
5) 文書の内容をみんなで確認し，承認する

図解　5.2

5.1 バリデーション，適格性評価とは

バリデーションおよび適格性評価は化粧品製造にとって必須の要件ではない（図解5.1）。化粧品GMPガイドラインには何の記載もない。バリデーションは医薬品製造にとっては必須の要件であるが（すべての種類のバリデーションが必須ではなく，一部のバリデーションのみ必須である）。

でも，化粧品製造に携わる皆様はバリデーション，適格性評価という用語はご存知である。筆者はこれらの意味や実施方法を質問されることがある。

バリデーションを実施すれば自社の製造工程等に大きな自信を得る。ときには顧客や公的機関に示して他者の絶大な信頼を得ることができる。バリデーションや適格性評価の考え方は化粧品製造に大変役立つと思う。本書では章を設けてバリデーションと適格性評価について解説する。少なくとも，バリデーションと適格性評価の意味を知っておいて欲しい。そして，ときには実施して欲しい。

「バリデーション」とは工程，方法，作業等の正しさを証明することである（図解5.2）。別の言い方をすれば，「手順に従えば目的が達成できる」ことを証明することである。

クリームの製造を例にあげて，化粧品製造の組立てを図示するなら，バルクの品質設定，製造工程・手順の設定，製造実施，実施結果のまとめ，商業生産の開始と進めて行くであろう。そのなかで，製造工程の妥当性を提示し，工程管理項目を設定し，製造環境を確認し，プロトコールを作成して製造を行う，そして行ったことのすべてを文書化し，その内容をみんなで確認し，承認するのがバリデーションである。

図解5.2の左側の流れは現在の化粧品製造工程の組立てそのものである。それを，ルールを決めて行うのがバリデーションである。以上の説明でバリデーションをご理解願えただろうか。無理だと思う。バリデーションを理解するのはなかなか難しい。以下でバリデーションの目的等をわかりやすく説明する。読み進めて欲しい。

第5章 バリデーションと適格性評価

バリデーションの目的は図解5.1で示したように，化粧品製造の工程，方法，作業等の正しさを証明することである（図解5.3）。

バリデーションには多くの種類があり，○○バリデーションと呼んでいる。プロセス（工程）の恒常性を証明するのがプロセスバリデーションであり，分析法の適格性を確認するのが分析法バリデーションであり，製品輸送の適切性を確認するのが輸送法バリデーションである。化粧品製造工程に数多く利用されているコンピュータの確かさ（設計通りにコンピュータが作動し，目的の作業が実行できる）を確認するがコンピュータバリデーションである。後述するが，供給業者の信頼性確認バリデーションというのもある。

他者に示すには一般的なルールに従う必要がある。そのルールを図解5.3に示した。これらは，医薬品用に発出されている数多くのバリデーションガイドラインに必ず含まれている項目をまとめたものであり，「筆者の考え」である。宣言する，責任体制を示す，プロトコールを作成して実行する，プロトコール通りにできたことを示す，文書で示すの5項目である。これらの5ルールをすべて実行し，他者に認められることがバリデートしたことになる。そして，その工程，手法，作業等が信頼できると言い切る。すべてのバリデーション文書を他者に公開するわけではない。求められれば見せられる文書を作成しておくだけである。

「宣言する」と「プロトコール」の意味を確認しておこう。「宣言する」のに意義を見出すのは欧米の流儀だと思う。宣言して実行することで意義が増すのである。不言実行を尊ぶ日本人には理解し難いルールだと思う。「プロトコール（protocol）」は議定書，条約原案，外交儀礼等の意味を持つ英単語である。京都プロトコール，インターネットプロトコール，病気治療プロトコール等と使用するが，理解が難しい単語である。「内容通りに実行する文書」という意味で使用する。「変更できない」が原則。日本のバリデーション基準では「実施計画書」が使用されているが，planの計画書ではない。planなら，目的を達成するために初期の予定を変更できるが，protocolでは変更できない。protocolをplanと同じ計画書だと思っているとバリデーションを理解することはできない。

バリデーションの内容は今までも行ってきたことだと思う。行ってきたことに上記のルールを追加すればバリデーションになる。そう考えればバリデーションは難しいことではない。

バリデーションとは-2

目的：工程，方法，作業等の正しさを証明する

誰に示す？：自らのため実施するときには他者に示すことがある

種類：
* プロセス（工程）バリデーション
* 包装バリデーション
* 洗浄バリデーション
* 分析法バリデーション
* 輸送バリデーション
* コンピュータバリデーション
* 供給業者の信頼性確認バリデーション
等

ルール：すべてのバリデーションガイドラインに含まれている項目のまとめ　（筆者の考え）

1) 宣言する…バリデーションを行って工程，作業等を確立する
2) 責任体制を示す…責任者，照査者，承認者等を決める
3) プロトコールを作成して実行する
4) プロトコール通りにできたことを示す
5) 文書で示す…他者に示し，納得される文書を作成する

→ 他者に認めてもらう

宣言する
- 宣言して実行することで意義が増す
- 欧米の流儀（と筆者は思う）

プロトコール　Protocol（議定書，条約原案，外交儀礼）
- 内容通りに実行する文書
- 「変更できない」が原則
- Plan（計画）ではない

その他：
・バリデーションの内容は今までも行ってきた
・それらに，バリデーションの約束ごと（ルール）を追加すればよい

図解　5.3

> **医薬品のバリデーションガイドライン**
>
> 1. 原薬GMPガイドライン第12章「バリデーション」2001年　A4 2ページ
> 2. 米国：FDAガイダンス「プロセスバリデーション」2011年　A4 19ページ
> 3. 日本：「バリデーション基準」2013年　A4 4ページ
>   ＜GMP・薬局等構造設備規則に関わる課長通知，薬食監麻発第0330001号第3章第4節に記載されている＞
> 4. 世界標準：PIC/S GMPガイド Annex15
>   （EU-GMPガイドライン Annex15 と同じ）
>   「適格性評価とバリデーション」2015年
>   A4 16ページ

　　　　　　　図解　5.4

　上で，医薬品用のバリデーションガイドラインは数多くあると述べた。日欧米のバリデーションガイドラインを**図解5.4**に紹介した。第1は2001年に日本で発出されたQ 7原薬GMPガイドラインの第12章である。2019年現在も生きているガイドラインだが内容的に古くなっている。参考程度にとどめておいたほうがよいと思う。

　2番目が米国のプロセスバリデーションガイダンスである。プロセスバリデーションに対象を絞ったバリデーションガイダンスで，米国に新薬承認申請をするなら必須のガイダンスである。19ページに及ぶ内容で，この内容にすべて従うには骨が折れる。

　日本のバリデーション基準は2013年に改訂され，GMP・薬局等構造設備規則に関わる課長通知のなかに記載されている。わずか4ページの文書であり，米欧のガイドラインと比較すると内容は簡略である。

　世界標準として存在するのがPIC/Sの「適格性評価とバリデーションガイドライン」で2015年に改訂された。EU GMPガイドラインと同じ内容であり，これも16ページに及ぶ。

　図解5.4の4種類のガイドラインは同一とは言い難い。医薬品の製造許可を得たい国のガイドラインに従ってバリデーションや適格性評価を実施する必要がある。

第5章 バリデーションと適格性評価

適格性評価とは

構造設備等が設計通りに据付けされ，設計通りの機能を有することを確認するのが適格性評価（Qualification）

Qualification：資格証明書，資格を与えること
1. 設計時適格性評価：DQ（Design Qualification）
2. 据付時適格性評価：IQ（Installation Qualification）
3. 運転時適格性評価：OQ（Operational Qualification）
4. 設備性能適格性評価：PQ（Performance Qualification）

- 同じ化粧品製造を行うには「同じ」構造設備を使用する「同じ」：設計時と同じ，変更すれば変更管理時と同じ
- 構造設備，機器，ユーティリティ，システムに行う
- 定期的に再適格性評価（再IQ，再OQ）を行う
- 日本；適格性評価はバリデーションの一種 欧米；適格性評価はバリデーションから独立して存在

図解　5.5

「適格性評価」とは構造設備等が設計通りに据付けされ，設計通りの機能を有することを確認することである。構造設備が化粧品製造にとって重要なことはいうまでもない。常に同じ設備を使用しなければならない。この「同じ」には基準となるものがある。その化粧品用の構造設備を設計したときの設備が「基準」である。その基準と同じ設備を使用する。

もし製造開始後時間が経って変更したなら，変更管理を行って同じ製造ができることを確認した設備を使用する。

適格性はQualificationの日本語訳である。Qualificationの「資格を与えること」が適格性評価の意味である。適格性評価には4種類ある。DQ，IQ，OQ，PQである。それぞれの内容は後述する。構造設備，機器，ユーティリティ，システムに行い，定期的に再適格性評価を行うことになっている。何年に一回と決まっているわけではなく，いつの間にか構造設備に変化が発生していないことを確かめるために行うもので，実施の必要性を考慮して再IQ，再OQを行う。

適格性評価とバリデーションの関係は国によって異なっている。日本のバリデーション基準では「製造所の構造設備並びに手順，工程その他の製造管理および品質管理の方法が期待される結果を与えることを検証し，それを文書にすることをバリデーションという」といっており，適格性評価をプロセスバリデーションや洗浄バリデーションと同格に扱っている。「混合缶の適格性評価」と「混合缶のバリデーション」は同じ意味である。

一方PIC/S GMPガイドでは，適格性評価はバリデーションの一部だが独立した扱いをしている。バリデーションは，工程や作業といった「変動しかねない要因」を操作して目的とする品質の医薬品を製造するために行うのに対し，適格性評価は，設計図通りに設備や装置ができているかどうかを「評価」することである。そして，バリデーションを行うときには，前提として設備などの適格性評価が終了していることとしている。

また，米国のプロセスバリデーションガイダンスでは適格性評価の意味が変化している。DQ，IQ，OQ，PQの概念を使用しない。以上のように日米欧で適格性評価の位置づけが異なるのである。

構造設備等の一生（設計，建設，維持）の全体像を理解しておこう。設備等は，設計し→設計通りに建設し→内容を確認し→使用し→設計通りに維持する（**図解5.6**）。

設計段階では設備図面や各種証明書を数多く作成または入手する。設計段階にそろえた図面等を確認する作業がDQ（設計時適格性評価）である。設備等の建設および設置は設計図通りに行う。設備等には新設の場合と改造の場合がある。設備には分析機器も含まれる。分析機器の場合にも新規購入の場合と既存機器転用の場合がある。どちらの場合も設計をして，その設計通りに建設や設置をする。

建設または設置が終われば，実施したことの内容確認を行う。この内容確認の「設置位置確認」がIQ（据付時適格性評価），「設備等の基本性能確認」がOQ（運転時適格性評価），「設備等が目的とする工程を実行できる性能確認」がPQ（性能適格性評価）である。設置した計器や機器の正確性を確認するのがキャリブレーションである。以上の適格性評価とキャリブレーションが終了すれば「プロセスバリデーション」を行う。プロセスバリデーションを行って製造工程の恒常性（常に同じ製造ができること）を確認する。

IQ，OQ，PQの実施項目例を**図解5.7**に示した。これらの例から適格性評価の内容を感じ取ってほしい。

バリデーションを終えれば商業生産を開始する。

その後は施設や設備等を適格性確認したときと同じ状態に維持する。そのために再適格性評価，メンテナンス，定期点検を行う。設備等には更新や変更がつきものである。更新や変更時にはそれらが製品の品質に影響しないことを確認する。製品の品質に影響がある変更の場合には変更管理を行って設備等の性能を維持する。

図解　5.6

図解　5.7

第5章 バリデーションと適格性評価

5.2 バリデーションと適格性評価の具体例

簡単なバリデーションの例を**図解5.8**に紹介する。医薬品用PIC/S GMPガイドAnnex 8「出発原料および包装材料のサンプリング」第3項に,「供給業者の信頼性確認バリデーションを実施して期待する結果が得られれば出発原料のサンプリング容器数を減らすことができる(何もしなければすべての容器からサンプリングを実施する)」と記載されている。バリデーションで確認する内容は図解5.8中の4件であるという。

「供給業者のバリデーション」を行って信頼性を確認すれば,原料受入れ時のサンプリング数を減らすことができるという。このようなことにもバリデーションを行うのである。そのバリデーションはプロセスバリデーションや分析法バリデーションと比較すれば実施が簡単である。バリデーションの流れを図解5.8に整理した。

事前検討で,対象となる供給業者について調査する。この時点でバリデーションを実施する価値があるかどうかがわかる。価値があると判断すれば,過去の入荷実績や他製品との比較を行う。上記4件について調査および監査する方法を決定し,バリデーションプロトコールを作成する。目的,責任体制等の最低限必要な項目を備えたプロトコールを,あらかじめ定めておいた文書体制で照査および承認を行う。

プロトコールに従って調査と監査を実施する。対象となる供給業者の了解さえ得られればスムーズに調査と監査を行うことができるであろう。過去の納入実績が豊富で訪問監査を定期的に行っている業者が対象なら短期間に行うことができるであろう。サンプリングの数を減らすにはこのようなバリデーションを行い,報告書を残しておく。

実施した調査と監査の内容を検討する。プロトコールからの逸脱の有無と結論の妥当性を検討する。もし逸脱が発見されれば,その逸脱が結論に与える影響を考察し,その結果を文書化する。実施日が1日遅れたといった小さな逸脱でも考察する。もし説明がつかない逸脱や予測不可能な事象が発生していた場合にはプロトコールを作成し直して最初からやり直す。

バリデーション報告書を作成し,プロトコールとともに保管する。

図解5.8のようなバリデーションは簡単に行える。このような簡単なバリデーションを経験して,バリデーションルールやプロトコールの書き方を理解した後にプロセスバリデーション等の大きなバリデーションに取り組むことができる。

<簡単なバリデーション例>
供給業者の信頼性確認バリデーション

PIC/S GMPガイド Annex 8「出発原料および包装材料のサンプリング」第3項より

次の内容を確認するバリデーションが行われていれば,サンプリングする容器の数を減らすことができる
① 単一の製造業者または工場から入荷している
② 出発原料容器が供給業者によって封緘されている
③ 供給業者に対する信頼性の履歴がある
④ 供給業者の品質保証システムを定期的に監査している(公的機関による査察の合格を確認できてもよい)

バリデーション宣言およびバリデーション手順書に従い実施する

- **事前検討**
  - 対象となる供給業者について調査する
  - 過去の入荷を調べ,他製品と比較する
- **手順等の決定**
  - 「確認事項」の調査と監査の方法を決定する
- **プロトコール**
  - バリデーションプロトコールを作成する
    ① 目的
    ② 責任体制
    ③ 実施する調査と監査の内容(チェックシート付き)
    ④ 合格基準
    ⑤ 実施時期
    ⑥ 報告書の照査者,承認者
    ⑦ 文書の保存
- **手順等実施**
  - 調査と監査を実施する
- **内容検討**
  - 実施した調査と監査の内容を検討する
    ① プロトコールからの逸脱の有無
    ② 結論の妥当性
- **報告書**
  - バリデーション報告書を作成する(プロトコールに記載されている作成者,照査者,承認者が実施する)
  - プロトコールとともに保管する

図解 5.8

バリデーションは数多い

* プロセス（工程）バリデーション
* 包装バリデーション
* 洗浄バリデーション
* 分析法バリデーション
* 輸送バリデーション
* コンピュータバリデーション
* 供給業者の信頼性確認バリデーション
* 均一混合のバリデーション
* 均一乾燥のバリデーション
* 密封シールバリデーション
* ピュア蒸気バリデーション

基本的なバリデーションの流れ

- 事前検討 ← 十分に実施する／知識を集積する
- 手順等の決定 ← 妥当で最適な選定／合格基準の設定
- プロトコール ← 作成し、照査し、承認する（事前に定めた責任体制で実施）
- 手順等実施 ← プロトコール通りに実施する／繰り返す（妥当な回数）／基準合格を確認する
- 内容検討 ← 逸脱の有無、結果の妥当性
- 報告書 ← 作成し、照査し、承認し、保管する（事前に定めた責任体制で実施）

どのバリデーションを実施する？

- 医薬品製造でも、必須なのはプロセスバリデーションのみ
- 他のバリデーションは製造業者の判断で実施する
- 化粧品製造なら、プロセスバリデーションの実施を勧める

図解　5.9

バリデーションには数多くの種類がある。図解5.3でも示したもの以外にも均一混合のバリデーション，均一乾燥のバリデーション等がある（**図解5.9**）。それらに共通的の基本的なバリデーションの流れを図解5.9中に示した。

事前検討を実施する。十分に実施し，バリデーション対象の知識を集積する。この知識集積が重要で，商業生産開始後の変更時にも役立つ。集積した知識は文書化しておく。

工程，手法，作業等の手順を決定する。手順等に標準も制約もない。最適だと思える方法を駆使すればよい。ただし，決定した理由および手順等の妥当性（他者が認めてくれる説明）を記載しておく。

さらに合格基準を設定する。数字化した合格基準が望ましいが，「信頼性の履歴がある」のような抽象的な合格基準もある。合格基準には妥当性があり，証拠となる記録，文書，情報等がなければならない。

バリデーションの実施内容，責任体制，合格範囲，使用設備，試験機器，実施手順，実施期間，文書化等を定めたプロトコールを作成し，事前に定めた照査者と承認者が文書作業（照査と承認）を行う。

プロトコール通りに工程，手法，作業等を実施する。実施方法に制約はない。製造業者がよいと定めた方法で実施する。妥当な回数実施し，すべてで同じ結果が得られたことを示す。そして，事前に定めた基準に合格していることを確認する。

実施内容および結果を検討する。プロトコール通りに行ったか，逸脱はなかったか，結果は妥当か，を検討する。

逸脱がなく，結果が妥当であれば報告書を作成する。事前に定めた照査者と承認者が文書作業を行う。プロトコールとともに報告書を保管する。

では，どのバリデーションを実施すればよいのだろうか？

化粧品製造なら，まずプロセスバリデーションの実施を勧める。プロセス（製造工程）の信頼性を確認すれば製造工程が安定し，安定した品質の製品が得られる。次にプロセスバリデーションに焦点を絞って解説する。

第5章　バリデーションと適格性評価

プロセスバリデーションの流れを**図解**5.10に示した。最初に製造環境が完備できていることを確認する。製造環境とは，対象製品を製造するための文書，設備，従業員のことである。製品製造を間違いなく実行するための3要素といえる文書，設備，従業員が完備されていることを確認する。

文書では，製造の手順書，試験の手順書ばかりでなく，製造工程，洗浄工程，試験方法の中身を照査し，それらに矛盾がないことを確認する。製造記録書等の記録書類および逸脱処理手順や変更管理手順等のGMP関連の手順書の完備を確認する。

設備では，製造と試験に必要な施設，設備，機器が揃い，それらが適切にメンテナンスされていることを確認する。計測機器の正確性を検証するキャリブレーションが行われていることも確認する。蒸気や窒素等の支援システムの確認も必要である。

従業員では，必要なレベルの従業員が必要な数そろっていることを確認する。その中には，組織，管理体制，教育訓練が含まれる。

次に，プロトコールに従って製造と試験を実施する。そのイメージを図解5.10中に示した。製造および試験は人がやることであるから，その結果はやってみないとわからない。すなわち図解5.10の「？」の状態である。文書，設備，従業員は上記の製造環境の確認作業で完備を確認しているので変動はない。

製造と試験を実行すると，期待通りの結果（規格に合致した品質の製品）を得ることができた。しかも，3回行って3回とも同じ結果を得た。これなら，今後同じ準備下で製造を繰り返しても同じ結果（規格に合致した品質の製品）を得ることができるであろうと自信を持って言える。3回という数字は経験的なもので理論的な裏づけはない。4回以上行って製造と試験の恒常性を確認してもよい。4回行ってもさほどの時間を要さない。

以上のことを文書化（プロセスバリデーション報告書作成）する。適切な資格者（複数）が照査と承認作業を行い，文書を完成させる。これがプロセスバリデーションである。

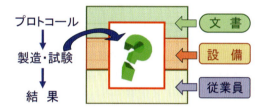

図解　5.10

> **プロセスバリデーションプロトコール**
> 項目例
>
> 1. 目的
> 2. 責任（バリデーション組織、各人の職務と責任）
> 3. 製品およびプロセスの説明
>   3.1 製品○○○の組成および特徴
>   3.2 製品○○○製造工程の概要
> 4. 製造環境完備の確認
>   4.1 構造設備
>   4.2 製造記録書、試験記録書
>   4.3 工程分析
>   4.4 製品分析
>   4.5 原料の準備
>   4.6 製造計測機器の確認（キャリブレーション）
>   4.7 設備の洗浄
>   4.8 製造手順書、試験手順書
>   4.9 プロセスバリデーション実施前の教育訓練
> 5. プロセスバリデーションの実行内容
> 6. 合否判定基準
> 7. 逸脱処理と変更管理
> 8. 文書化
> 9. 安定性試験
> 10. 製造物の取扱い
>
> 注）
> - 簡単な工程のプロセスバリデーションなら20ページ、複雑な工程なら100ページ程度のプロトコールになる
> - プロセスバリデーション報告書にはプロトコールの項目をすべて含める
> - プロセスバリデーション報告書には逸脱処理、規格外試験結果 結論を詳述する
> - できるかぎり図表化する、可能なものはイラスト化する
> - プロトコールで定めた責任者がプロセスバリデーション報告書を照査、承認をしてバリデーションを終える

図解　5.11

バリデーション実施にはそのプロトコール（実施計画書）の作成が必須である。プロセスバリデーションプロトコールに含まれる項目の例を**図解5.11**に紹介する。このプロトコール文書のボリュームは、簡単な工程で20頁，複雑な工程では100頁程度が一般的である。プロトコールはバリデーション作業が終了し、報告書を作成するまでの間に存在する「唯一の指図文書」である。必要なことをすべて含んでいなければならない。

図解5.11は図解5.10の流れを文書化し、枝葉をつけたものである。両者を見ていただければプロセスバリデーションの全体像をご理解願えると思う。

プロトコールが照査・承認されたあとにバリデーションバッチと称する製造を実施する。製造が終わればプロセスバリデーション報告書の作成に取りかかる。プロセスバリデーション報告書には、バリデーションプロトコールの全項目とそれらへの考察を必ず記載する。報告書にプロトコールの記載事項を一切記載せず、「プロトコール参照」で片付けてはいけない。照査者等が報告書を見ただけでその内容を理解できるように、プロトコールの内容をすべて記載する。報告書では、各項で各種議論をし、逸脱やOOSおよび変更事項の調査結果と結論を詳しく記載する。最後に結論を出す。報告書の照査者等が理解しやすいように、図や表、ときにはイラストを用いることを勧める。プロセスバリデーション報告書は、一般的には、プロトコールの2～3倍のページ数になる。プロトコールで定めた者がプロセスバリデーション報告書を照査、承認をしてバリデーションを終える

過去の日本の報告書類には、習慣的に、記録を詳細に記載するが議論や考察をせず、言い切った結論を出さないものが多かったと思う。GMPやバリデーションは米国生まれで、異なった文書化の習慣を持っている。GMPの気質に沿ったプロセスバリデーション報告書を作成しなければならない。

プロトコールと報告書はお互いに独立した文書であり合併させることはできない。ときどき「プロトコール兼報告書」というものを見かけるがいけない。プロトコールは指図者が出す「指図書」であるのに対し、報告書は実施者が指図に応えて提出する「報告文書」である。意義も性格も異なる文書を一つにしてはいけない。

プロセスバリデーションプロトコールと報告書は必ず一緒に保管する。プロトコール通りに実施したという証拠が必須であり、その証拠はプロトコールにしか残っていない。

章末にプロセスバリデーションプロトコールの書式案を添付した（**文書5.1**）。簡単な化粧品製造工程に適用してみることを勧める。そしてプロセスバリデー

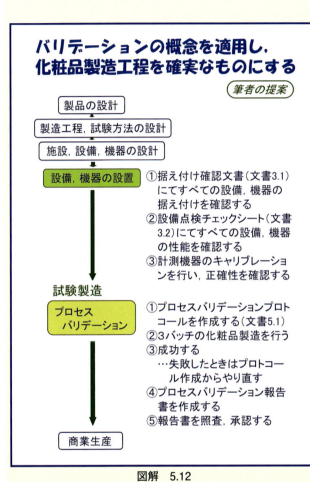

図解 5.12

5.3 バリデーションの概念を適用し，化粧品製造工程を確実なものにする

バリデーションの概念を化粧品製造工程に適用して，その製造工程が製品規格に適合した製品を恒常的に造り出すことを確認してみよう。

図解5.12に示した経路で化粧品の製品設計～商業生産を行うとき，設備・機器の設置および試験製造にプロセスバリデーションの概念および手順を適用した。

設備・機器の設置では，第3章で紹介した文書3.1（据え付け確認文書）および文書3.2（設備点検チェックシート）を使用して設備と機器の据え付けおよび性能を確認する。使用する計測機器にはキャリブレーションを行ってその正確性を確認する。

プロセスバリデーションプロトコールを文書5.1（プロセスバリデーションプロトコールの書式案）を用いて作成し，教育訓練を行った後に3バッチの化粧品を試験製造する。製造がプロトコール通りに行えれば試験製造成功とし，以後の商業生産が予定通りに実行できると判定する。もし，プロトコール通りに製造できなかったときは，欠点を是正し，プロトコールを作成し直して再度プロセスバリデーションを実施する。

プロトコーに含まれる項目の実施結果，出来事の説明，考察を加えたプロセスバリデーション報告書を作成し，あらかじめ定めた複数の照査者が照査し，複数の承認者が承認して試験製造を終える。

プロトコールおよび報告書はあらかじめ定めた部署が保管する。

以上のような試験製造を行うと，その化粧品製造工程は，従来の試験製造の工程より，
① 製造工程が確実なものとなる
② 関係者全員が製造工程を理解する
③ 製造販売業者，製造委託者，顧客を安心させる資料ができる
であろう。

5.4 洗浄バリデーション

洗浄バリデーションとは，品質に影響を及ぼす製造設備および器具について洗浄作業が，有効成分および洗浄剤等の除去に対して有効であることを確認し，文書化することをいう。

化粧品製造所における建物および製造設備は，異物混入，交叉汚染および製品の品質に対する一般的な悪影響を防ぐために，効率的な洗浄が可能なように配置，設計および操作されていなければならない。製造設備を共有して多品種の製造が行われる化粧品では，医薬品で行われている洗浄バリデーションを参考に特定の洗浄工程が常に設備をあらかじめ設定された限度まで洗浄しているものかどうかを実証することを推奨する。

洗浄バリデーションのポイント：

洗浄バリデーションを実施する前に，まず洗浄成分および洗剤等の除去が可能な洗浄工程を文書化することが重要である。手洗い作業による洗浄工程では，誰が実施しても同じ洗浄効果が得られるように，手順を詳細に記述する必要がある。複雑な装置では，分解して洗浄する手順も必要になる。手順だけではわかりにくい場合は，図や写真を利用することも有効である。

洗浄バリデーションでは，使用する製造設備の材質，製品の安全性などの論理的な根拠に基づき残留物等の限度値を設定する。

洗浄作業後に残留物等の量を測定し，限度値以下となることを検証する。

バリデートされた洗浄方法は，手順書等に反映させる。

なお，バリデーションに用いる試験方法は，残留物を十分に検出することができるような特異性および感度を有する妥当なものを用いる。化粧品の場合，多くの成分を配合する場合があり，残留物を特定しておくことが難しいので全有機体炭素測定（TOC測定）などで洗浄効果を検証することも考えられる。

文書 5.1

ジーエムピー有限会社
書式番号: QA-53

ビューティZ製造工程の
プロセスバリデーションプロトコール

文書番号　　QA-003-○○
作成日　　　2019年○月○日

ジーエムピー有限会社　姫路工場
　姫路市仁豊野１２３－４５

	組織	名前	役割	日付	サイン
作成者	○○製造部		作成責任		
照査者	QC課長		試験関係の内容に責任を持つ		
照査者	製造課長		製造関係の内容に責任を持つ		
承認者	QA課長		文書の正当性を保証し，承認する		
承認者	本社QA部長		会社として文書を承認する		

ジーエムピー有限会社
書式番号: QA-53

<h1 style="text-align:center">目　　次</h1>

1．目　的 3
2．プロセスバリデーションの流れ 3
3．責　任（バリデーション組織，各人の職務と責任） 4
4．製品およびプロセスの説明 4
　4.1　製品ビューティZの組成および特徴 4
　4.2　製品ビューティZ製造工程の概要 5
5．製造環境完備の確認 5
　5.1　構造設備 5
　5.2　製造記録書，試験記録書 5
　5.3　工程分析 5
　5.4　製品分析 5
　5.5　原料の準備 6
　5.6　製造計測機器の確認（キャリブレーション） 6
　5.7　設備の洗浄 6
　5.8　製造手順書，試験手順書 6
　5.9　プロセスバリデーション実施前の教育訓練 6
6．プロセスバリデーションの実行内容 6
7．合否判定基準 6
8．逸脱処理，規格外結果および変更管理 6
9．文書化 7
10．製造物の取扱い 7

ジーエムピー有限会社
書式番号: QA-53

1. 目　的

　ジーエムピー有限会社は化粧品製造販売会社〇〇から新製品ビューティZの製造委託を受けた。ジーエムピー有限会社姫路工場はその委託製造を開始するにあたり，ビューティZ製造工程のプロセスバリデーションを行って製造工程を確認し，本製造プロセスが製品規格356-12に適合した化粧品を恒常的に造り出すことを確認する。

2. プロセスバリデーションの全体像

　プロセスバリデーションの全体像を図1に示す。

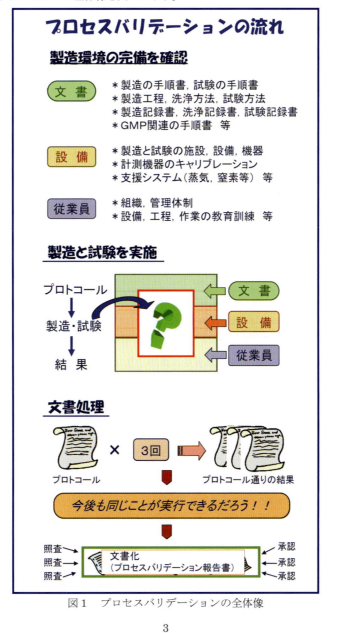

図1　プロセスバリデーションの全体像

ジーエムピー有限会社
書式番号：QA-53

　最初に製造環境が完備できていることを確認する。製造環境とは、ビューティZを製造するための文書、設備、従業員のことである。化粧品製造を間違いなく実行するための3要素といえる文書、設備、従業員が完備されていることを確認する。
　文書では、製造の手順書、試験の手順書ばかりでなく、製造工程、洗浄工程、試験方法の中身を照査し、それらに矛盾がないことを確認する。製造記録書等の記録書類および逸脱処理手順や変更管理手順等のGMP関連の手順書の完備を確認する。
　設備では、製造と試験に必要な施設、設備、機器が揃い、それらが適切にメンテナンスされていることを確認する。計測機器の正確性を検証するキャリブレーションが行われていることも確認する。
　従業員では、必要なレベルの従業員が必要な数が揃っていることを確認する。その中には、組織、管理体制、教育訓練が含まれる。
　次に、プロトコールに従って製造と試験を実施する。そのイメージを図1中に示した。製造および試験は人がやることであるから、その結果はやってみないとわからない。すなわち図1の「？」の状態である。文書、設備、従業員は上記の製造環境の確認作業で完備を確認しているので変動はない。
　製造と試験を実行すると、期待通りの結果（製品規格356-12に合致した製品）を得ることができた。しかも、3回行って3回とも同じ結果を得た。これなら、今後同じ準備下で製造を繰り返しても同じ結果（製品規格356-12に合致した製品）を得ることができるであろうと自信を持って言える。
　以上のことを文書化（プロセスバリデーション報告書作成）する。プロトコールで定めた資格者（複数）が照査と承認作業を行い、文書を完成させる。これがプロセスバリデーションである。

3．責　任（バリデーション組織、各人の職務と責任）

　このプロセスバリデーション実行の組織および責任体制を以下に示す。

＜実行組織＞

　　　プロセスバリデーション責任者　　　　　：
　　　プロセスバリデーション製造責任者　　　：
　　　プロセスバリデーションQC責任者　　　 ：
　　　プロセスバリデーションQA責任者　　　 ：

1）プロトコールは製造課の〇〇、品質管理課の〇〇、品質保証課の〇〇の協力を得て製造課の□□が作成した。
2）作成したプロトコールは表紙の責任体制で文書照査と承認を行う。
3）プロセスバリデーション製造責任者は、プロトコールの製造部分の実施に責任を持つ。
4）プロセスバリデーションQC責任者は、プロトコールの試験部分の実施に責任を持つ。
5）プロセスバリデーションQA責任者は、プロセスバリデーションがプロトコールに従って実行されたことに責任を持つ。
6）プロセスバリデーション責任者は、プロセスバリデーションがプロトコール記載の責任体制で実行され、当初の目的を達成したことに責任を持つ。

4．製品およびプロセスの説明

4.1　製品ビューティZの組成および特徴

ジーエムピー有限会社
書式番号: QA-53

4.2 製品ビューティZ製造工程の概要

　製品ビューティZの製造工程を図2に示す。

図2　製造工程の全体像

（各工程を簡略に説明する）

5．製造環境完備の確認

　以下の内容の準備をする。

5.1　構造設備

（使用する施設と設備の確認内容を記載する）
（全体のレイアウト図，個々の設備のつながり図，特徴的な装置の紹介図を挿入する）

5.2　製造記録書，試験記録書

　　（製造記録書を記載する）
　　（試験記録書を記載する）

5.3　工程分析

　　（工程分析の内容，分析方法，規定値を記載する）

5.4　製品分析

　　（製品のサンプリング方法を記載する）
　　（製品分析の内容，分析方法，規格値を記載する）

5

ジーエムピー有限会社
書式番号：QA-53

<u>5.5　原料の準備</u>

　　（原料の規格，入手経路，使用期限等を記載する）

<u>5.6　製造計測機器の確認(キャリブレーション)</u>

　　（製造に使用する計測機器のキャリブレーションについて記載する）

<u>5.7　設備の洗浄</u>

　　（設備の洗浄に関して記載する）

<u>5.8　製造手順書，試験手順書</u>

　　（プロセスバリデーションで使用する手順書の文書番号をすべて記載する）
　　（一覧表にする）

<u>5.9　プロセスバリデーション実施前の教育訓練</u>

　　（プロセスバリデーションの実施前に行う教育訓練について，
　　　　＊日時，時間
　　　　＊参加者
　　　　＊教育訓練の内容
　　を記載する）

<u>6．プロセスバリデーションの実行内容</u>

　　プロセスバリデーション実施日時

　　プロセスバリデーションの実行内容について
　　　1)　製造するバッチ数，バッチ番号
　　　2)　残す記録の種類
　　　3)　実施する試験の種類

<u>7．合否判定基準</u>

　　（プロセスバリデーションの合否を決定する基準を記載する）
　　　例：①製造したビューティＺの３ロットすべてが製品規格356-12に合格した
　　　　　②発生した逸脱がすべて適切に処理された
　　　　　③変更管理すべき出来事が発生しなかった

<u>8．逸脱処理と変更管理</u>

　　（逸脱および変更が発生したときの処理方法を記載する）

ジーエムピー有限会社
書式番号：QA-53

<u>９．文書化</u>

（作成する文書，作成者，照査者，承認者，文書の保管先を記載する）
（できるかぎり図表化する，可能なものはイラスト化する）

<u>１０．製造物の取扱い</u>

（プロセスバリデーションにて得た製造物の取り扱いについて記載する）

第6章　原料および包装材料の取り扱い

6.1 原料および包装材料

化粧品の製造工程および包装工程では多くの原料と包装材料を使用する。両者ともに化粧品製造にとって大変重要なもので，十分に管理をし，常に同じ取り扱いをしなければならない。

化粧品GMPガイドラインは第6章に以下のように規定している。

「6.1　原則　購入する原料および包装材料は，最終製品の品質に関連して定められた判定基準に合致すること。

6.2　購入　原料および包装材料の購入は，次の事項に基づくこと。
　a．供給者の評価および選定
　b．実施する選定の種類，判定基準，欠陥又は変更の際の措置，輸送条件などの技術条項の設定
　c．支援および監査などの会社と供給者の間の関係および交流の設定」

原料および包装材料に関係する項目を図解6.1にまとめた。管理文書を作成し，供給業者管理の方法を決め，受入れ試験の方法を設定し，社内取扱手順を決定し，保管条件を設定し，在庫管理の方法を決めておく必要がある。

最近は，化粧品製造用の原料および包装材料の管理が年々難しくなっている（図解6.2）。その理由は2つある。第1の理由は原料および包装材料の製造と流通のグローバル化である。ほとんどの化粧品原料および包装材料は原料供給業者または包装材料業者から購入するが，それらの原料，材料，製造，製品のすべてが日本国産というケースはまれになっている。もとをたどれば外国産の原料を使用している。外国産の製品を輸入して，少し手を加えて自社製品としている原料供給業者や包装材料業者もあると聞く。

困ったことに，世界には信用できない原料が数多く存在する。うそをついているから信用できないわけではない。その国の常識が日本ではうそになるケースもある。ところ変われば生活習慣も考え方も変わるのである。

第2の理由は，2005年のGQP省令の制定で，原料および包装材料の品質に責任を負うのは化粧品製造販売業者であることが明確になったことである。それまでは原料供給業者が責任を持つのか，化粧品製造業者が責任を持つのかが明確でなかったと思う。他国にはないGQP省令が制定されて，日本における原料およ

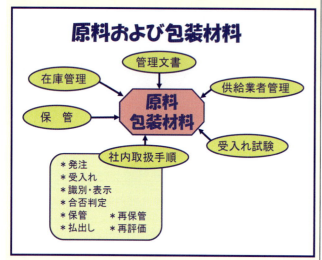

図解　6.1

図解　6.2

び包装材料の管理が難しくなったと思う。

他社へ委託製造したときの原料の品質責任も明確になった。2005年までは委託者と受託者が共同で責任を負うような感覚だった。それが現在は，製造委託側が原料の品質に責任を負う。責任を全うするために，製造委託業者は原料供給業者監視，製造委託先監視等の数多くの監視業務を実行しなければならない。

原料の管理にはどの業界も苦労している。原料流通のグローバル化，そのグローバル化による原料取り扱い規制の強化は，世界の各国で，そしてどの業界でも進んでいるのである。医薬品原薬製造の世界基準である「原薬GMPのガイドライン（ICH-Q7）」の英語版では原料の管理を「materials management」と表現している。日本語訳では「原料管理」となっているが，原料の管理はcontrolする管理ではなくてmanagementする管理なのである。化粧品原料でも，原料に関する事象を幅広く考慮して采配を振るわないと安全かつ安定した品質の化粧品原料を手に入れることができないのである。

原料の品質が信じられなくなるとはどのようなことかを図解6.3に示した。信じられない異種の不純物が含まれているかもしれない。原料の製造工程とは関係のない有機化合物が含まれているかもしれない。有機化合物に溶解する無機化合物が含まれているかもしれないのである。そして現在実施中の分析方法では検出できないので，未検出のまま化粧品製造に使用するかもしれない。

成分含量や不純物含量の数値が信じられなくなる。ガスクロマトグラフィや液体クロマトグラフィで検出した数字は全検出物中の割合である場合が多い。絶対含有量を表していないので，そのような数値は信じられなくなる。

多くの化粧品原料は，入荷原料に添付されてくるCOA（分析証明書）によって品質判定がなされていることが多い。このCOAが信じられないのである。原料の製造終了後のどの段階で分析された結果なのか，どの業者が分析結果に責任を負っているのか，分析結果の有効期限内のCOAなのかが明確でないCOAが多いのである。さらには，原料のバッチ番号が変わってもCOAの分析結果が毎回同じであるなどがあるようだ。分析することができない成分を含む原料は，その経時安定性（成分含量，性能，形態）および品格維持（におい，色等）が劣り，最終的に製品の経時安定性に影響する。

本章では図解6.1の項目をそれぞれ詳しく解説する。自社の原料と包装材料に適した環境等の設定および取扱手順を決定し，教育訓練を通じて関係者に徹底することが重要である。そして安定した品質の原料および包装材料が入手できるように供給業者を監視する。

原料の品質が信じられなくなるとは

- 信じられない異種の不純物が含まれている
- 現在の分析方法では検出できない不純物が含まれている
- 成分含量，不純物含量の数値が信じられない
- 原料に添付されてくるCOA（分析証明書）を信じることができない
- 原料の経時安定性が劣る
  ➡製品の安定性に影響する
- 原料の匂いおよび色の安定性が劣る
  ➡製品の匂いおよび色の安定性に影響する
- 製造工程での逸脱や製造方法の変更などの連絡がなくわからない

図解　6.3

6.2 原料および包装材料の管理文書

原料および包装材料の管理文書というと、リスト、重要度分類、品質規格書である(**図解6.4**)。リストには原材料番号、供給業者(製造業者)、重要度、品質規格書番号、取り扱いの手順書番号、サンプリング環境、保管環境、使用期限等の記載欄を設ける。リストを見ると、その製品の製造に使用するすべての原料および包装材料の概略がわかるようにしておく。リストは製品ごとに作成する。よく似た種類をまとめて「○○製品群の原料および包装材料リスト」のようなリストを作ってはいけない。日本化粧品工業連合会(粧工連)で推奨する製品標準書などに含めるのもよい。

原料および包装材料は重要度分類する。原料等には多くの種類があるが、図解6.1中のすべての項目が必要な原料または包装材料は意外と少ない。重要度によって各種設定に差をつけることができるので、原料および包装材料の取り扱い業務を簡素化するためにも重要度分類をしておくことを勧める。重要度分類の案を図解6.4中に示した。

重要度はA(重要)、B(一般)の2種類に分類するのが適切であろう。「重要」は製品の品質に直接影響する原料および包装材料という意味で、製品に含まれる原料、一次包装材料、製品ラベル、注意書きである。製品ラベルおよび注意書きは、間違うと製品そのものに影響するので、原料とは違った意味の重要包装材料である。

化粧品製造には他にも数多くの原料および包装材料を使用するが、それらを「一般」とすることができる。それらには製造中にのみ使用して製品には直接関係しないもの、二次包装材料、梱包材料等がある。

本章では、重要度A(重要)の環境等設定および取り扱いを中心にして解説する。重要度B(一般)の原料および包装材料については数段のレベルダウンが可能である。どのような方法でどのレベルまでレベルダウンするかは自社の製品および製造場所の環境で決まってくる。

対象とする化粧品の種類、製造方法などによって、さらに便利な分類手法があるかもしれない。各社で独自の分類方法を持つことを勧める。

すべての原料および包装材料の品質規格書を揃えて管理文書とする。製品ごとに原料等の品質規格書ファイルを作成する必要はない。品質規格書に文書番号を付け、原料および包装材料から容易に参照できるようにしておけばよい。

原料および包装材料の管理文書

1. リスト

- 製品ごとに作成する
- 対象製品の製造に使用する原料および包装材料をすべてリストアップする
- 原材料番号、供給業者、重要度、品質規格書番号、取り扱いの手順書番号、サンプリング環境、保管環境、使用期限等の記載欄を設ける
- リストを見るとその原料または包装材料の概略がわかるようにする

2. 重要度分類

- 原料および包装材料の重要度を決める

<分類例>

重要度	意味	例
A(重要)	製品品質に直接影響する原料・包装材料	●原料 ●一次包装材料 ●製品ラベル、注意書き
B(一般)	製品品質に直接影響しない原料・包装材料	●製造中にのみ使用する「もの」 ●製品や原料に直接接触しない「もの」 ●二次包装材料 ●梱包材料 ●製品ラベル以外のラベル

<注>
* 本章では重要度Aの取り扱いを中心にして解説する
* 重要度BはAより数段低いレベルで取り扱える
 (どのレベルまで落とせるかは製品および製造場所の環境によって異なる)

3. 品質規格書を揃える

- 原料および包装材料の品質規格書をすべて揃える

図解 6.4

6.3 原料および包装材料の供給業者管理

原料および包装材料に関する知識を持ったうえで供給業者を管理する（図解6.5）。化合物または製品の性質，安全性，安定性，化学的性質を十分に知らねばならない。これらの知識なしで供給業者を探したり決定したりすることはできない。世界の製造量および一般的用途も知る。少量しか製造されていない原料や包装材料を採用するとき，化粧品や医薬品に使用されていない原料や包装材料を採用するときには，それらの性質，安全性，安定性，不純物等を十分に検討しなければならない。

日本ばかりでなく世界の製造業者を調べる。日本の製造業者から買うことを決めていても，世界に存在する製造業者をすべてあげる。製造業者と供給業者が同じかどうかも調査する。世界の製造と使用の状況を知ったうえで供給業者を決定し管理する。

原料の供給業者（製造所）の選定基準として，施設・設備が揃っているか，製造技術はあるか，法令遵守を行っているか等を明確にして手順書等に規定する。原料採用手順に従って供給業者を選定し，決定する。採用手順が決まっていないなら，手順を決定し，手順書を作成してから供給業者選定を始める。数多くの供給業者の中から適切な業者を選定する。

各種調査をしたうえで供給業者が決まれば契約をする。購買契約ばかりでなく品質契約もする。品質契約には必要な品質規格ばかりでなく，品質に影響する製造工程および原材料の変更時の事前連絡，定期的な監査等の実施を含めておく。品質契約は，購買契約時の付帯事項または覚書にせず，「品質契約書」を交わすことを勧める。

購入が始まれば供給業者監視を開始する。以下に，原料および包装材料の採用手順，供給業者選定時の注意点，供給業者の承認，供給業者監視について解説する。

原料および包装材料の採用手順案を図解6.6に示した。最初に図解6.4に示した重要度分類を実施する。重要度Aの原料や包装材料の供給業者の決定は図解6.6に従うが，重要度Bの原料等なら簡素化して，要求品質，供給業者等を過去の実績や世間の評価等をもとに決めてよいだろう。

重要度Aの原料および包装材料は，まず要求品質ありきである。最初から要求品質が決定している場合もあるが，一般的には，試験方法が決まり，試験項目と各項目の受入れ基準が決まった後に「品質」が決定する。要求品質を仮決定すると，その品質を創り出してくれる原料等の供給業者の選定，供給業者承認へと進んでいく。そして，供給業者との品質契約，購買契約締結と進む。

原料および包装材料の供給業者管理

1. **原料および包装材料に関する知識を持つ**
   - 性質，安定性，安全性
   - 性状，融点，化合物純度，不純物の種類・量・毒性等の化学的性質
   - 世界の製造量および一般的用途
     * 大量製造されているか
     * 化粧品や医薬品にすでに使用されているなら問題ない
     * 工業製品が既存の用途なら，化粧品に使用できるか検討
   - 製造業者・・・グローバルで

2. **供給業者を選定し，決定する**
   - 供給業者の選定基準を明確にする
   - 原料採用手順に従って実施する
   - 供給業者候補をあげ，選定する
   - 供給業者を承認する

3. **供給業者と契約する**
   - 購買契約を締結する
   - 品質契約を締結する

4. **供給業者を監視する**

図解 6.5

原料，包装材料の採用手順（案）

重要度分類
↓
要求品質の（仮）決定
↓
供給業者の選定
↓
（仮）試験方法の選定
↓
供給業者の承認
↓
試験方法の確立
↓
品質決定
↓
品質契約，購買契約締結
↓
＜製造開始＞
↓
定期的なモニタリング
① 品質確認
② 製造所の監査

図解 6.6

原料等の品質が仮決定して最初に行うのが供給業者選定である。供給業者選定時の注意点を**図解6.7**に示した。重要なことは，供給業者の情報提供力である。必要な原料および包装材料の一般情報，安全性情報，安定性情報，使用実績，製造記録や試験記録を必要に応じて提供できる供給業者を選ぶことが重要である。なかには，企業秘密だとして製造経路をまったく明かさない供給業者もいる。しかし，製造経路がまったくわからない原料等を安心して購入できるだろうか。管理方法も重要である。安全性や安定性情報をまったく持たない供給業者を信頼することはできない。必要な品質の原料や包装材料を2社が製造しているなら，情報を提供してくれる供給業者を選択するべきである。商社や代理店経由で原料等を購入するときは，元の供給業者から情報を得るようにすることはいうまでもない。

品質に関する覚書が交換できる供給業者，変更を知らせてくれる供給業者，必要なときには訪問監査や書類監査を受け入れてくれる供給業者を選択する。図解6.7の項目は，供給業者選定の早い段階で供給業者と話し合い，聞き出しておく。

本章では供給業者，製造業者，製造販売業者を使い分けている。供給業者とは原料等を供給する「supplier」のことで，化粧品原料の製造業者，精製業者，小分け業者，包装業者，保管業者（倉庫）を意味している。供給業者に商社等の販売会社を含めるときもある。製造業者とは文字通りに「実際に製造している業者」である。製造販売業者とは，製造等（他に委託して製造する場合を含み，他から受託を受けて製造する場合を含まない）をした製品，または輸入した製品を販売，賃貸，授与する業者を指している。

供給業者の承認の「承認」が意味するところを**図解6.8**にまとめた。供給業者を承認するとは，「その供給業者が，要求品質の製品を供給し続けることができる」ことを確認し，供給業者として認めることである。価格も重要な要素であるが，さらに重要なことは「安定した品質」である。そして，調査と監査の結果で承認する。

調査時の考慮点は，過去の実績，世間のうわさや信頼度，製品の特異性，その会社の特徴等である。その会社との付き合いが長ければ，過去の逸脱や製品品質のばらつき具合などが参考になる。近年は，インターネットによる調査で得られる情報も重要である。何年も更新されていないホームページを持っていたり，非難文書が往来したりしているような会社は避けたほうがよいであろう。

監査には訪問監査と書類監査がある。訪問監査とは，適切な資格を持った監査員が供給業者（製造業者）を訪問して，製造の状況を調査することである。また，書

供給業者選定時の注意点

十分な情報を提供できるか？
- ①原料・包装材料一般情報
- ②安全性情報
- ③安定性・使用期限情報
- ④使用実績情報
- ⑤製造記録，試験記録

「品質契約」を交わせるか？　＊購入が決定すれば品質契約締結が必要になる

「変更」を知らせてくれるか？　＊「品質保証機能」を持っていればベスト

必要なら，訪問監査や書類監査を受け入れるか？

注）＊「供給業者」は製造業者，精製業者，小分け業者，包装業者，保管業者を意味する
＊供給業者に商社等を含めるときもある
図解6.24も参照

図解　6.7

供給業者の「承認」

- 供給業者が「要求品質の製品を供給し続けることができる」ことを確認し，認めること
- 一般的には，品質保証部が承認する
- 「調査」＋「監査」の結果で承認する
- 調査時の考慮点
  - ＊過去の実績‥‥逸脱の有無，サービスの良否など
  - ＊世間のうわさ，信頼度
  - ＊製品や会社の特異性
- 実施する監査（Audit）
  - ＊訪問監査
  - ＊書類監査（質問状にて実施）
  - ＊監査なし

図解　6.8

第6章 原料および包装材料の取り扱い

類監査とは製造状況に関する質問状を送付して,書類による返事をもらい,その書類の内容によって製造の状況を調査することである。

供給業者の承認は,品質保証部門(QA)が行うのが一般的である。なお,監査の実施方法については第16章を参照のこと。

原料および包装材料の供給が始まれば,安定した品質の原料等が供給されるように監視をしなければならない(**図解6.9**)。監視は3種の業務からなる。受け入れた原料等を自ら試験する,原料の製造業者を訪問監査する,定期的に品質照査を実施する,の3種である。

原料および包装材料の入荷時に添付されてくる供給業者(製造業者)作成の分析証明書を確認する意味で自社にて試験を実施する。実施する試験項目は,原料の品質規格項目すべてでなくてよい。受入れ試験用に特別に設定してもよい。要は,間違いのない原料であることを確認することおよび意外な不純物が含まれていないことが確認できればよい。定性分析であるTLC分析(薄層クロマト分析)が有効な分析方法になることもある。受入れ試験の省略が可能であればすべての受入れ試験を常に行う必要はない。行う頻度はリスクベースで決定すればよい。数カ月に1度でも数バッチに1度でもよい。信頼性の低い製造業者および原料について行えばよい。自社の試験体制を補うのに受託試験業者を利用してもよい。受託試験業者の適格性を確認し,契約を結んで実施する。

製造業者を実際に訪問して,その製造状況および品質保証の体制をチェックする場合は,第16章を参考にして監査を実施すればよい。

供給業者(製造業者)の分析証明書の数値および自社の試験データを蓄積して,品質数字のトレンドを把握する。トレンド調査の結果および訪問監査の結果を周囲に公表し,会社トップにも報告する。定期的な品質照査を通して会社トップに報告することによって会社トップを巻き込んだ原料管理ができるのである(マネジメントレビュー)。マネジメントレビューについては第20章に解説する。

供給業者に報告するのも有効である。原料が厳しく管理されていることを供給業者に伝えることは,供給業者を巻き込んで品質の確保を行っていることになり,安定した品質の原料等入手に有効である。

原料と包装材料および供給業者を監視する

1)受け入れた原料および包装材料を自ら試験する

* 原料の品質規格項目をすべて試験する必要はない その原料に特徴的な項目および意外な不純物を検出できる方法で試験をすればよい
* TLC分析による不純物検出のような定性試験が有効なこともある
* 常に行う必要はない,数カ月に1度でもよい
* 受託試験業者を利用してもよい

2)製造業者を訪問監査する

* 製造業者を実際に訪問して監査する
* 第16章の「監査」を実施する

3)定期的に品質照査を行う

* 品質数値の経時的傾向(トレンド)を把握する
* トレンド調査の結果および訪問監査の結果を周囲に公表し,会社トップにも報告する
* 供給業者にも報告する
* 年に1度行うのが望ましい

図解 6.9

6.4 原料および包装材料の受入れ試験

原料および包装材料の受入れ試験の方法を確立する（図解6.10）。確立する方法には2種類ある。化粧品製造業者自身で確立する方法と供給業者の試験方法を受入れる方法である。自身で確立する場合には，図解9.2の方法案に従って確立すればよい。供給業者の試験方法を受入れる場合には，供給業者とよく打ち合わせたうえで，化粧品製造業者自身で試験方法の適格性を確認する。何もせずに供給業者の試験方法を受け入れてはいけない。

最終的には，化粧品製造業者の受入れ試験方法と供給業者の試験方法は同じであること。両者が同じでないと，化粧品製造業者がすべてのバッチの受入れ試験を行わねばならない。

承認済みの供給業者から受け入れた原料等には受入れ試験を省略または簡略化することができるが，承認していない供給業者の原料および包装材料を受け入れたときは，化粧品製造業者自身で受入れ試験を実施する。受託試験業者を利用してもよい。

なお，試験省略は省略のルールを定め長期にわたり省略しないようにする。医薬品GMP事例集では「試験検査の一部省略する場合でも外観検査および確認試験については（製品の）製造業者が自ら行うこと」等とある。参考にするとよい。

原料および包装材料の受入れ試験

1）原料および包装材料の試験方法を確立する

① 化粧品製造業者自身が試験方法を確立する
・・・第9章図解9.2を参考にして確立する

② 供給業者の試験方法を受け入れる
＊供給業者と打ち合わせる
＊化粧品製造業者自身で試験方法の適格性を確認することが必須

③ 最終的に供給業者の試験方法と同じであること

2）原料および包装材料の受入れ試験を実施する

＊承認していない供給業者の原料および包装材料は化粧品製造業者自身が受入れ試験を実施する

＊受託試験業者を利用してもよい

図解 6.10

6.5 原料および包装材料の社内取扱手順…発注から払出し，および再保管，再評価

原料および包装材料の発注から払出しまでの手順を図解6.11に示した。原料または包装材料は，品質保証部門によって承認され，品質契約を交わし，定期的に製品の品質をチェックするための監査を行っている原料または包装材料の供給業者に発注する。

原料および包装材料が化粧品製造工場に到着すると，受入れ，ラベル貼付，保管，製造現場への払出しと進む。これらの作業にはそれぞれの手順書を作成しておく。発注から払出しまでの一連の取り扱いを1つの手順書にまとめるよりも，個々の作業に個々の手順書を作成することを勧める。各作業には時間的，場所的な差がある。担当者が異なるときもある。また個々の作業手順を改訂するときも，別々の手順書であるほうが便利である。

原料，包装材料の発注→払出し

発注 ┄┄ 特定の業者に発注する
- QAが承認している
- 品質契約を交わしている
- 定期的に監査を実施している

受入れ → 受入れ台帳記入

← 受入目視検査 ← サンプリング

← 受入れ試験

ラベル貼付 ← 合格ラベル

不合格品置場

保管

払出し

図解 6.11

①受入れ

原料および包装材料の入荷作業を図解6.12に示した。図解6.12の赤点線に沿って作業を進める。あらかじめ決められた受入れ場所に入荷品を運び込んで，受入れ検査を実施する。受入れ検査は，図解6.13に示した手順で実施する。発注書と照合して，発注品と相違ないことを確認する。出荷元分析表（COA）の存在を確認した後，試験項目および試験結果が品質合格判定基準に合致していることを確認する。出荷元のラベル表示，容器の破損，封緘状態，添付されている資料の完全性（書換えなし等），汚染の有無などの外観目視検査をし，すべてに合格すれば受入れ検査合格となる。

COAに異常がある原料や包装材料，包装材が破損している原料や包装材料が見つかれば，受入れ不合格とし，「不合格品置場」に速やかに移す。誤使用を防止するためである。入荷品の合格，不合格にかかわらず，原料・包装材料受入れ台帳にいままでの作業内容を記入する。

重要度Aの原料および包装材料は，合格ラベルを貼付後に保管庫へ移し，保管する。

必要により重要度Aの原料および包装材料は受入れ試験を実施する。そのためのサンプリングを行う。その後，「試験中」のラベルを原料および包装材料容器に貼付して，仮保管する。

重要度Bの一般原料および包装材料は，受入れ検査に合格すれば合格ラベルを貼付後に保管庫へ移し，保管すればよい。

受入れ検査と受入れ試験はよく似た単語であるが，別事項である点に注意されたい。受入れ検査は，原料や包装材料を他社から受け入れたときに行う目視検査である。一方受入れ試験は，受け入れた原料または包装材料を自社で改めて行う試験である。供給業者と同じ内容の試験を行うときもあるし，別の試験を行うときもある（図解6.10参照）。

近年，化粧品製造用の原料および包装材料を海外から輸入することが多くなった。それらの輸入品で，品質上の事故がしばしば発生している。海外で製造された原料および包装材料には，受入れ検査ばかりでなく受入れ試験を自社で行うことを強く勧める。一般的にいって，海外で製造されたものは品質への信頼性が低い。かつ，国内とは異なった荒っぽい移送で輸入されているかもしれない。化粧品原料または包装材料として使用する前に，自社でそれらの品質を確認することが必要である。自社で受入れ試験を行うことができないなら，受託試験機関と契約して受入れ試験を行えばよい。

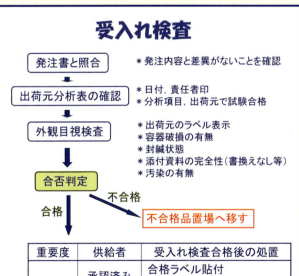

図解　6.12

図解　6.13

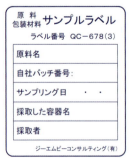

図解　6.14

②サンプリング

　自社で受入れ試験を行う原料および包装材料は，受入れ検査合格後に試験用のサンプルを採取する。そのサンプリング手順を図解6.14に示した。サンプリングに関して決めておかねばならないことが数多くある。

　「試験部門（QC）がサンプリングを行う」が原則である。「試験」の中にはサンプリング作業が含まれており，責任持った試験を行うためには，サンプリングを試験部門（QC）が行うのが望ましい（第9章の「試験」の定義を参照）。しかし，サンプリングに危険や困難（夜勤，環境管理された部屋への入室など）が伴う場合には，手順書を整備し，サンプリング教育を行った後に，他部署にサンプリングを委託することができる。ただし，サンプリングの「責任」は試験部門（QC）にあることを忘れてはならない。仕事は委託できても，その仕事の結果責任を委託することはできない。

　サンプリングの手順は，図解6.14のように詳細に定めておく。

　「あらかじめ定めた場所で行う」のも原則である。同じ場所で，同じ環境で，同じ手順で常にサンプリングを行わないと一定のサンプリングができない。サンプリング場所をあらかじめ定めて，「サンプリング場所」と表示しておく。そしてサンプリングは，汚染がない適切な環境下で行う。サンプリング中に原料や包装材料が汚染されることがないように配慮する。空調設備が整った環境下で使用する原料や包装材料のサンプリングを一般環境下で行ってはならない。必ず製品の製造と同じ条件の空調設備下でサンプリングを実施する。

　その原料または包装材料のバッチを代表する個所からサンプリングする。容器が複数あれば，全容器からサンプリングして，すべてのサンプルを別個に試験するのが理想である。ただし，原料の品質ばらつき等を考慮して，サンプリング数を減らすこともできる。

　サンプリングを実施した後，サンプルにはサンプルラベルを貼付する。サンプリングした容器には試験中ラベルを貼付する。サンプル容器に貼るサンプルラベル，およびサンプリングした原料または包装材料に貼付する試験中ラベルの例を図解6.15に示した。

　ラベルに記載するバッチ番号は，自社で定めたバッチ番号である。供給業者が原料等に付けてくる供給業者バッチ番号ではない。できるだけ自社のバッチ番号を付けて処理する。

　サンプルラベル中の「採取した容器名」は，多くの容器が存在したときに，どの容器からサンプリングしたサンプルかを記載する。もし，受け取った容器が1個なら，「単独容器」または1／1と記入すればよい。3個の容器のなかからサンプリングしたなら，容器に1／3，2／3，3／3のように番号を付けて，サン

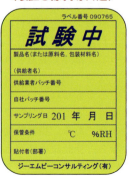

図解　6.15

第6章　原料および包装材料の取り扱い

プリングした容器の番号をラベルに記載すればよい。試験中ラベルは，製品試験のときに使用するラベルと同じラベルを使用すればよい。なお，ラベルについては，第11章で解説する。

③仮保管

サンプリングが終わり，必要なラベルを貼付した受入れ原料および包装材料は，品質の劣化が起こらないように再封して，仮保管場所に移す。試験に合格して正式に受入れられるまでの一時的な保管である。仮保管の概念を図解6.16に示した。この仮保管場所は本保管場所と明確に区別する。部屋，棚，または場所を変えることが望ましい。さらに，区画棒，色分け，表示分けをして，仮保管品が間違って使用されることがないように工夫をする。

仮保管用の場所がどうしても確保できない場合には，仮保管品に魚網等の網を全体に掛け，誤使用が絶対に起こらないように区別表示することでしのぐこともできる。

移動に困難が伴うほど巨大な原料容器の場合には，間違うことがないほど明確で大型の試験中表示をして仮保管とすることもできる。

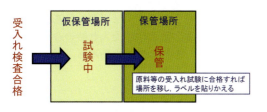

図解　6.16

④保管と払出し

原料等の保管と払出し手順を図解6.17に示した。受入れ検査に合格した原料および包装材料，または受入れ試験に合格した原料および包装材料に，「合格」のラベルを貼付し，仮保管場所から保管場所に移動させ，本保管とする。ラベルは見やすいところに貼付する。一般的には，容器の側面である。容器が重なると見えなくなる場所（容器の上部等）に貼ってはいけない。原料容器や包装材料包みを積み上げるときは，貼付ラベルがよく見えるように配置する。

合格ラベルの例を図解6.18に示した。以後の原料および包装材料の取り扱いは，この合格ラベルの記載内容を確認して行うので，ラベルの項目および表示方法は重要である。少なくとも図解6.18の項目が必要である。その他の望ましい記載項目としては，製造年月日，購入日，使用期限等がある。供給業者の製品名が自社の使用名称と異なる場合がある。この場合は両者の名称を記載し，自社の使用名称を大きくかつ文字色を変えて記載する。間違い防止のために，注意深い識別表示をしなければならない。

保管の方法に注意を払わねばならない。原料および包装材料を床の上に直接置いてはならない。異物の混入，床清掃時の破損や汚染，細菌や微生物の汚染を防止するためである。床に置くなら，洗浄が容易な構造と表面をもったパレットを使用する。木製または表面の粗いパレットは避ける。

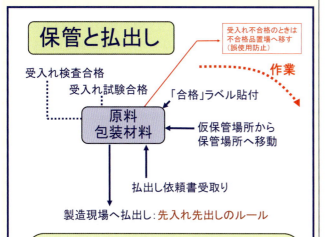

図解　6.17

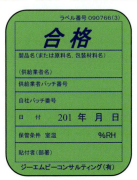

図解　6.18

原料等の保管をダンボール箱中で行っている場合は，ダンボールは劣化しやすく，塵の発生源となりやすいので避けたほうがよい。外箱を使用して保管するときはプラスチック製または金属製の外箱を使用する。

原料等を積み重ねて保管するのは避ける。下積み品の変形をまねき，外箱，外袋，内袋の破損によって汚染が発生しやすい。特に包装材料の積み重ね保管は避ける。

受入れ試験に不合格となった原料等には，不合格ラベルを貼って不合格品置き場に速やかに移動させる。間違って不合格品が使用されることを避ける措置である。

原料等の払出しは，払出し依頼書に従い，先入れ先出しのルールで実施する。先入れ先出しの基準には，製造日基準，購入日基準，使用開始日基準，合格判定日基準等がある。筆者は，受入れ時の合格判定日基準で先入れ先出しを行うことを勧める。

⑤ 再保管

使用後に残存した原料および包装材料を再保管することができる（**図解6.19**）。図解4.12に原料の再保管に関して解説した。包装材料も同様に再保管することができる。

⑥ 再評価

使用期限を過ぎた原料（安定性の悪い原料等）や包装材料は使用できないが，リテスト期間を設定したものは再評価して，化粧品製造に使用することができる（図解6.19）。ただし事前に再評価手法を確立しておかねばならない。使用期限を過ぎた原料等を試験して，いまだ原料規格に合格しているからといって製造に使用できるわけではない。長期安定性試験や長期使用実績等のバックアップデータが必要である。経験や勘で使用期限切れの原料や包装材料を使用してはいけない。

再保管
- 原料および包装材料を再保管することができる
- 図解4.12に従い，手順を定めて再保管する

再評価
- 再評価手法を確立しておけば，使用期限を過ぎた原料および包装材料を再評価して使用することができる
- 再評価手法には，原料等および化粧品製品の長期安定性データの裏づけが必要である

図解　6.19

6.6 原料および包装材料の保管

すべての原料や包装材料に使用期限またはリテスト期間を設定して保管する(**図解6.20**)。原料の有機化学物質や無機化学物質ばかりでなく、ポリエチレン袋、プラスチックビン、ダンボール、乾燥剤などにも使用期限を設定しておく。世間一般に流通しているポリエチレン袋は、可塑剤等の添加剤を含んでおり、保存条件にもよるが予想以上に劣化が進む。筆者の見解では、ポリエチレン袋の使用期限は2年程度にするべきである。2年以上の長期間保存されていたポリエチレン袋が製品包装材として使用されると、製品使用期間の3年間に劣化を起こす可能性がある。

自社の安定性データや原料等製造会社のデータをもとに設定するのが原則である。原料等の自社における使用実績をもとに設定することもできる。例えば、自社の他製品で2年の保存後でも問題なく使用できる実績がある原料には2年の使用期限を設定することができる。最初は短い使用期限を「仮設定」し、使用前の再チェックを繰り返しながら、使用期限を延長していくことが可能な原料もある。原料の製造会社がリテスト期間を設定している場合もある。

原料および包装材料の保管環境の設定時に必要な項目を**図解6.21**に示した。保管庫への出入り制限は必ず行う。普段は施錠し、使用時のみ開放する。入室者の管理記録も必要である。手書きの記入管理より、自動記録式カード施錠管理を勧める。

少量の原料や包装材料を小さな保管庫あるいは机の引き出しに保管することもある。上記の鍵つき保管庫の小型版といえる。鍵の管理および使用者記録を十分に行うなら問題はない。

汚染防止、防虫防鼠対策も必要である。これらについては第2章で取り上げているので、参照されたい。温度・湿度、清浄度(浮遊微粒子数管理等)、微生物に係わる環境設定が必要な原料もある。すべての原料に必要というわけではないが、安定性試験結果、製造条件、原料規格などを参考にして、原料および包装材料ごとに保管環境を設定し、必要な環境下で保管する。

原料,包装材料の使用期限

すべての原料,包装材料に使用期限を設定する

- 全原料,全包装材料に設定する
- 安定性データをもとに設定する(原則)
- 原料,包装材料製造会社のデータも参考にする
- 「実績を積む」ことが重要

図解 6.20

原料,包装材料の保管環境

- 出入り制限　＊原料庫,包装材料庫の出入り制限　＊入室者管理記録が必要
- 汚染防止　＊施設対応,動線管理が必要
- 防虫対策　＊防虫対策が必要(第2章参照)
- 温度・湿度
- 清浄度(空中微粒子)
- 微生物

＊必要な項目を設定する
＊安定性試験結果,製造条件,原料規格書などをもとに,原料・包装材料ごとに設定し,保管する

図解 6.21

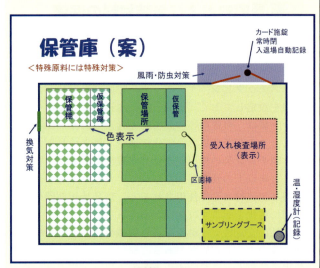

図解 6.22

一般的な原料等保管庫案を**図解6.22**に示した。受入れ検査場所，サンプリング場所，仮保管と保管場所，換気対策，入退場自動記録，風雨・防虫対策，温・湿度計を施した保管庫である。原料等の保管に必要な要件を最低限満たしている。IT（Intelligent Technology）が発達し安価に自動記録ができる現代においては，入退場を手書き記録するより自動記録させるほうがコスト的にもメリットがあると考える。ITを使用すれば管理上の課題が出てくるが，自動記録計メーカーと話し合って容易な方法を採用すればよい。

すべての原料個々に保管温度範囲および湿度範囲を決めておき，それらの範囲内で保管する。そのために，保管庫の温・湿度を自動記録しておく。常温（外原規15℃〜25℃）または室温（外原規1℃〜30℃）で安定であるとして，原料の保管温・湿度を定めず，温・湿度記録も取っていない原料保管庫を見かける。成り行き温・湿度管理で，夏場の異常気象により50℃以上・100％湿度に達した保管庫内の原料等をどのような理由付けをして使用できるだろうか。保管条件範囲が−20〜80℃，0〜100％と設定されている原料は問題なく使用できるが，未設定の原料を使用することはできない。異常気象のことを考慮し，原料個々の保管条件範囲の設定と温・湿度測定および記録が必要である。また，原料の保管する場所に窓を通して直接太陽光が当たる位置での保管は避ける。

図解6.22は空調設備を設置していない。しかし，現代の化粧品製造においては原料および包装材料の保管庫にも空調設備が必要ではないだろうか。製造室に空調設備があるなら，夏場に温度差がある保管庫から原料等を運び込むと結露が発生するかもしれない。リスクマネジメントのためにも保管庫に空調設備を設置することを勧める。

6.7 在庫管理

原料および包装材料の在庫調査は必須である（**図解6.23**）。原材料の入出庫に伴う出納管理はその都度実施していると思うが，年2回以上の在庫調査が望ましい。使用期限切れや合格判定日が不明の原料等は廃棄処分する。使用期限切れの原料等が使用されたことが判明したとか，在庫原料が破袋していたとか，保管環境に異常が見つかったときは逸脱処理を行い，在庫管理の適正化と逸脱事項の再発防止を行う。

原料および包装材料は先入れ先出しのルールで使用する。先に入荷した原料等を優先して使用するルールである。在庫調査時にこのルールが遵守されていることを確認する。先入れ先出しのルールが守れない事情が発生した場合の処置を定めておくことを勧める。

原料，包装材料の在庫管理

在庫調査
- 原料，包装材料は定期的に在庫調査を行う
- 使用期限切れ品等の処分をする
- 在庫品に重大な欠陥が見つかったときは逸脱処理を行う

先入れ先出しのルール
- 原料，包装材料は「先入れ先出しルール」で使用する
- 在庫調査時にルール遵守を確認する

図解 6.23

6.8 原料および包装材料のその他注意事項

原料および包装材料に関するその他の注意事項を図解6.24に示した。原料等の管理をコンピュータシステムで行う企業が増えてきた。2010年頃と比べて，コンピュータの信頼性は格段に向上し，コンピュータの故障による原料等の管理不備はほとんどなくなった。課題は，コンピュータ使用時の間違い防止と改ざん防止である。システムへアクセスできる権限者を任命しアクセス制限をして，権限所有者しか使用できないようにする。また，改ざんができないシステムにしておくことが重要である。システムのすべての使用記録を残す。システムの運転条件等を変更したときにもその操作記録を残す。記録の保管をする。紙記録は厳重に管理し，改ざんされることがない状態で保管する。デジタル記録はバックアップをとって別の場所に保管する。コンピュータに関しては第18章（コンピュータとセキュリティ）で解説する。

原料および包装材料の選択から購入までを商社や代理店に依存している化粧品製造業者がある。商社や代理店が原料等に関する情報を十分に提供してくれるなら，商社や代理店から原料等を購入できる。しかし，原料等の品質に責任を持つのは化粧品製造業販売者であることを忘れないでほしい。原料等の売り買いのルートと，原料等に関する情報ルートを分離して組み立てることを勧める。海外から入手する原料等なら，その原料等の製造会社を商社と一緒に訪問し，製造内容を確認することを強く勧める。

日本独自の法令である「GQP省令」では，製造販売業者が原料および包装材料に責任を持つことになっている。化粧品GMPガイドラインは欧米生まれなので「化粧品製造販売業者」を設定していない。日本では，化粧品GMPガイドラインにおける製造業者の責任事項の大半は製造販売業者の責任になる。ゆえに化粧品製造販売業者が承認した供給業者の原料等が製造販売業者から支給された場合は，COAの確認評価により，受入れ試験を行うことなく化粧品製造に使用することができる。その旨は契約書（製造契約書・品質に関する取決め書等）に記載しておく。

原料，包装材料のその他注意事項

自動化システム
- 原料等の管理を自動化システム（コンピュータシステム）で行うことができる
  自動化システム制御に関する原則に従い運転する
- システムへのアクセス制限をする
- システムの改ざん防止をする
- システムの使用記録を残す
- 紙記録の保管およびデジタル記録のバックアップをとる

商社等からの購入
- 製造業者でない商社等の業者（代理店，仲介業者を含む）から原料および包装材料を購入することができる
- 商社等は原料等に関する情報を十分に持っていること
- 原料等の供給業者の承認は，化粧品製造業者自身で行うこと

製造業者と製造販売業者
- 日本では，GQP省令により製造業者と製造販売業者が区別されている
  ‥‥欧米にはGQP省令に相当する法令はない
- 化粧品GMPガイドラインに規定された製造業者の責任事項の大半は製造販売業者が負う
- 製造販売業者が承認した供給業者の原料等が，製造販売業者から製造業者に支給された場合は受入れ試験を行うことなく使用できる
- その旨を製造販売業者と製造業者で契約書（製造契約書・品質に関する取決め書等）に記載しておくこと

図解　6.24

6.9 化粧品製造用水

水は化粧品製造における重要原料である。化粧品製造工場では，製品に使用する水ばかりでなく，設備洗浄水，施設の床の清掃水，手洗い水，従業員の飲み水等，多くの種類の水を使用する。化粧品製造会社では，これらの用途に合った品質の水を配管して使用する。ここでは，製品に使用する水，設備洗浄水および手洗い水を「化粧品製造用水」として解説する。

化粧品製造用水の考慮点を**図解6.25**にまとめた。使用する水の品質を目的別に決めておかねばならない。例えば，「製造設備の洗浄には水道水を使用し，製品用水には医薬部外品原料規格（以下，外原規）または日本薬局方の精製水を使用する」のように。そして，使用する水の品質は試験および計測機器にて監視する。

自社で化粧品製造用水を井戸水等から製造する場合には，殺菌工程を設けておく。設備や配管の材質，構造，処理剤に配慮して，水質を維持する。

精製水を使用するときは，製造後に即座に使い切ることを勧める。精製水中には塩素等の殺菌剤が含まれていないので，製造された瞬間から微生物汚染が始まっている。精製水を貯め置いたり，使用口までの配管を長くしたりすることは微生物汚染につながる。どの程度の時間内に使い切るかは，精製水の製造および使用環境で異なる。精製水は製造した日のうちに使用するのが妥当であろう。

以下で，水道水，常水，精製水について解説する。

化粧品製造用水の考慮点

- 使用する水の品質を目的別に決めておく
  - ＜例＞ ①製造設備の洗浄：水道水
    - ②手洗い：水道水
    - ③製品用水：医薬部外品原料規格，または日本薬局方の精製水
- 使用水の品質を監視する
  - ＜例＞ 水道水‥‥〇〇市水道課より水質試験結果を入手する（4回／年）
    - 精製水‥‥医薬部外品原料規格，または日本薬局方基準試験を1回／週実施する
    - 「一般細菌：100cfu/mL」を1回／月確認する
- 自社製造水には殺菌工程を設ける
- 製造用水配管にはよどみ防止と汚染防止対策を施す
- 製造用水設備の材質，処理剤に配慮する
- 精製水は製造後即座に使い切る

図解　6.25

1. 水道水

日本の水道水には「水道法」という法律があり，水道事業，水道用水供給事業，専用水道，簡易専用水道について規定されている（図解6.26）。

水道法を補うために，数多くの政令，省令，告示がある。水道法施行令，水道法施行規則，水質基準に関する省令から始まって，水道施設の技術的基準，装置の構造・材質等である。通知類も多数出されている。

日本で得られる水道水は，水道事業者が水質を保証している。水道水を化粧品製造に使用するとき，その水質を自社で試験する必要はなく，水道事業者の試験結果を定期的に入手するとよい。なお，企業が工業用途で大量に水道水を使用することを認めない地方公共団体もあると聞く。化粧品製造に水道水を大量に使用する場合には，地方公共団体に相談したほうがよい。

水道水

◆「水道法」という法律がある（日本）
- 水道法（1957年6月15日法律第177号，最終改正 2018年12月14日日法律第122号）
- 水道事業および水道用水供給事業には厚生労働大臣の認可が必要
 簡易水道事業，専用水道，簡易専用水道についても規定している

◆水道法以外にも多くの法令がある（日本）
- 水道法施行令（最終改正 2006年3月31日政令第46号）
- 水道法施行規則（最終改正 2014年2月2日厚生労働省令）
- 水質基準に関する省令（最終改正 2015年3月2日）
- 水道施設の技術的基準を定める省令（最終改正 2014年2月28日）
- 給水装置の構造及び材質の基準に関する省令（最終改正 2014年2月28日）
- 水質基準に関する省令の規定に基づき厚生労働大臣が定める方法（告示）
- 資機材等の材質に関する試験（告示）
- 給水装置の構造及び材質の基準に係る試験（告示）
- 水道法施行規則第17条第2項の規定に基づき厚生労働大臣が定める遊離残留塩素及び結合残留塩素の検査方法（告示）
- 簡易専用水道の管理に係る検査の方法その他必要な事項（告示）

図解　6.26-1

◆水道水（飲料水）の水質基準は各国で異なる
- 各国が飲料水の水質基準を定めている
- 水質試験は，微生物，化学物質（無機物および農薬を含む），放射性物質，官能試験に分けることができる
- 日本における水質試験は，健康に関係する30項目と性状に関連する20項目に分けることもできる
- 水質基準は，日本，WHO，米国，EU で大きく異なる
 例えば，日本の基準には放射性物質が含まれない

1）日本の水質基準
* 水道法に基づき，水質基準を厚生労働省令（最終改正 2011年1月）で定めている
* 水質基準は毎年のように変更される
 10年サイクルで全面見直しされる
* 50項目の試験を実施する　→　図解6.27
* 2011年4月1日からトリクロロエチレンの水質基準が0.03 mg/L以下から0.01 mg/L以下に改正された

2）米国の水質基準
* 州によって異なる
* 米国環境庁（EPA）が示す200項目を超える基準値をもとに，州で決める，水道の規模によっても異なるという

3）EUの水質基準
* EUが飲料水の基準を定め（1998年），EU加盟各国が国内法制化を行っている
* 微生物2項目，化学物質26項目，官能18項目，放射性物質2項目 を含んでいる

図解　6.26-2

日本の水道法第4条の水質基準			2015年4月1日施行
		検査項目	基準値
健康に関連する項目	基01	一般細菌	1mL中100個以下
	基02	大腸菌	検出されないこと
	基03	カドミウム及びその化合物	0.003mg/L以下
	基04	水銀及びその化合物	0.0005mg/L以下
	基05	セレン及びその化合物	0.01mg/L以下
	基06	鉛及びその化合物	0.01mg/L以下
	基07	ヒ素及びその化合物	0.01mg/L以下
	基08	六価クロム化合物	0.05mg/L以下
	基09	亜硝酸態窒素	0.04mg/L以下
	基10	シアン化物イオン及び塩化シアン	0.01mg/L以下
	基11	硝酸態窒素及び亜硝酸態窒素	10mg/L以下
	基12	フッ素及びその化合物	0.8mg/L以下
	基13	ホウ素及びその化合物	1.0mg/L以下
	基14	四塩化炭素	0.002mg/L以下
	基15	1,4-ジオキサン	0.05mg/L以下
	基16	シス-1,2-ジクロロエチレン及びトランス-1,2ジクロロエチレン	0.04mg/L以下
	基17	ジクロロメタン	0.02mg/L以下
	基18	テトラクロロエチレン	0.01mg/L以下
	基19	トリクロロエチレン	0.01mg/L以下
	基20	ベンゼン	0.01mg/L以下
	基21	塩素酸	0.6mg/L以下
	基22	クロロ酢酸	0.02mg/L以下
	基23	クロロホルム	0.06mg/L以下
	基24	ジクロロ酢酸	0.03mg/L以下
	基25	ジブロモクロロメタン	0.1mg/L以下
	基26	臭素酸	0.01mg/L以下
	基27	総トリハロメタン	0.1mg/L以下
	基28	トリクロロ酢酸	0.03mg/L以下
	基29	ブロモジクロロメタン	0.03mg/L以下
	基30	ブロモホルム	0.09mg/L以下
	基31	ホルムアルデヒド	0.08mg/L以下

図解 6.27-1

	基32	亜鉛及びその化合物	1.0mg/L以下
性状に関連する項目	基33	アルミニウム及びその化合物	0.2mg/L以下
	基34	鉄及びその化合物	0.3mg/L以下
	基35	銅及びその化合物	1.0mg/L以下
	基36	ナトリウム及びその化合物	200mg/L以下
	基37	マンガン及びその化合物	0.05mg/L以下
	基38	塩化物イオン	200mg/L以下
	基39	カルシウム,マグネシウム等(硬度)	300mg/L以下
	基40	蒸発残留物	500mg/L以下
	基41	陰イオン界面活性剤	0.2mg/L以下
	基42	ジェオスミン	0.00001mg/L以下
	基43	2-メチルイソボルネオール	0.00001mg/L以下
	基44	非イオン界面活性剤	0.02mg/L以下
	基45	フェノール類	0.005mg/L以下
	基46	有機物(全有機炭素の量)	3mg/L以下
	基47	pH値	5.8以上8.6以下
	基48	味	異常でないこと
	基49	臭気	異常でないこと
	基50	色度	5度以下
	基51	濁度	2度以下

◆他に,水質管理目標(26項目＜農薬59細目を含む＞)
および要検討47項目が定められている

図解 6.27-2

　日本では,水道水の水質基準は「水質基準に関する省令」に詳しく定められている。**図解6.27**に示した51項目に及ぶ基準項目である。一般細菌,大腸菌から始まって,重金属,ハロゲン系化合物,有機化合物,臭気,色度,濁度等である。51項目は,健康に関係する31項目と性状に関連する20項目に分けることもできる。水質基準以外にも,水質管理上留意すべき項目を水質管理目標26項目(農薬59細目を含む),毒性評価が定まらない物質や,水道水中での検出実態が明らかでない要検討の47項目が定められており,水道事業者は情報提供を求められている。

　一方,水道水(飲料水)の水質基準は国によって異なる。水道水としてよりも飲料水(Drinking Water)として水質基準を定めている国が多い。米国では,飲料水の水質基準が州によって異なる。米国環境庁が示す200項目を超える基準値をもとに,各州が独自に水質基準を定めるのだという。また,水道の規模によっても水質基準が異なると聞く。欧州では,EU(欧州連合)が飲料水の基準を定め,EU加盟国が自国内で法制化している。

　なお,欧州や米国では水道事業を民間に開放しているところが多い。日本では,水道事業は公共事業という感覚だが,水道事業が公共事業でない国も存在する。化粧品事業が国際化する昨今,水道事業が国によって異なることを知っておいてほしい。

2．常水

日本薬局方に「常水」が定義されている（図解6.28）。常水とは，日常生活で使用する飲料用の水道水および井戸水等からの製造水の総称である。井戸水や工業用水を自社で処理して，水道水の水質基準に適合させた水が含まれる。日本独特の「水」であり，外国には同様の分類がない。日本薬局方の水質基準およびアンモニウムの純度試験に合格しなければならない。この常水の品質規格は2016年3月に改正された。なお，常水の英語訳はwaterである。

常　水　第17改正日本薬局方　2016年3月7日告示

常水
Water

$H_2O : 18.02$

本品は，水道法第4条に基づく水質基準（平成15年厚生労働省令第101号）に適合する．なお，本品を井水，工業用水等から各施設において製造する場合は，当該基準によるほか，次の試験に適合する水とする．

純度試験　アンモニウム〈1.02〉　本品30mLを検液とし，試験を行う．比較液はアンモニウム標準液0.15mLにアンモニウム試験用水を加えて30mLとする（0.05mg/L以下）．

- 常水＝水道水 または 井水（井戸水）等から製造したもの
- 日本独自の「水」
- 日本薬局方に水質が定められている

➢ 水道法第4条の水質基準51項目（図解6.27）に合格すること
➢ 井水，工業用水等から製造する場合は，上記51項目以外にアンモニウムの純度試験（0.05mg／L以下）に合格すること。

図解　6.28

3．精製水

　精製水とは，「ごみ，有機物，無機物，イオン，水処理剤を取り除いた水」である(**図解6.29**)。化粧品の製造に精製水を使用することが多くなった。その精製水の多くは自社で製造する。精製水の品質規格は外原規および日本薬局方に定められているので，外原規および日本薬局方の規格に適合した精製水を製造する。外原規等に収載されている「精製水」は，日本薬局方収載の精製水と試験法が異なるが日本薬局方の試験規格を満たせば外原規の精製水と同等とされている。化粧品製造業者は日本薬局方の変更を理解し，その変更を取り入れる必要がある。日本薬局方の精製水規格が2016年に改正された。改正点は，精製水の種類，品質規格数値，測定方法の3点である。

　今まで「精製水」は1種類だったが，新たに「精製水(容器入り)」が加わった。精製水を容器に入れたものである。精製水は，常水を原料にして，自社内の精製システムで製造し，配管を通じて化粧品等の製造設備に供給する水を指す。一方，精製水(容器入り)は，製造した精製水を気密容器に充てんし，製品として市場に流通させる容器入りの水である。容器入りの精製水は，容器からの溶出物に含まれる有機不純物が経時的に上昇することを考慮して，新たに設定された。

図解　6.29

- 精製水とは，「ごみ，有機物，無機物，イオン，水処理剤を取り除いた水」である
- 化粧品の製造に精製水を使用することが多くなった
- 精製水の多くは自社で製造する
- 外原規および日本薬局方に精製水の品質規格が定められている
- 日本薬局方の参考情報「製薬用水の品質管理」を参考にする
- 日本の精製水には
  ① 精製水　　　　　・・・常水より製造する
  ② 精製水(容器入り)・・・精製水を気密容器に入れたもの
  の2種類がある
- 精製水の品質規格，製造方法は各国で異なる

精製水の品質規格

精製水の品質比較

項目		外原規2006	第17改正日本薬局方
性状		無色の色，においなし	無色澄明，無臭
PH		5.0～7.0	—
純度試験	(1) 塩化物	変化しない	導電率(25℃) 2.1μS・cm-1以下
	(2) 硫酸塩	変化しない	
	(3) 残留塩素	—	
	(4) アンモニア	比較液より濃くない	
	(5) 二酸化炭素	変化しない	
	(6) カルシウム	変化しない	
	(7) 重金属	変化しない	
	(8) 過マンガン酸カリウム還元性物質	変化しない	有機体炭素(TOC) 0.50mg/L以下
蒸発残留物		1mg以下	—

● 精製水の試験方法…日・米・EUの違い

TOC
- Total Organic Carbon(全有機炭素)
- 有機不純物量の指標

1) 有機物を，①燃焼，②薬品，③UVで酸化分解し，出たCO₂を非分散型赤外ガス分析計または導電率計で検出する
2) 総炭素量を測定後，無機体の炭素を引き去る
   TOC＝TC(総炭素)－IC(無機炭素)
3) TOC計を使用して測定する
4) 日本薬局方に測定方法が記載されている
5) 日・米・EUで測定方法に差がある

導電率 ● 無機塩類の総量の指標

1) 導電率計または抵抗率計にて測定する
2) 日本薬局方に測定方法が記載されている
3) 撹拌によって試料水中に空気中のCO₂を吸収させたのちに測定する
4) 日・米・EUで測定方法に差がある

微生物モニタリング

精製水は無菌である必要はないが，微生物管理が必要
1) 水道水の水質基準にある「一般細菌：100cfu/mL以下」を管理値として管理する
2) 即座に使い切るか，適切な殺菌手段を講じる

サンプリング

精製水のサンプリングは他の原料より慎重に行う
1) 清潔なサンプル瓶を使用する
2) 微生物管理をした使用口でサンプリングする
3) 採水後2時間以内に試験することが望ましい

図解 6.30

外原規と日本薬方の精製水の品質規格を**図解6.30**に示した。さらに，精製水の日・米・EUの違いを図解6.30に示した。

2016年の改正で，日本の精製水の品質規格と米・EUの規格とが整合してきた。しかし，細かいところで違いが存在する。海外への輸出を検討している製造業者は各国の最新の品質規格を調べる必要がある。

精製水は無菌である必要はない。しかし，微生物の管理が必要である。水道水の水質基準にある「一般細菌数：100cfu/mL以下」にて管理する。上で述べたように，精製水は製造された瞬間から微生物汚染が始まっている。微生物管理がなされた精製水製造設備から出た水は即座に使い切るのがよい。もし貯め置くなら，または長い配管を使用するなら，上で述べた殺菌操作をする必要がある。どの程度の貯め置き時間なら殺菌が必要でないか，どの程度の長さの配管なら殺菌しなくてよいのかは，精製水の置かれている環境で異なる。自社設備の微生物増加度合を測定し，自社の精製水使用基準を設けるしかない。

精製水のサンプリングには配慮が必要である。使用するサンプルビンおよび採水口の管理が重要である。採水時の手順(どれだけの水量で共洗いするか等)も決めておかねばならない。採水後2時間以内に試験を実施する。もし貯め置くなら，2～8℃に保存し，12時間以内に試験を行う。

第7章 製品の管理

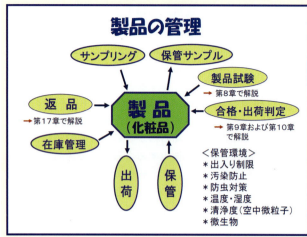

図解 7.1

7.1 製品の管理

製品（化粧品）の管理には，サンプリング，製品試験，保管，出荷，在庫管理，返品等の数多くの項目がある（**図解7.1**）。これらのうち，製品試験に関しては第8章（品質管理-1）で，合格・出荷判定に関しては第9章（品質管理-2）および第10章（品質保証）で，返品に関しては第17章（苦情，回収，措置）で解説する。本章では，製品のサンプリング，保管サンプル，製品の入庫・保管・出荷，保管条件，保管庫，製品の管理に必要な文書を解説する。

なお化粧品GMPガイドラインでは以下のような定義がある。

2.32 サンプル（sample）　ある一群について，それについての情報を得るために選択した一つ以上の代表的検体。

2.33 サンプリング（sampling）　サンプルの調製や採取に関する一連の作業。

7.2 製品のサンプリング

製品のサンプリングとは，製品試験用の製品サンプルを採取することである。一般的には，包装作業前のバルク製品を製造場所でサンプリングする。GMPでは，製品のサンプリングは大変重要な作業であり，化粧品GMPガイドラインでも第9章第7項に詳しい記載がある。その内容を中心にして，バルク製品のサンプリング方法を**図解7.2**に示した。

化粧品GMPガイドラインではサンプリングは権限所有者が行うこととされ，製品のサンプリングはQC（品質管理部）が行うのが原則である。製品試験およびその結果判定はQCの仕事である。製品試験を責任持って行うためにもサンプリングをQC自身で行う。サンプリングによる汚染を防止するため，またはQCのサンプリング担当者の安全のため他部署にサンプリングを委嘱することも可能であるが，サンプリング者には，サンプリング手順およびサンプリング時の注意事項を教育訓練しなければならない。これらを行わずに手順書を渡して，「やっておけ」では確実なサンプリングは行えない。

バッチを代表するサンプルを採取しなければならない。液体の製品なら，全体を簡単に均一にすることができ，採取したサンプルがそのバッチを代表しているといえる。しかし，粉体，固体，粘性液体の場合にはバッチ全体が均一であるといえない場合がある。場所によって品質に差がある場合には，均一にした後にサンプリングを実施する。もし，1バッチで複数の容器が存在する場合には，製造過程で1つの容器に移して混合する必要がある。採取した複数のサンプルを混合して，バッチを代表するサンプルとしてはいけない。

サンプリングを実施するときは周囲を整理し，製品およびサンプルに汚染が発生しないようにすることは言うまでもない。

サンプリング器具およびサンプル容器には十分な配慮をする。試験結果へ影響がないサンプル瓶を使用する。製品規格の中に微生物に関連する項目が含まれているなら，サンプル瓶，サンプリング器具をあらかじめ乾熱滅菌する。ポリエチレン等のプラスチック袋は破損および内容物への悪影響の可能性があるので好ましくない。

バルク製品のサンプリング （案）

手順書に定めておく

どこで，誰が，方法は，どの，
① あらかじめ定めた場所で行う
② QCがサンプリングを行う（製造部門は行わない）。
③ サンプリング手順を決めておく
　* サンプリング時期
　* サンプリング方法
　* 使用する機器
　* サンプル量
　* サンプル容器
　* サンプル容器への表示
　* 保管条件 (storage conditions)
　* サンプル容器，サンプリング機器の洗浄と保管
④ サンプリング者は次の教育訓練を受けておく
　* サンプリング手順
　* 機器取り扱い方法
　* 製品の取り扱い注意事項
　* 製品，容器，ラベルの目視検査方法
⑤ バッチを代表するサンプルを採取する
　* 均一な1つの容器からサンプリングする
　* 場所によって品質差があるときは，混合作業を行ってからサンプリングする
⑥ サンプルラベルを貼付したサンプル容器に入れる

サンプリング環境は
◆ 周囲を整理してサンプリングする

サンプル容器
◆ 十分に洗浄したサンプル瓶にラベルを貼っておく（プラスチック袋は好ましくない）
◆ QC自身で準備する

サンプリング量
◆ 一般的には，試験用サンプルは全製品試験必要量の2倍量を採取する

サンプルの保存期間
◆ 一般的には，製品試験が終了し，その試験結果が承認されるまで保存する

図解 7.2

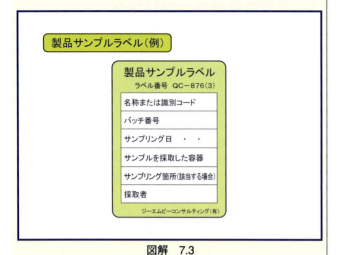

図解 7.3

最終製品の保管サンプルのポイント

- ◆目的：製品を使用期限中に見直す（再試験，不審点解明等）ときに備える。
- ◆製品の1次包装の形態で保管する（少なくとも）。
- ◆各バッチを代表するサンプルを保管する。
- ◆一般的には各バッチ2個保管する。
  ・・・少なくとも製品試験が2回行える量が必要
- ◆製品が最も安定な条件で保管する。
  ・・・10～20℃，60％湿度，暗所が適切か？
- ◆5年間または使用期限プラス1年間保管する。
  ・・・日本化粧品工業連合会の資料「品質管理試験室手順書」第10項より

図解 7.4

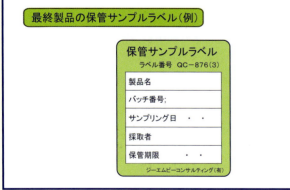

図解 7.5

サンプル容器には図解7.3のようなラベルを貼っておく。サンプリングの前に貼っておくことを勧める。容器の間違い防止のためである。ときどき，油性のペンで容器に手書き記入したサンプル瓶を見かけるが，記載項目の欠如や不明朗な記載につながる。ずぼらな作業を行ってはならない。

サンプルの保存期間を決めておく。一般的には，製品試験が終了し，その試験結果が承認されれば廃棄する。試験時に何度も開封されたサンプルは，各種の汚染が発生している可能性があり，長期間保存しても意味を持たない。できれば試験に使用・再使用したサンプル量，残りのサンプル量を記録しておくことを勧める。GMPは性悪説である。合格するまで試験を繰り返したと疑われないようサンプル量を明確にしておくとよい。

7.3 最終製品の保管サンプル（参考品）

化粧品GMPガイドライン第9章第8項に最終製品の保管サンプルに関する記載がある。この内容をもとにして，最終製品の保管サンプルのポイントを図解7.4にまとめた。

最終製品の保管サンプルを保管する目的は，製品の使用期限中に発生するかもしれない「見直し作業」に備えるためである。品質上に問題が発生して，再試験が必要になるかもしれない。発生した苦情に対処するために，品質以外の不審点の検討が必要になるかもしれない。最終製品の保管サンプルは再試験や不審点解決のために使用する。

製品の一次包装の形態で保管する。二次包装や製品パッケージの姿で保管してもよい。パッケージの配色保持等の外観，表示内容が問題になりそうなら，製品そのものの形態で保管するのもよいだろう。

製品試験用サンプルの残りを保管サンプルとしている例を見かけるが，これは間違っている。上にも述べたように，試験に使用したサンプルは試験時に何度も開封されており，各種の汚染が発生している可能性があるので保管サンプルにはなり得ない。

各バッチを代表する最終製品のサンプルを保管する。保管サンプルには図解7.5のようなラベルを貼付しておく。

最終製品の保管サンプルは，製品を最も安定に保管できる条件で保管する。適切な温度，湿度，光対策をした保管場所に保管する。なお，温度，湿度をモニタリングすることを推奨する。参考品として1カ所にまとめて，年代ごとに保管することを勧める。

保管サンプル（参考品）の採取量は一般的に試験検査の2倍量を保管する。

第7章 製品の管理

7.4 製品の入庫，保管，出荷

化粧品GMPガイドラインの保管および出荷に関する記載をベースにして，製品の入庫，保管，出荷の一連の流れを**図解7.6**に示した。包装工程で梱包された製品に「試験中」のラベルを貼り，仮保管する。試験に合格して，正式な保管をするまでの一時的な保管である。

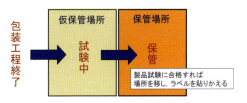

図解 7.6

仮保管と保管のイメージ図を**図解7.7**に示した。仮保管中の製品が間違って出荷されることがないような状態にして保管する。できれば本保管場所と明確に区分する。部屋，棚，場所を変え，さらに，区画棒，色分け，表示分けをして，仮保管品が間違って出荷されることがないように工夫をする。仮保管品は製品試験中の仕掛品であり，製品ではない。ゆえに，午後に試験結果が出るからといって，午前中に見込み出荷をしてはいけない。営業部の早期出荷要請圧力に屈して見込み出荷をする習慣は，いずれ大失敗の発生につながる。

製品試験合格と製品出荷許可とは異なることに注意する。製品を出荷するためには，製品試験合格ばかりでなく出荷判定者による出荷判定合格が必要なことを忘れてはならない。出荷判定者については第10章（品質保証）で解説する。

製品試験合格を確認したら「合格」のラベルを貼付し，本保管とする。合格ラベルの例を**図解7.8**に示した。このラベルは，第6章（原料および包装材料の取り扱い）にも紹介したもので，原料等の受入れ試験合格時に貼付するものと同じである。

もし製品試験結果で規格外試験結果が確定すれば，出荷禁止等の表示をして，間違って不合格品が出荷されることがないようにする。不合格が確認された製品には不合格ラベルを貼付し，不合格品置場にて隔離保管する。不合格品置場には施錠をしておく。

以上の製品入庫および保管をコンピュータで管理するなら，管理用コンピュータの検証作業，アクセス制限，改ざん防止，変更記録が必要である。コンピュータに関しては第18章（コンピュータとセキュリティ）に解説がある。

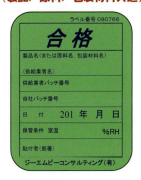

図解 7.7

図解 7.8

**梱包製品に貼られている
ラベル類のイメージ**

試験中
試験合格
出荷可
注意書きラベル
製品ラベル

社内手続きラベル
製品用ラベル

図解　7.9

　梱包製品に貼られているラベル類のイメージを**図解7.9**に示した。最初に試験中ラベルが貼られ，試験合格確認後に，その上に（下のラベルが見える程度に重ねて）試験合格ラベルが貼られ，さらに品質責任者による出荷承認作業後に出荷可ラベルが貼られる。そして，製品ラベルと注意書きラベルが貼られる。合計5種類のラベルが外装に貼付される。製品梱包作業の形態により，外装に貼られるラベルが出荷可ラベルと製品ラベル，および注意書きラベルの3種類になる場合もある。

　製品の外装に試験中，合格，出荷可のような社内ラベルを貼る必要はないが，社内手続きラベルを製品の外装に残しておくことは，製品が十分な手続きを経て出荷されていることを示しており，製品への信頼感を増すことになると考える。ラベルは意思の伝達と間違い防止に大変有効である。有効なラベルを作成して利用することを勧める。

　品質責任者による出荷承認については第10章（品質保証）で解説する。また，製品ラベルについては第11章（文書，手順書，ラベル）で解説する。

7.5 製品の保管環境

製品の保管時に必要な環境項目を図解7.10に示した。保管庫への出入り制限は必ず行う。普段は施錠し，使用時のみ解錠する。入室者の管理記録も必要である。手書きの記入管理より，自動記録式カード施錠管理を勧める。

汚染防止，防虫防鼠対策も必要である。これらについては第2章で取り上げたので，参照されたい。温度，湿度，清浄度，微生物という環境設定が必要な製品もある。すべての製品に必要というわけではないが，安定性試験結果等を参考にして設定する。以上の項目は，図解6.21（原料，包装材料の保管環境）と同じである。製品と原料を同じ環境で保管できるが，一般的には製品保管環境を原料のそれより一段厳しく設定する。特にセキュリティー（出入制限）および汚染防止の設定を厳しくする。

図解7.10の項目のうち，保管温度および湿度は製品の安定性試験の結果を参考にして設定するが，その設定方法は化粧品GMPガイドラインに記載されていない（図解7.11）。安定性試験は化粧品の品質を設定するときの必須項目であり，かつ製品の保管環境（保管温度，湿度，保管期限）および製品パッケージに表示するユーザーの保存条件（温度，湿度，光，使用期限等）とも関係している。

薬発第1330号（1980年発表の厚生省薬務局長通知）「薬事法の一部を改正する法律の施行について」に，化粧品の使用期限および安定性試験に関する規定がある。その抜粋を図解7.11に示した。

化粧品の使用期限とは，最終包装製品の形態にて，流通下保存条件で性状および品質が保証しうる期限のことであり，製造業者が安定性試験データに基づき設定するものである。特定成分の変化ばかりでなく，化粧品全体の性状および品質の変化に着目する。具体的には，成分分離，異臭，変色等に着目する。さらに，加速試験の結果と長期安定性試験の結果の関係を，加速6カ月以上は室温3年以上の安定性試験に匹敵すると述べている。この通達にも安定性試験の条件（何度でどれぐらいの期間行うのか等）が記載されていない。

化粧品の安定性試験の条件は，製品の使用期限の設定のために大変重要である。同時に，製品の保管条件決定のためにも重要である。その安定性試験の条件が法令やガイドラインに的確に定められていない。一般的には，化粧品製造業者が薬審第43号（1991年発表の厚生省薬務局審査・新医薬品課長連名通知）「医薬品の製造承認申請に際して添付すべき安定性試験成績の取扱いについて」を参考にして，化粧品各社で独自の判断にて設定している。標準的な安定性試験条件は存在しない。参考までに，薬審第43号の安定性試験条件の

製品の保管環境

- 出入り制限
  * 製品保管庫の出入り制限
  * 入室者管理記録が必要
- 汚染防止
  * 施設対応，動線管理が必要
- 防虫防鼠対策
  * 防虫防鼠対策が必要（第2章参照）
- 温度，湿度
- 清浄度（空中微粒子）
- 微生物
  * 必要な項目を設定する
  * 安定性試験結果，製品規格書等をもとに，製品ごとに設定する

図解　7.10

保管温度，湿度の設定

◆ 保管温度，湿度は製品の安定性試験の結果を参考にして設定する
◆ 化粧品GMPガイドラインには保管温度，湿度の設定方法の記載がない
◆ 安定性試験は化粧品の保管条件や使用期限と密接な関係がある

化粧品の使用期限の設定

- 薬発第1330号「薬事法の一部を改正する法律の施行について」第4項二（二）より
  - 使用期限：最終包装製品の形態にて，流通下保存条件で性状および品質が保証しうる期限
  - 製造業者が安定性試験データ等に基づき設定する
  - 特定成分の変化，化粧品全体の性状および品質の変化に着目する
    ＜変化の着目点の具体例＞
    （ア）かび等の発生
    （イ）成分分離
    （ウ）異臭
    （エ）変色
    （オ）沈殿発生
    （カ）成分分解による有害物生成
    （キ）配合成分の含有量や力価の低下
- 第4項二（一）より
  - 加速試験（40℃±1℃，75%RH 6カ月）の結果は，室温で3年以上の安定性試験結果にほぼ匹敵すると判断できる

図解　7.11

ポイントを**図解7.12**に示した。

長期安定性試験の標準的条件を，包装したままの状態で25±2℃ 3年以上保存し，保存によって影響を受けやすい項目を試験するとしている。加速試験を，包装したままの状態で40±1℃，75±5％RH，6カ月以上保存し，保存によって影響を受けやすい項目を試験するとしている。

医薬品の安定性試験の条件は近年変更されている。医薬品GMPの最新のガイダンスを参考にして，化粧品の安定性試験の条件を提案したい（**図解7.13**）。

化粧品の保管条件，流通条件，使用期限は製品の長期安定性試験の結果によって設定するのが原則である。安定性試験の結果がない条件下では保管しない。推測や予測で保管条件や使用期限を設定してはいけない。しかし，これでは新製品の発売に3年もの安定性試験が必要になる。そこで，加速試験の結果を参考にして保管条件および使用期限を設定する。しかし，安定性試験は継続して5年間実施することを勧める。

具体的な安定性試験条件として，
　長期：温度25±2℃×5年間　湿度65％±5％
　　　　RH×5年間
　加速：温度40±2℃×6カ月間　湿度70％±5％
　　　　RH×6カ月間
　光　：キセノンランプ等を使用して長時間
を提案したい。

加速試験の結果と長期安定性試験の結果が直線関係にあるとは限らない。すべての化粧品で両者に並行関係があるというのは乱暴であろう。例えば，乳化製品の安定性は使用する乳化機および乳化技術にもよるが，ある温度で急速に乳化状態が変化する。乳化製品には，加速試験の結果で長期安定性試験の結果を予測することはできない。

安定性は製品の品質を最も正確に表す試験結果の1つである。製品の品質が保持されていることを確認するためにも，年に1バッチの長期安定性試験（25℃×5年間）を継続することが必要であろう。

製品の保管条件・使用条件は化粧品製造業者の信頼性に関係している。正確な安定性試験（長期＋加速＋光）を行って，品質の安定した製品を供給しなければならない。

化粧品の安定性試験の条件

■製造業者が薬審第43号等を参考にして条件設定する

薬審第43号「医薬品の製造（輸入）承認申請に際して添付すべき安定性試験成績の取扱いについて」

ポイント
① 流通期間中の品質の安定性を確認するために長期安定性試験を実施する
　＊包装した状態で25±2℃または特別貯蔵温度で実施
　＊3年以上実施
　＊保存により影響を受けやすい項目を試験する
② 品質の安定性を短期間で推定するために加速試験を実施する
　＊包装した状態で40±1℃，75±5％RH
　＊6カ月以上実施
　＊保存により影響を受けやすい項目を試験する

図解　7.12

安定性試験の条件（案）

筆者の提案 ●医薬品GMPのガイダンスも参考にして，

◆製品の保管温度，湿度および使用期限は，製品の安定性試験の結果から設定する
◆安定性試験結果がない条件下の保存をしない
　（推測，予測で保管条件や使用期限を設定しない）
◆加速試験の結果を参考にする
◆光安定性試験の結果で光に対する保管条件を設定する
◆製造開始後も長期安定性試験を継続する
　＊1バッチ／年×5年間の安定性試験を追加する
　＊安定性不足の結果が出れば，製品回収と製品改良を行う
◆化粧品製造業者は，製品の保管条件および使用期限に全責任を負う（リスクを背負う）こと
◆具体的な安定性試験案

安定性試験条件	保管条件，使用期限
長期：25±2℃×5年間 加速：40±2℃×6カ月間	屋内（常温）保管 3年間
光　：キセノンランプまたはハロゲンランプにて総照度120万Lux・hr以上および総近紫外放射エネルギー200W・h/m² 以上の光に曝光する	光に敏感なら，光対策（容器対策または保存条件設定）を実施する

図解　7.13

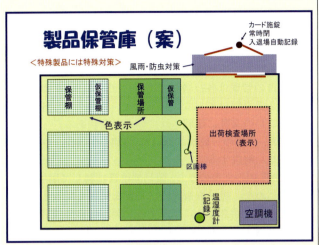

図解 7.14

7.6 製品保管庫

　製品保管庫案を**図解7.14**に示した。出荷検査場所，仮保管と保管場所，空調設備，入退場自動記録，風雨・防虫対策，温・湿度記録計を施した保管庫である。化粧品GMPガイドラインでは空調の設置を要求していないが，現在のほとんどの化粧品製造所には空調が設置されているので，保管庫にも空調が必要だと考える。温・湿度記録計の設置場所は保管庫内の数カ所で測定し，できれば条件の悪い場所（ワーストケース）に設置することを勧める。条件の悪い場所を管理することにより他の場所に保管している製品の安定性を確保できる。

　保管庫の出入口は，温・湿度管理と防虫防鼠対策のために2重扉にしてある。入退場の自動記録は必須要件ではないが，ITが発達し安価に自動記録ができる現代においては，入退場を手書き記録するより自動記録させるほうがコスト的にもメリットがあると考える。ITを使用すれば，コンピュータ管理云々といった課題も出てくるが，自動記録計メーカーと話し合って容易な方法を採用すればよい。

　出荷検査場所を保管庫内に設置する必要はないが，製品保管と同じ温・湿度管理下で行う必要があるので保管庫内に設けた。特殊品の保管には特殊条件管理が必要である。

7.7 製品の管理に必要な文書

製品の管理に必要な文書(案)を**図解7.15**に示した。製品管理を十分に行うには，製品に関する基礎的な検討結果を記載したGMP文書，作業に関係する手順書，各種記録書，管理文書が必要である。製品の管理および文書の管理は各社各様であり，図解7.15の文書すべてが必要なわけではない。しかし，図解7.15の各項目がどこかの文書に記載されている必要がある。

なお，文書の一般論は第11章(文書，手順書，ラベル)で詳しく解説する。

図解7.15の文書のうち，製品標準書に関して図解7.16にまとめた。製品取扱い時に必要な情報を記載した文書で，製品品目ごとに作成する。製品標準書は日本独特の文書で，化粧品GMPガイドラインにはこの文書の概念の記載がない。製品の管理にはとても便利な文書であり，作成を勧めたい。

製品の管理に必要な文書(案)

GMP文書
* 製品標準書
* 安定性試験報告書

手順書
* 製品の管理手順(総論)
* 製品の識別番号およびバッチ番号のつけ方
* 製品用ラベル
* 製品の試験方法
* 製品の包装，梱包の方法
* 製品の入庫，保管，出荷の手順
* 製品の在庫管理
* 製品の配送
* 製品のサンプリングと保管の環境
* 不合格製品および期限切れ製品の取扱い
* 製品の返品品，回収品の受入れ手順
* 製品の安全性と危険性

記録書
* 製品ラベル台帳
* 製品の保管，配送台帳
* 製品の返品，回収，廃棄台帳
* 配送業者との交信記録

管理文書
* 製品リスト
* 製品品質規格書
* 製品仕様書
* 製品委受託製造契約書，覚書
* 配送業者との契約書，覚書
* 商社，代理店との契約書，覚書

図解 7.15

製品標準書 例

● 製品取扱い時に必要な情報を記載した文書
● 製品品目ごとに作成する
● 日本独特の文書(化粧品GMPガイドラインにはない)
● 記載項目例
 1) 製品名
 2) 製造販売届出年月日または製造販売承認年月日および承認番号
 3) 成分名，配合量
 4) 製品等の規格および試験検査方法
 5) 容器の規格および試験検査の方法
 6) 包装材料，表示材料の内容
 7) 製造方法および製造手順
 8) 用法，用量，効能，効果，使用上の注意
 9) 保管条件および取扱い上の注意事項
 10) 原料および包装材料供給業者，製造販売業者等との取決め事項
 11) その他の必要事項

図解 7.16

製品標準書に記載する項目例を**図解7.16**に示した。定まった項目というものはなく，各社が各製品の管理に必要と思われる項目を記載すればよい。品目ごとに作成するのが原則だが，シリーズ製品になっているならシリーズで1つの製品標準書にまとめてもよい。製造方法や製造条件，試験条件を詳細に書いてもよい。しかし，製品標準書作成の目的を製品取扱い時に必要な情報に絞るなら，製造方法等については簡略に済ませるべきであろう。要は，化粧品製造業者として使いやすい形態の製品標準書を作成することである。

製品標準書に記載があるからといって，図解7.15の手順書の作成が省略できるわけではない。GMPでは，「手順書がなければ作業を行うことができない」ことを忘れてはいけない。標準書が手順書の代理を務めることはできない。

製品に関するその他の注意事項

出荷判定
- 製品試験合格＝製品出荷OK ではない。
- 製品の出荷判定は出荷判定者が行う(第10章参照)。

在庫管理
- 先入れ先出しルールが基本
- 製品の在庫調査を定期的に行う。
- 期限切れ品，規格外品を速やかに処分する。
- 重大な違反品が見つかったときは逸脱処理を行う。
- コンピュータ管理は慎重に！

製造業者と製造販売業者
- 両者の責任を明確にしておく(契約書に記載)。
- 製品出荷記録書は両者で別々に作成する。

図解　7.17

7.8 製品に関するその他の注意事項

製品に関するその他の注意事項を**図解7.17**に示した。製品試験の結果からQC担当者およびQC責任者が試験合格を判定したからといって製品を出荷できるわけではない。製品の出荷判定は出荷判定者が行う。責任技術者が出荷判定者を兼務し，かつ品質部門に所属していれば，責任技術者が出荷判定を行うことができる。出荷判定者が別にいれば出荷判定者が出荷判定をし，その結果を責任技術者に報告する。製品の出荷判定の詳細は第10章(品質保証)を参照のこと。

最も古い在庫の合格製品から出荷する(先入れ先出し)。製品の在庫調査は定期的に行う。そして，期限切れ製品や規格外品が在庫されていないように管理する。重大な違反品が見つかれば必ず逸脱処理をする。

製品の在庫管理をコンピュータシステムで行う企業が増えてきた。2010年頃と比べて，コンピュータの信頼性は格段に向上し，コンピュータの故障による製品の管理不備はほとんどなくなった。課題は，コンピュータ使用時の間違い防止と改ざん防止である。アクセス制限をして，システムを熟練者しか使用できないようにする。また，改ざんができないシステムにしておくことが重要である。GMPの基本思想が「性悪説」であることを忘れないでほしい。コンピュータに関しては，第18章(コンピュータとセキュリティ)にも記載がある。参照されたい。

日本独自の法令である「GQP省令」では，製造販売業者と製造業者の関係が規定されている。化粧品製造業者は，製品に関する化粧品製造販売業者との責任関係を契約書等に明確に規定しておく必要がある。例えば，製品の「市場への出荷」は製造販売業者の品質管理業務の１つである。製造販売業者が市場への出荷の可否決定を製造業者に委託している場合，製造業者は出荷に係る記録(出納記録等)を製造販売業者のGQP部門に文書で報告する必要がある。

第8章　品質管理(QC)-1

8.1 QC(品質管理)とは

　最初にQCという単語の意味を考察しておく。QC (Quality Control, 品質管理)という単語は広義にも狭義にも使用されている。欧米相手にGMPを議論するときは、QC(品質管理)を、QA(品質保証)を含む製品保証活動ととらえる。QCの概念のほうがQAの概念より幅広い場合が多い。品質管理と品質保証を合わせた概念としてQCユニット(品質部門)があり、製品保証活動すべてを行う部署である。QCユニットと聞いて製品試験を行う部署を思い浮かべると誤解をしてしまう。ISO-9000：2015(品質マネジメントシステムの基本および用語)では、QAは品質要求事項(3.6.5)が満たされるという確信を与えることに焦点を合わせた品質マネジメント(3.3.4)の一部と定義されるのに対し、QCは「品質要求事項(3.6.5)を満たすことに焦点を合わせた品質マネジメント(3.3.4)の一部」と定義されている。なお、**図解**8.1に「QC」が表す意味の種類とその違いを図にして示した。

　以上のように「QC」は種々の意味で使用されている。本書ではQCを「製品品質の管理」ととらえQAを「品質保証」として使用する。すなわちQCを、分析および試験という作業を行うとともに、統計的手法を駆使して製品品質の管理を行うこと、または部署として使用する。すなわち、製品、製造、ソフトウエア、組織等あらゆるものの品質を計画立てて管理することをQCという。

　なお、化粧品の製造現場ではしばしば、QCを製品および原材料の分析や試験と同じ意味で使用している。QC課といえば製品等の試験を担当する部署であり、分析課、試験課、検査課とも呼称している。

　QCは試料の分析さえ行っていればこと足りる存在のように思われていた時期があった(**図解**8.2)。とんでもない誤認をしていた。しかし21世紀になって雰囲気が変わった。QCが化粧品の品質保証において重要な役割を担っていることが再認識されだした。原料の多様化、海外原料の増加、安定性試験の増加等があって、品質に関する議論が増加し、品質確認機会も増加してきた。化粧品製造業者はQCの業務を正しく理解し、QCの強化を急がねばならない。

　化粧品GMPガイドラインでは9章品質管理試験室としてQCに関する事項を、原則、試験方法、判定基準、結果、規格外結果、試薬・溶液・標準品・培地、サンプリング、保管サンプルという項目に分けて詳しく規定している。本章ではこれらのうち、QCの仕事、製品試験、試薬・溶液・標準品・培地、試験記録書、規

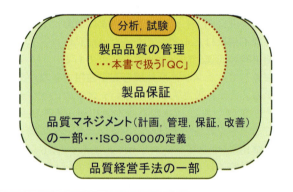

図解　8.1

図解　8.2

格外結果の調査，QCに必要な文書を取り上げて解説する。

8.2 QCの仕事

QCは，製造部門とともに化粧品製造の2本柱である。整った仕事環境で，教育訓練を受けた従業員が試験業務を行う(**図解**8.3)。製造部門が担当する仕事範囲は容易に想像がつき，よく理解されているが，QCの仕事環境や仕事範囲は十分に理解されていないように思う。図解8.3をもとにしてQCの仕事を理解してほしい。

仕事環境が整っていないと業務を遂行できない。QCが自由に使用できる試験施設，設備，および教育訓練を受けた人材を準備し，必要な手順書をQCに提供するのは化粧品製造業者の仕事である。QCは製造部門から独立していなければならない。独立しているとは，報告し指示を仰ぐ上司が製造部門と同一人物であってはならないことを意味する。

試験業務は，教育訓練を受けた従業員しか実行できない。教育訓練を社内で行うのか社外の力を借りるのかも含めて，教育訓練の体制を整え，技能を身に付けたQC担当者をそろえるのは化粧品製造業者の仕事である。

QCは，製品品質の決定，分析方法の決定等，製品の品質に係るすべての決定に関与する。そして，手順書に従って日ごろの試験業務(サンプリング，分析，合否判定)を行う。試験の記録をまとめ，記録書の基になったデータ類を記録し，保管する。試験に使用した試薬，溶液，標準品，保存品をきっちりと管理する。

試験機器の管理は重要である。試験機器を常に同じ状態で使用するには日ごろの管理が必要で，日常点検と定期点検を行い，その記録を残す。規格外結果，変更，逸脱，失敗の原因を調査するのもQC自身の仕事である。仕事環境を準備するのは製造業者の仕事であるが，実際の業務を組立てて遂行するのはQC自身である。QCは分析だけ行っていればよいのではない。分析方法を開発する，試験に関する最新情報を入手し，採用するのもQCの仕事である。

QCの仕事

仕事環境
①自由に使用できる試験施設と設備を有する
　（通常，製造区域から分離する）
②試験の実施およびサンプルと記録書の保存に十分なスペースを有する
③仕事を実行できる「教育訓練を受けた人材」を有する
④すべての仕事の手順書が準備されている
⑤組織的に製造部門から独立している

教育訓練
①導入教育訓練を実施し，記録し，保管する…個人別に
②継続教育訓練を実施し，記録し，保管する…個人別に
③必要なすべての教育訓練を実施する

試験業務
①製品の品質に係るすべての決定に関与する
②手順書に従って，サンプリング，分析，合否判定を行う
③試験記録書を作成し，保管する
④一般データ，生データを記録し，保管する
⑤試薬，溶液，標準品，保存品を取扱う
⑥試験機器を使用し，管理する
⑦分析方法を開発する
⑧試験に関する最新情報を入手し，採用する
⑨規格外結果を調査する
⑩変更を管理する
⑪逸脱を処理する
⑫最終製品を参考品として保管する
⑬必要に応じ原料を参考品として保管する

図解　8.3

「試験」の定義（案）

試験 ＝ サンプリング ＋ 分析 ＋ 結果の解析
Testing　　　　　　　　　　Analysis

試験 ｛
- ☆現場サンプリング
- ★標準品・試料（溶液）の準備
- ★試液調製
- ★システム適合性試験（キャリブレーション）
- ★分析操作
- ★計算
- ☆結果の解析
｝ 分析

図解　8.4

製品試験（Testing）

サンプリング，分析，合否判定，一般データ・生データの記録，報告，保管

- すべての作業に手順書を作成し，実施する
- 実行時点で記録する
- 科学的で適切な方法を採用する
- 逸脱はすべて記録する
- 規格外結果が出たら，手順書に従って調査し，記録する
- データは定められた期間保管する

図解　8.5

ここで，試験と分析の違いを説明しておこう。日本では，試験と分析を同一語句として，または混同して使用している場合が多い。しかし，GMPでは，試験（testing）と分析（analysis）を区別して使用する。「試験」を，サンプリング＋分析＋結果の解析を包含した語句とする（**図解8.4**）。

またISO 9000：2015は，「試験（検査）」を規定要求事項への適合を確定すること，試験を特定の意図した用途又は適用に関する要求事項に従って確定することとしており，試験のほうには判定が含まれる。そして，「分析」を分析操作そのものとし，標準品・試料の準備から分析結果の計算までとする。

試験と分析を区別すると，試験関係の業務が理解しやすくなる。QCは試験を行うので，サンプリングを自ら実施し，サンプリングしたサンプルを必要に応じて調製し分析する。そして分析結果の解析を行って試験結果を出す。サンプリング，分析，結果解析までを一人の人が行う必要はないが，QCに所属する人たちで実施する。

testingとanalysisを混同している例にCOA（Certificate of Analysis）がある。COAは試験成績書（製薬協のGMP用語では試験成績書または分析証明書である）であって，分析（検査）結果証明書ではない。COAは試験結果だけではなく製品を保証する文書で，発行はQCで行い，承認はQAで行う場合が多い。また，Stability Testingは安定性試験であって，安定性分析とは言わない。

QCの日頃の仕事の中心は「製品試験（testing）」である。製品のサンプリングを行い，分析し，試験結果で製品の合否判定を行う。そしてそれらのデータを記録し，報告し，保管する（**図解8.5**）。これらの作業すべては，あらかじめ作成した手順書に従って行う。記録は作業実行時点で記録する。メモ書きをしたり，まとめ記入をしたりしてはいけない。ときに，試験室で，メモ用紙に分析データを一時記入しておき，後に事務室でそのメモ書きを清書している場面を見かけるが，絶対に行ってはいけない行為である。メモ書きをすると，メモ書きが生データになってしまうので，メモ書きを保存しなくてはならない。メモ書きが正確に清書されていることをチェックする作業もしなければならない。分析装置には分析結果を打ち出してくれるプリンターが装備されている場合が多い。プリントアウトされたデータが生データであり，同時に装置内に残っているデータがバックアップデータとなる。生データには測定日，測定者名を手書きで記入しておくことがデータの信頼性を確保するのに必要である。

サンプリングや分析は，科学的な方法と環境（その方法がサンプリングおよび分析に適切であると説明できる方法および環境）で実施する。常識的に考えて「う

ん？」と疑問を感じるような方法や環境を採用してはいけない。例えば，GC（ガスクロマトグラフィー）測定装置の近辺でファンを回してはいけない。GCは風に敏感である。

逸脱（手順書通りに行えなかった作業や結果）が発生したときは，そのすべてを記録する。品質に影響を与えたかもしれない逸脱には，QC自身で十分な調査を実施する。

第10章でQA（品質保証）業務の詳細を紹介するが，QCとQAの違いを明確にしておこう（**図解8.6**）。QCはQAとともにQCユニットを形成する。両者ともに品質に関する仕事を実施する。QCは，文字通り「品質を管理する」のが仕事である。そのためには原料や製品のサンプリングを自ら行い，自ら分析して，その結果に責任を持つ。分析に使用する試薬，試液調製，保存品の管理を行う。

一方QAは製品の品質を保証する。保証活動を行えるのは品質保証部または品質保証部員のみである。QCは品質を保証することはできない。

QCが原材料や製品という「もの」を仕事の対象としているのに対し，QAは記録書や文書という「書いたもの」を対象として仕事を行う。QCが仕事を行う相手は製品や原材料であるのに対し，QAが品質を保証する相手は顧客である。

筆者は，QCもQAもQCユニットだが，両者は同じ部屋で仕事をすべきでないと思っている。組織の大きさにもよるが，両者を兼務するのは無理だと思う。仕事の対象も，責任を負うべき対象も異なるのだから。

8.3　試薬，溶液，標準品，培地

QCは試験業務で，試薬，溶液，標準品，培地を調製し，使用する。これらの語句の定義や要件を**図解8.7**にまとめた。

標準品とは試験に使用する標準物質のことである。標準品には，

①公式に認定された供給元から入手する場合
②自社で合成または調製する場合

の2種類がある。①の場合は受入れ試験を行わずに，添付されている品質規格試験値を使用することができる。しかし，②の場合には適切な確認試験，品質試験，および安定性試験が必要である。標準品は，一般の試薬や製品より厳重な管理をする。保管条件を遵守するのは当然であるが，鍵付きの保管庫で保管するのが望ましい。

試薬，溶液，標準品は，購入，合成または調製後の履歴管理が重要である。購入，合成，調製後は，図解8.8のようなラベルをビンまたは容器に貼付して日常管理することを勧める。

QCとQA

- QC（Quality Control）：品質管理
  - ＊原料や製品の品質を測定する
  - ＊試験結果ばかりでなく，幅広い知見を駆使して"製品品質"を管理する
- QA（Quality Assurance）：品質保証
  - ＊製品の品質を保証する
    （保証する相手は顧客）
  - ＊記録書，文書，調査結果の正当性に責任を持つ
  - ＊出荷判定者はQAに所属する

図解　8.6

試薬，溶液，標準品，培地

試薬 reagents
[意味] 試験用に購入した試薬 ＊リスト作成，ラベル表示，適切な管理 ＊使用期限の設定と表示が必要

溶液 solutions
[意味] 試験用に調製した試薬液 ＊リスト作成，ラベル表示，適切な管理 ＊使用期限の設定と表示が必要 ＊外原規または日局では「試液」という

標準品 reference standards
[意味] 試験に使用する標準物質 ＊公式供給元から入手する場合と自社で調製する場合がある ＊必要な試験，厳重な管理が必要 ＊使用期限の設定と表示が必要

培地 culture media
[意味] 微生物や生物組織を培養するもの ＊細菌，真菌，藻類用等，多くの培地がある ＊適切な環境で管理する

図解　8.7

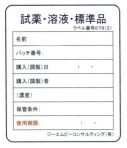
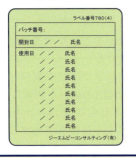

図解 8.8

図解8.8の左側のラベルは，試薬等の購入日や購入者を記入するラベルであり，右側のラベルは，開封日と使用履歴を記入する履歴ラベルである。いつ，誰が使用したかを記録することで，問題発生時に試薬等の調査を容易に行うことができる。また，使用履歴を記入することで，試薬等の管理責任を感じることができる。使用履歴のノートを作成してもよいが，試薬等の容器から離れた場所にノートがあると記入忘れが発生することが多い。

ラベル裏には「剥がせる接着剤」を使用して，試薬等の使用終了後に使用履歴ラベルを試薬台帳に添付しておけば記録として残すことができる。

8.4 試験記録書

試験結果は試験記録書にまとめる。1つのバッチの各種試験記録が別々のファイルに綴じられていたり，多くの生データが無造作にクリップで留められたりしている例を見かけるがよくない。図解8.9のようなイメージの試験記録書を作成することを勧める。「この記録書を見れば，あるバッチの化粧品の製品試験のすべてがわかる」という記録書が試験記録書である。

試験記録書は，試料データ，分析法関連記録，試験データからなっている。試験依頼書，サンプリング記録，試薬調製記録，生データ，計算式と計算結果など，そのバッチの製品試験に関係する記録がすべて記載されているか，または記載されている文書との関係がすぐにわかるようになっている。別の言い方をすれば，試験に関する記録を，各バッチ単位でまとめ，照査や承認作業を容易にし，かつ，いつでも見直すことができる記録体系を確立した文書である。

試験記録書の項目と内容を図解8.10に示した。多くの項目を記録しなければならない。これらの項目の記録が別々の用紙にあるのではなく，1枚の記録用紙に記載したい。

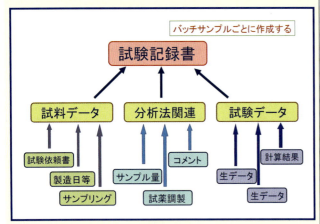

図解 8.9

図解 8.10

第8章　品質管理(QC)-1

試験記録書例

ジーエムピー有限会社　　　　　　　　　　　　　記録書書式No 04-123(3)

ビューティーX製品試験記録書

記録書制定承認　2019・06・14　榊原敏之(QA)

試験記録書No	
製品 Lot. No	
製品包装日	/ /

確認印

記録書発行者	終了記録書照査者
QC担当者	QC責任者
/ /	/ /

1. 試料データ

サンプリング依頼書No	No
サンプリング者	/ /　　（部署）　　（氏名）
採取サンプル量	約　　　　g
サンプリング時の様子	○　問題なし ○　注意点あり

2. 分析法関連および試験データ

試験項目	(実行)担当者 / /　氏名	SOP番号 GMP-QC-	標準品 No	生データ No	判定基準	試験結果	判定	コメント
1) 比重	/ /	125-6(　)	―		1.03-1.10		合・否	
2) 融点	/ /	567-3(　)			55-60℃	℃	合・否	
3) pH		332-2(　)			6.5-7.2		合・否	
〜								
9) 香り	/ /	932-8(　)	OZ-33		標準品と同じ		合・否	

3. 総合判定

逸脱の有無	有　無	逸脱 文書番号	総合判定者：（役職名）
規格外結果の有無	有　無	OOS文書番号	/ /　氏名
総合判定	製品試験　合格　保留　不合格		コメント：

図解　8.11

試験記録書例を**図解**8.11に示した。この記録書例では，試料データ，分析法関連および試験データ，総合判定の3欄を設けた。試料データ欄は，サンプリング依頼書No.から始まり，サンプリング時の様子を記載する欄を設けた。分析法関連および試験データ欄には，試験結果ばかりでなく，生データの文書番号を記載する項等を設けて，容易に試験結果の照査が行え，必要なときには試験の再構成ができるようにした。総合判定欄には，試験中に逸脱や規格外結果が発生したかどうかの記録欄を設けた。総合判定を行う照査責任者の役職と氏名が明確になるように工夫した。

　試験記録書はバッチサンプルごとに発行する。2つのバッチの試験記録を1つの記録書にまとめ記入することはできない。もし書き損じた記録書が発生すれば，記録書を再発行し，記録書No.を更新する。同じ記録書No.を2度使用してはいけない。

　すべての記録書は「識別する（identify）」必要があるので，試験記録書のヘッダーの部分に会社名と文書番号を記載した。

　毎日の作業で間違った記録書用紙が使用されないように工夫する必要がある。図解8.11では，「マスター記録書」方式を採用し，右上部に記録書制定時のQA承認跡を残した。マスター試験記録書とは，責任者（図解8.11の場合はQAが責任者）によって承認された試験記録書原本のことで，作業時にはこのマスター試験記録書をコピーして使用する。この種のマスター試験記録書は，製品品種ごとに作成する。マスター記録書方法を使用すれば，旧版の試験記録書や他種の試験記録書を間違って使用するミスを防ぐことができる。

8.5 規格外結果の調査（OOS調査）

「規格外（out of specification）」については第13章（逸脱，規格外）で解説する。規格外結果が出たときの調査はQCが係わる重要なGMP事項なので，規格外結果の調査についてのみ本章で解説する。第13章も参照されたい。

化粧品GMPガイドラインでは，規格外を，「定められた判定基準に合致しない検査，測定又は試験の結果。」と定義している。規格外結果の調査（OOS調査）は，米国のある医薬品製造業者が，合格基準ぎりぎりの不合格品を，合格結果が出るまで何度も分析して出荷していたことに端を発している。少しだけ規格値を下回る試験結果なら，何度も試験をしていると規格値を上回る結果が出る。上回れば「合格」として出荷していた。このことに米国FDAが注目することになり，以降，重要なGMP事項となった。1998年ごろのできごとであり，比較的新しいGMP事項である（図解8.12）。

OOS調査は，「すでに行った試験結果を十分に調査し，むやみに再試験を実施しない」ための取り決めである。QCが間違ったことをしたのではないかという"悪者捜し調査"ではない。

図解8.13で，規格外結果が発生したときの最初の対応を説明する。製品試験で規格外結果が出たということは，製品が「不合格」になるかもしれないこと，さらには損害が発生するかもしれないことを意味する。この時点では，試験結果に誤りがあるかもしれないという段階であり，決定ではない。多くの疑問も発生する。試験の問題か，製造の問題か，製品をどう処理するか，他にもあるのではないか，再発するのでは，等の疑問である。

何はともあれ調査を行って，試験結果を再確認しておこう，というのが「OOS調査」である。この調査にルールを設けておかないと，上記の米国で起こった「合格するまで何度も試験をする」という事態が発生しかねない。

調査においては，試験に使用した試料液の確保，試験サンプルの保留指図も必要である。規格外結果が確定したときは，迅速に連絡をしなければならない。連絡を躊躇したり，意図的に連絡先を絞ったりしてはならない。規格外結果（OOS結果）が確定したら迅速に対応しなければならない。社内の製造部，営業部等へ規格外ラベルの貼付または出荷停止ラベルの貼付等の連絡が必要である。情報を開示することが重要であり，その後の処理が速やかに行える。

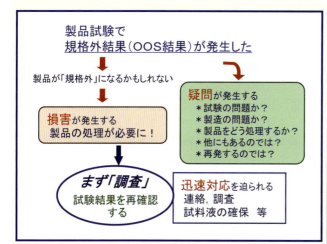

図解 8.12

図解 8.13

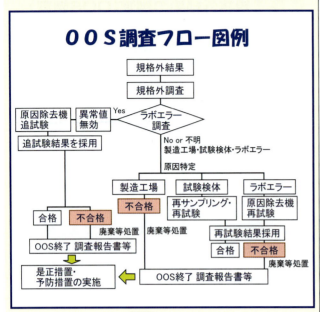

図解　8.14-1

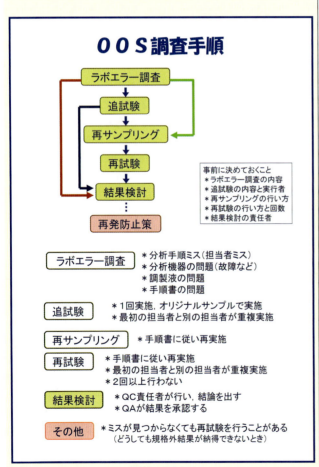

図解　8.14-2

　OOS調査手順のフロー図例を**図解8.14-1**に，具体例を**図解8.14-2**に示した。規格外結果が発生したら，まず試験にラボエラーが含まれていなかったかどうかを調査する。その内容は，分析手順ミス，分析機器の問題，調製液の問題，分析環境の問題，手順書の問題等である。ラボエラーが見つかれば，同じサンプルで原因除去後に試験を実施する。最初の担当者と別の担当者が重複実施することが望ましい。ラボエラーが見つからなかったならば，試験結果を見直した後に原因特定の調査を行う。サンプリングやサンプルそのものに問題が見つかれば再サンプリングを実施して再試験を行う。再試験は，再試験用の手順書に従って実施し，最初の担当者と別の担当者の重複実施が望ましい。いずれの場合も，QAの指示により承認する体制をとる。さらに，各種の問題点が発見されれば，それらの再発防止策（医薬品では是正措置・予防措置）を検討し，実行する。なお，追試験はラボエラーの場合にQCの責任で行う試験であり，一般的に同じサンプルで試験を行うこと。再試験はQAの指示により行う試験であり，再サンプリングを伴う場合がある。

　この規格外結果発生時の検討で，QC責任者が頑固に追試験や再試験を拒否する場面をしばしば見かける。QC責任者にとって，試験をやり直すという事態は耐え難い屈辱ごとのように見受けられる。しかし，ミスや逸脱は必ず起こるものである。規格外結果が周囲の納得を得られない場合には，面子にこだわらずに，素直に追試験や再試験を行えばよいと考える。

　追試験や再試験の条件や回数を手順書に記載しておき，追試験や再試験の回数に制限を加えておくことが重要である。「合格結果が出るまで追試験または再試験をする」という事態にならないようにする。追試験は1回，再試験は2回までにするのが常識的であろう。

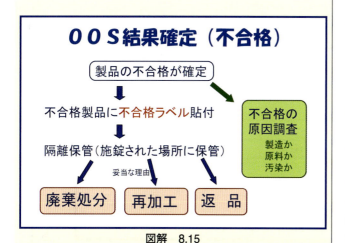

図解 8.15

OOS調査の結果，試験結果に間違いがなく規格外結果が成立するということは，製品の品質が「不合格」ということである（**図解8.15**）。製品の不合格が確定すると，まず不合格ラベルを貼付（識別表示）する。そして，あらかじめ用意されている不合格品置場（施錠が必要）に隔離保管する。追試験または再試験で不合格になった場合は，不合格の原因調査を開始する。製造が原因で不合格になったのか，原料が原因だったのか，汚染が原因だったのかを調査する。その調査結果を踏まえて，不合格品の処理方法（廃棄処分，再加工，返品）を決定し，実行する。再加工して製品に戻すには，それなりの妥当な理由が必要である。委託製造品で，特殊なケースの場合には返品も考えられる。これらの一連の作業や結果を記録に残すことはいうまでもない。

図解8.14，図解8.15のOOS調査手順および製品処理は製品について示したが，原料や包装材料の試験時にOOSが発生したときにも適用できる。

参考までに，「規格外結果発生時の調査（OOS調査）手順書」の例を章末に添付した。

8.6　QCに必要な文書

QCに必要な文書（案）を**図解8.16**に示した。QC業務に関連するGMP文書，作業に関係する手順書，各種記録書，管理文書が必要である。QCに関係するGMP文書はQCが作成するが，文書管理をQAに移してもよい。GMPに関連する業務をQAに集中させるなら，すべてのGMP文書をQAが管理するのが合理的である。

QCの手順書，記録書，管理文書は各社各様であり，図解8.16の文書すべてが必要なわけではない。しかし，図解8.16の各項目がどこかの文書に記載されている必要があるだろう。

なお，文書の一般論は第11章（文書，手順書，ラベル）で詳しく解説する。

QCに必要な文書（案）

GMP文書
* 安定性試験報告書
* 規格外結果の調査報告書
* 逸脱処理報告書
* 変更管理報告書

（QAの管理下に移すこともできる）

手順書
* 試験の手順（サンプリング方法を含む）
* 試薬，溶液，標準品の管理方法
* 溶液の調製方法
* 標準品の入手方法
* 危険物取り扱い手順
* 規格外結果の調査（OOS調査）手順
* 規格外品（不合格品）の原因調査
* 試験時の逸脱処理手順
* 試験室の清掃
* 試験機器のキャリブレーション手順
* 安定性試験の実施方法
* データの取扱い（数字の丸め方等）
* 生データの取扱い

記録書
* 製品試験記録書
* 原料および包装材料の受入れ試験記録書
* 安定性試験記録書
* 機器のキャリブレーション記録書
* 機器の定期点検記録書
* 契約分析機関の監査記録書
* QC部員の教育訓練記録書

管理文書
* 製品規格書
* 試薬，溶液，標準品リスト
* 試薬，溶液，標準品の規格書
* 機器の仕様書および取扱説明書
* 契約分析機関との契約書，覚書

図解　8.16

ジーエムピー有限会社手順書

Page 1 of 5

標題	：	規格外結果発生時の調査（OOS調査）手順

Investigation for Out-of-Specification Result

手順書番号	：	GMP－QC－1－009	前番号：	New
起案者	：	２０１９年０５月○○日	（ QC ）	榊　原　敏　之　印
確認者 2	：	年　月　日	（ QC部長 ）	印
確認者 1	：	年　月　日	（ 製造部長 ）	印
QA承認	：	年　月　日	（ QA部長 ）	谷　口　雄　三　印
発効日	：	年　月　日		
見直し期間	：	12 M	／／　，／／　，／／　，／／	

1．範　囲(Scope)

1．1　この手順書は，手順書に従って行った試験結果が，製品規格，バルク製品規格，原料規格，安定性試験等で定められた規格から外れた試験結果（規格外結果，OOS 結果）を得たときに適用する。

1．2　この手順書は，ジーエムピー有限会社内で発生したOOS結果すべてに適用する。

2．目　的(Purpose)

2．1　OOS 調査は，「規格外結果＝品質不合格」を確定する前に，試験に誤りがなかったことを確認するために実施する。

2．2　試験に誤りがなければOOS 結果を確定し「品質不合格＝不適合」の処理を開始する。試験に誤りが確認できれば再試験を実施する。

3．解　説(Explanation)

3．1　OOS 結果が出ると，該製品等の取扱いや製造工程等に多大な影響を与える。
　　　例えば，製品試験でOOS 結果が確定するとその製品は出荷できなくなり，廃棄処分・再加工・再処理等の処理をしなければならなくなる。OOS 結果発生はどこかで逸脱が発生したことを示しているのであるから，逸脱発生の原因調査や是正処置も必要になる。多大な損害と調査費用が発生する。

3．2　OOS 調査とは，規格外れの試験結果を確定する前に，試験経過にミスがなかったか等を調査することである。

3．3　OOS 調査を行う「規格」には次のものがある。
　　　A　製品規格
　　　B　バルク製品規格
　　　C　原料規格
　　　D　安定性試験や再試験に定められた試験数値
　　　E　その他，「規格」または「規格と同等に扱われる試験数値」

		Page 2 of 5
標題 ：	規格外結果発生時の調査（OOS調査）手順	
手順書番号 ：	GMP－QC－1－009	前番号： New

3．4　工程サンプルの試験結果で「管理値」が異常値を示してもOOS調査は行わない

4．責　任(Responsibilities)

4．1　OOS発生時の調査はQC責任者が責任を持って行う。

4．2　QAはOOS調査が本手順書に従いかつGMPを遵守して行われたことを確認する。
試験方法，試験設備，試験者の誤りが原因でOOSが発生したことが確認されたときは，必要な再発防止策（是正処置）が立案され実行されたことを確認する。

5．関係する手順書(Related 手順書s)

5．1　GMP－QA－1－029　逸脱処理手順
5．2　GMP－QA－2－033　異常処理手順

6．OOS調査手順(Procedure)

6．1　OOS発生時の処理概念図を図1に示す。

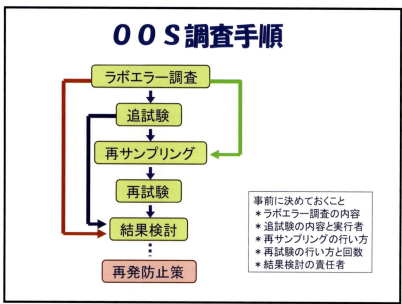

図1　OOS発生時の処理概念図

ジーエムピー有限会社手順書

Page 3 of 5

標題	:	規格外結果発生時の調査（OOS調査）手順		
手順書番号	:	GMP-QC-1-009	前番号：	New

6．2　OOS調査は**図2**の概念に従い，次の手順で処理する。

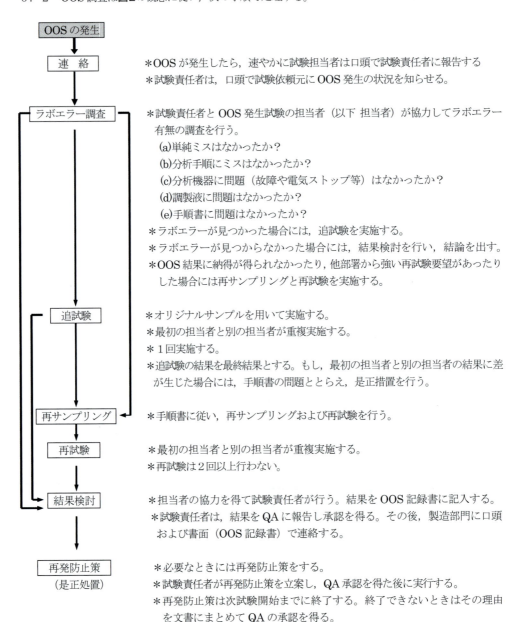

図2　OOS調査の流れ

（フロー図の内容）

- **OOSの発生** → **連絡**
  - ＊OOSが発生したら，速やかに試験担当者は口頭で試験責任者に報告する
  - ＊試験責任者は，口頭で試験依頼元にOOS発生の状況を知らせる。

- **ラボエラー調査**
  - ＊試験責任者とOOS発生試験の担当者（以下 担当者）が協力してラボエラー有無の調査を行う。
    - (a)単純ミスはなかったか？
    - (b)分析手順にミスはなかったか？
    - (c)分析機器に問題（故障や電気ストップ等）はなかったか？
    - (d)調製液に問題はなかったか？
    - (e)手順書に問題はなかったか？
  - ＊ラボエラーが見つかった場合には，追試験を実施する。
  - ＊ラボエラーが見つからなかった場合には，結果検討を行い，結論を出す。
  - ＊OOS結果に納得が得られなかったり，他部署から強い再試験要望があったりした場合には再サンプリングと再試験を実施する。

- **追試験**
  - ＊オリジナルサンプルを用いて実施する。
  - ＊最初の担当者と別の担当者が重複実施する。
  - ＊1回実施する。
  - ＊追試験の結果を最終結果とする。もし，最初の担当者と別の担当者の結果に差が生じた場合には，手順書の問題ととらえ，是正措置を行う。

- **再サンプリング**
  - ＊手順書に従い，再サンプリングおよび再試験を行う。

- **再試験**
  - ＊最初の担当者と別の担当者が重複実施する。
  - ＊再試験は2回以上行わない。

- **結果検討**
  - ＊担当者の協力を得て試験責任者が行う。結果をOOS記録書に記入する。
  - ＊試験責任者は，結果をQAに報告し承認を得る。その後，製造部門に口頭および書面（OOS記録書）で連絡する。

- **再発防止策（是正処置）**
  - ＊必要なときには再発防止策をする。
  - ＊試験責任者が再発防止策を立案し，QA承認を得た後に実行する。
  - ＊再発防止策は次試験開始までに終了する。終了できないときはその理由を文書にまとめてQAの承認を得る。
  - ＊試験責任者は必要な文書の改訂を行う。

	ジーエムピー有限会社手順書
標題　　　　：　規格外結果発生時の調査（OOS調査）手順	Page 4 of 5
手順書番号　：　GMP－QC－1－009　　　　　前番号：　New	

6．3　OOS発生後の処理は，本手順書に添付の書式＜OOS記録書＞に記載する。

6．4　詳細な調査書，報告書，参考資料を作成したときは，それらをOOS記録書に添付する。

6．5　一件のOOS調査記録は，OOS記録書を表紙とした一書類にまとめる。

7．文書保管

7．1　OOS記録書はQAが原本を保管する。

7．2　OOS記録書はコピーすることができる。コピーしたときはコピー文書であることおよびコピー者とコピー日を表紙に記載しておく。

7．3　OOS記録書は10年間保管する。

7．4　QAはOOSの一覧表を作成し保管する。その保管は永久保管とする。

8．不測の事態(Contingencies)

8．1　この手順書に記載された内容通りに実施することができない場合は，試験責任者に相談する。

9．改訂履歴(History)
　　Ｎｅｗ：　2019年5月〇〇日初版作成（試験課　榊原）

			Page 5 of 5
標題	:	規格外結果発生時の調査（OOS調査）手順	
手順書番号	:	GMP-QC-1-009　　　前番号：	New

ジーエムピー有限会社手順書

OOS 記録書　　文書番号＿＿＿＿＿＿＿＿

製品等名称：	発生日時　/　/　時　分　場所
バッチ番号：	報告者　/　/　（QC）氏名

OOSの内容
（内容） （担当者）
初期調査 　(a)単純ミスはなかったか？　　　　　□　コメント 　(b)分析手順にミスはなかったか？　　　□　コメント 　(c)分析機器に問題はなかったか？　　　□　コメント 　(d)調製液に問題はなかったか？　　　　□　コメント 　(e)手順書自体に問題がなかったか？□　コメント
追試験実施結果　　　　/　/　（記載者氏名）   QAコメントと承認　/　/
再サンプリングおよび再試験の実施結果　　　/　/　（記載者氏名）   QAコメントと承認　/　/
検討結果　　　　（試験責任者記入）　/　/　（部署）　　　（氏名）   QAコメントと承認　/　/
再発防止策＜是正処置＞（試験責任者記入）　/　/　（部署）　　　（氏名）   QAコメントと承認　/　/

第9章　品質管理(QC)-2

QCが化粧品の試験に係わる業務を遂行するには多くの知識と経験が必要である。試験機器の管理，試験方法の確立，生データの取扱い，数字の取扱い，試験に係わる一般的な知識，情報の入手方法等である。これらは，化粧品GMPガイドラインには記載されていない項目であるが，日ごろのQC業務およびQC部署の運営に必須のものである。本章ではこれらについて解説する。

9.1 試験機器の管理

試験機器の管理に必要な要件を図解9.1に示した。正確な試験結果を得るには，使用する試験機器が正確な測定結果を出してくれなければならない。試験機器の正確性または性能の正常性を確認するために試験機器のキャリブレーション(校正)を行う。

化粧品GMPガイドラインはキャリブレーション(5.4)を以下のように規定している。

5.4.1 製品の品質に重要な試験用および生産用の計測器は，定期的に校正すること。

5.4.2 校正の結果が判定基準を満たしていない場合は，計測器を適切に識別し，使用を停止すること。

5.4.3 校正外れの状態が，生産製品の品質に影響がある場合は，原因発見のために調査を行い，調査結果に基づいて適切な措置を講じること。

試験機器のキャリブレーションをときどき定期点検と混同されている場合がある。キャリブレーションとは，標準品や標準器を使用して正確性を確認する作業である。そして，確認した旨のラベルを試験機器に貼って「使用OK」の表示をする。外部の機器メーカー等にキャリブレーションを依頼する場合はメーカー等が行ったキャリブレーション成績証を評価し記録を残すことが必要である。キャリブレーションは第3章(構造設備)でも触れた。参照されたい。

定期点検は，機器の取付け状態等の点検である。目，耳，鼻，測定器具を駆使して機器に異常がないことを確認する。さびが発生していないことを確認するのも，定期的取替え部品を交換するのも定期点検である。静的状態ばかりでなく，仮運転や負荷運転を行って正常に作動することも確認する。天秤のように異常が発生しやすい機器には定期点検の一種の日常点検を組み込む。定期点検はあらかじめ定めた手順書に従って行うことはいうまでもない。

間違い防止のために，必ず表示をする。上記のキャリブレーションラベルは，キャリブレーション期限切

試験機器の管理

キャリブレーション ‥‥正確性(性能)確認
* 標準物質を用いて正確性(性能)を確認する
* 標準器(標準温度計等)を用いて正確性を確認する
* 「キャリブレーション済み」をラベルで表示する

```
ラベルNo.88(2)
キャリブレーション  機器ID番号
実施日        201  年  月  日
実施者(所属)    (氏名)
次回実施予定日  201  年  月  日
従った手順書番号
                    ジーエムピーコンサルティング有限会社
```

定期点検 ‥‥正常確認
* 取付け状態，周囲の状況を目・耳・鼻，測定器具により正常を確認する
* 仮運転，負荷運転によって正常に作動することを確認する
* 手順書に従って実施する
* 記録を残す

表示 ‥‥間違い防止
* キャリブレーションラベル‥‥期限切れ機器を使用しないため
* 機器取扱い責任者の表示‥‥責任を明らかにする
  (*「使用中」の表示)

記録 ‥‥証拠を残す，履歴を残す
* 使用記録
* 修理，点検，キャリブレーション記録
* 変更記録

文書保管 ‥‥機器使用のために
* 取扱い説明書
* 機器受入れ時の検収記録
* 詳細図面

自動システム ‥‥コンピュータ管理
* アクセスを制限する
* 改ざん防止をする
* データおよび機器の変更を記録する
* データのバックアップをとる

図解　9.1

れの機器を使用しないために貼付するのであるから，数メートル離れても確認できる大きなラベルを貼付する。機器取扱いの責任者表示や使用中表示をするのも間違い防止が目的である。

　機器に関する記録を残す。使用記録は製品のトレーサビリティを証明するのに大いに役立つ。最近は機器ごとにログブックを備え付けて使用年月日，使用者，使用製品名，バッチ番号等を記録している会社も増えてきている。また便利に使用するために，機器に関連する文書，図面，受入れ時の検収記録も保存する。これらの保存は，ルール化しておかないと忘れてしまうものである。最近の試験機器の大半がコンピュータ化されている。ゆえにコンピュータの管理をしなければならない。コンピュータにはアクセス制限，改ざん防止，変更記録，データのバックアップが必須である。コンピュータの管理については第18章（コンピュータとセキュリティ）で取り上げている。

9.2 試験方法の確立

化粧品GMPガイドラインは試験方法(9.2)について,

9.2.1 品質管理試験室は,製品が判定基準に適合することを管理確認するのに必要なすべての試験方法を用いること

9.2.2 管理は適切で利用可能な所定の試験方法に基づいて行うこと

と規定している。

化粧品の品質確認に使用する試験方法はどのようにして確立するのであろうか。試験には多くの種類があるので,画一的な確立方法はない。化粧品GMPガイドラインにも記載がない。筆者の試験方法確立案を図解9.2に示した。誰が行っても同じ方法が確立できるように,試験方法確立の手順書を作成しておく。試験に使用する用語の定義,責任体制,確立手法等を記載しておくとよい。

化粧品の試験に係わる分析方法およびサンプリング方法にはできる限り公的な方法(日本薬局方,医薬部外品原料規格,JIS規格等),一般的な方法を採用する。そして,分析条件および使用器具等には一般的条件および一般的器具を設定する。

分析方法は必ず複数検討し,予備分析を実施して,数値のばらつきや誤差の小さな手法を選ぶ。予備分析段階に時間をかけたほうが,分析方法確立作業がスムーズに運び,優れた方法が確立できる。規格幅を持った試験規格の設定には知識と経験が必要である。公的データや自社の同種製品の規格数値も参考にしながら,当該製品の実測データをもとに規格および規格幅を設定する。分析数値のばらつきおよび理論的な許容幅を考慮することはいうまでもない。

試験方法が決定したら,その決定の根拠および経過を文書にまとめておく。このまとめ作業が意外となされていない。GMPでは「文書にまとめておく」が必須である。医薬品では分析法のバリデーションとして解説されているので参考にするとよい。決定した試験方法を手順書にする。手順書には当該試験に関する手順をすべて記載しておく。サンプリング方法,試料調製方法,分析方法,計算方法等である。1つの手順書にまとめてもよいし,複数の手順書にしてもよい。

手順書の照査と承認を経て,試験方法の確立を終える。照査はQCの責任者が行うのが一般的である。照査者がこの試験方法の責任者である。承認はQAが行う。承認者は,この試験方法が十分な検討を経て確立されたものであり,社内,社外の約束ごとおよびGMPに反していないことに責任を持つ。担当者への教育訓練を経て正式実施となる。

試験方法の確立案

- **試験方法確立の手順書**
  - 語句の定義が必要(「試験」と「分析」の区別等)
  - 責任体制
  - 確立手法の解説 等
- **分析方法の探索**
  - 公的な方法を探す
  - 可能なかぎり「一般的条件」を設定する
  - 可能な限り繁用で安価な機器,器具,付属品を使用する
- **サンプリング方法決定**
  - 一般的なサンプリング方法を採用する
  - 特殊なサンプリング方法には適格性確認検討(妥当性検討)を実施する
- **予備分析**
  - 分析方法の適格性を確認する
  - 分析数値のばらつき,誤差等を検討する
- **規格設定用分析実施**
  - 少なくとも3バッチのサンプルを使用する
  - 数多くの試験を実施し,精度,許容幅等の分析要件を算出する
- **試験規格の設定**
  - 試験規格は,品質保証の重要な要素の1つである
  - 試験規格が製品規格になる場合もある
  - 規格および規格幅は,実測データ,分析のばらつき,理論的許容幅を考察して決める
  - 公的データ,同種製品の規格数値も参考にする
- **試験方法決定**
  - 決定の根拠および経過を文書化する
- **分析方法等の手順書作成**
  - サンプリング方法
  - 試料調製方法
  - 分析方法
  - 計算方法 等
- **手順書の照査,承認**
  - QC責任者が照査する
  - QAが承認する
- **試験方法の教育訓練**
- **試験実施**

図解 9.2

9.3 生データ

①生データの意味と種類

試験を行うと必ず生データ(raw data)が発生する。この生データの意味を正確に理解しておこう。生データとは「得られた結果およびその記録」のことである。よく似た用語にオリジナルデータ,初期データ,バックアップデータ等があるので,用語の定義が必要である(図解9.3)。この定義だけでは生データを理解することができないので,その例を付けておくとよい。図解9.3の例を生データと呼んでいる。データシートやワークシート,実験ノート,自動装置の打ち出し記録,デジタル記録が生データであることはわかるが,製造記録,メモ,パソコン書き(ワード等で作成した記録)の観察記録,写真等も生データの一種であることに気をつける。

手書き記入の記録のみが生データではない。製造中にパソコンキーから打ち込んだ製造記録書上の数字も生データである。ただし,その製造記録書がパソコン内のハードディスクに保存されると,ハードディスク内の記録が生データになる。

②生データになる条件

図解9.3中の「記録」はそのままでは生データとならない。「記録」が生データになるには条件がある。その条件を図解9.4に示した。まず,唯一かつ最初の記録であること。他に同様の記録がある記録や2番目の記録は生データといわない。もし他に同様の記録があるなら,どの記録を生データにするかを決め,文書化しておく。例えば,デジタル表示とチャート記録が同時に出力される場合に,デジタル表示を読み取ってデータシートに記載した記録を生データとする場合と,チャート記録を生データとする場合がある。どちらを採用するかをあらかじめ決めておく。チャート記録を読み取り用の正式記録とするならその旨を文書化して,チャート記録を保存すればよい。なお,チャートには日付つきの署名を入れておくことも忘れてはいけない。

要約や操作をした記録は生データではない。ルールに従って数字をまるめたり換算したりするのはよいが,勝手に操作して自分に都合のよい数字に要約したり変更したりしてはいけない。

下書きをした後にパソコンに打ち込んだ場合,下書きが生データとなる。製造現場や試験室でメモ書きを見かけるが,メモ書きをするとメモ書きが生データとなり,メモ書きに日付つきの署名を残して保存しなければならなくなる。いかなる場合も下書きやメモ書きをしてはならない。

水性インキや長持ちしないインキで印刷された記録紙(例,感熱紙)は保管に適さない。このときは,記録

生データの意味と種類
Raw Data

意味:得られた結果およびその記録

よく似た用語
- ◇Original Data　原データ(未処理の)
- ◇Initial Data　初期データ
- ◇Backup Data　バックアップデータ

生データの例
- データシートやワークシート
- 製造記録書や試験記録書の記録
- 実験ノート
- メモ(覚書き)
- 手書きまたはパソコン書きの観察記録
- 自動装置打ち出し記録
- 写真
- マイクロフィルム,マイクロフィッシュ
- デジタル記録(CD-ROM,Fメモリー等)

図解　9.3

「生データ」になる条件

唯一の記録かつ最初の記録
* 他に同様の「記録」があるときは,どれを選択するかを決めて手順書に記載しておく
* "メモ書き"をもとに整理した記録は生データではない(メモ書きが生データになる)
* 要約や操作をした記録は生データではない

消去できない
* ペンで記入する("鉛筆書き"はダメ)
* 消えないインキで印刷する
* 記録の消去や改ざんができないこと

日付,署名
* 日付つき手書き署名または日付つき捺印が必要
* 重要なデータには確認者および承認者の重複署名が必要

訂正,修正
* 訂正があれば,ルールに従って訂正する
* 内容,意味が変わる修正をしない
* 訂正,修正箇所は元の内容がわかるようにする

再使用可能
* 生データを用いて,報告書などの再構成や再評価ができること

図解　9.4

紙に日付つき署名をいれコピーして生データとすることができる。ただし，元の記録紙は残しておくこと。

生データは「消去」できてはいけない。筆記の記録なら鉛筆書きは法度である。製造現場や試験室から鉛筆と消しゴムをすべてなくすことを強く勧める。デジタル記録の場合は消去されたり，改ざんされたりすることがない方法を採用しなければならない。

生データには日付と署名が必要である。手書き記入の記録には手書き署名か登録された印を捺印し手書きで日付をいれる。デジタル記録の場合には電子署名または書き換え不可の処理が必要である。製品品質に係わる重要な生データには記録者ばかりでなく，確認者や承認者が重複署名する。

まとめると，唯一かつ最初の記録であり，消去できない方法で記載され，記入者や責任者の署名，日付があり，ルールどおりに訂正され，かつ再使用が可能な状態にある記録が生データである。

③生データの訂正ルール

生データには記入ミスや計算間違い等に伴う訂正がつきものである。生データの訂正ルールを**図解9.5**に示した。「訂正」するときに最も重要なことは，証拠となる形跡（証跡）を残すことである。具体的にいうと，読める字で訂正する，元の文字が読める，誰がいつ訂正したかがわかるようにする。一般的には，一本線か二重線で記録を消し，その上か下に訂正後の数字か文字を記入する。そして訂正者の署名（日付つき）を残す。一本線で消すか二重線で消すかは各社で決めておけばよい。

訂正が後日になる場合にはその理由を明確に記載しておかねばならない。単に「記入ミス」で済ますわけにはいかない。この場合は記入ミスの原因を記載しておくこと。このような後日訂正がないように，製造工程における重要な記入，例えば原料の秤量およびその記録記入は2人作業で行う。1人が記入し，他の1人が確認者となって秤量および数字記入に誤りがないことを確認する。記録は同時的に記録するのが原則である。

なお，できるのは訂正であり，内容の変更を伴う生データの「修正」を行ってはならない。内容変更は，変更処理または逸脱処理を行った後に行うのが原則である。

ここで，記録書原本（まだ何も記入されていない記録書），GMP文書等のワープロ仕上げ印刷物の訂正について触れておきたい。これらに手書きの訂正を行ってはいけない。もし訂正するなら記録書原紙や文書を全面改訂して，バージョンアップする。記録書の手書き訂正を認めたら，製造中に製造記録書を都合よく改訂することを許すことになる。緊急の場合で，これら

生データの訂正ルール

1) 記入した人が訂正する
   * 消去線（1本線または2本線）を入れる
   * 元の文字が読めること
   * 読める字で訂正する
   * 訂正した人が署名する（名前が読めること）
   * 訂正した日を記入する
   * 品質に関わる数字や記載の訂正には確認者が日付つき署名をする

   <例>‥‥~~121.4g~~を投入した
   　　　　 122.4g

   | 単純記入ミス． |
   | 2019/10/23 QC 榊原 | と手書き記入する
   | 確認 QA 中田 2019/10/24 |

2) 記入した人以外の人が訂正するとき
   一般的な訂正作業以外に
   * 記入者の訂正承諾署名（日付つき）が必要

3) 記入した日の翌日以降に訂正するとき
   一般的な訂正作業以外に
   * 訂正が遅れた理由を記載する
   * 第3者による訂正の正当化署名（日付つき）が必要

4) 内容変更を行ってはいけない
   → 訂正は許されるが，
   　　内容変更になる「修正」はできない
   　　‥‥内容変更は変更または逸脱に相当する

注）記録書原本等の印刷物は手書きで訂正できない

図解　9.5

の文書や記録書の至急訂正が必要なことがある。そのときはQAが承認署名をしてその場の処理(改訂)をし，後日あらためて文書や記録書を全面改訂する。

④ **生データへの署名，確認，承認**

図解9.4で，生データには観察者の署名が必要なことを述べ，ときには確認者および承認者の重複署名が必要なことを述べた。生データへの署名，確認，承認の意味や内容を**図解9.6**に示した。「署名する」とは，観察したことを正確に記述した，署名者が観察した(真性である)，必要な作業をすべて終了したことを意味している。一方，「確認する」とは，同じ様子を2人で見て確認し，かつ記載した内容に間違いがないことを確認したことを意味している。また，「承認する」とは，正しい位置に正しい書き方で記述されている，実際に行った結果，計算や数値の取扱いは正しい，訂正，署名はルールどおり，識別番号はある，など細かいところまで見て生データを「承認」することを指している。作業者，確認者，承認者は図解9.6の内容を十分に理解しておかねばならず，これらの内容を記載した手順書作成および教育訓練が必要である。承認はその生データの意義を理解している人が行うことはいうまでもない。

生データへの署名，確認，承認

署名 意味
- 観察したことを正確に記述した
- 真性であった(署名者が観察した)
- 必要な作業をすべて終了した

確認 意味
- 同じ「様子」を2人で見て確認した

承認 実施内容
- 正しい位置に正しい書き方で記述済み
- 実際に行っている
- 計算や数値の取扱いは正しい
- 記録は読みよい，論理的，完全である
- 観察者の署名と日付がある
- 訂正，その署名はルール通り
- 生データに識別番号がある

図解 9.6

⑤ **生データの管理と保管**

生データの管理および保管方法を**図解9.7**に示した。まず生データの管理および保管の責任部署と責任者を決定する。筆者は，生データの発生部署が責任を持って生データを管理し，保管すればよいと考える。GMP文書や製造記録書はQAが一元管理することが望ましいが，生データでもワークシートや実験ノート，データシート等については発生部署で分散管理することを勧めたい。QAは，各部署で生データ管理の責任者が設定され，生データが適切に管理され，保管されていることを確認できていればよい。

生データは紛失や盗難の心配がない施設または場所に保管する。一般的には，生データだけを集めて保管するが，報告書や記録書に添付して一緒に保管してもよい。チャートや写真等で製造記録や試験記録に貼付することのできる生データは，分散管理すると記録の照査，または逸脱，苦情等の原因究明に迅速に対応できないので避ける。

保管期間と保管切れ後の廃棄方法を設定しておく。このとき，保管期間切れを検出する方法も定めておくと便利である。定期的な整理整頓作業時に，保管期間切れの生データを検出できるように工夫すればよい。

生データの管理と保管

責任部署・責任者
- 「生データの発生部署が管理」が適切
- 各部署で生データ保管責任者を決める
- QAは，責任部署が生データ保管を適切に行っていることを確認する

保管施設
- 紛失や盗難の心配がない環境に保管
- (必要に応じて)入退室管理と出納管理
- (必要に応じて)温・湿度管理

保管
- 各部署で保管するとよい
- 報告書と添付して保管してもよい

保管期間
- 保管期間を定めておく
- 保管期間切れの検出方法を定める

廃棄方法
- 廃棄方法を定める
- 廃棄した記録を残す

図解 9.7

⑥ **実験ノートおよびデータシート**

化粧品の開発段階，各種調査，検討，日々の記録採

取に実験ノートおよびデータシートを使用することがある。実験ノートやデータシートは生データを記載した文書である。実験ノートおよびデータシートの注意事項を図解9.8および図解9.9に示した。

　両者には共通事項が多い。個人のものではない，各ページに署名と日付を残す，関連する情報はすべて記載する，消えない筆記具で記載する，変更や訂正時にはルールに従う，ミスをしても破り捨てない，余白には斜線を引く，が両者に共通する。

　実験ノートには図解9.8の挿絵のようなプラスチック製のハードカバーで，耐久性のあるノートを使用する。少々の薬品，水，化粧品がかかっても心配のないものが望ましい。ノート使用開始前に各ページにページ番号を入れておくと便利である。化粧品開発段階の記録を実験ノートに記載することがある。そのときは確認者and/or照査者and/or承認者が署名または捺印を残しておき，実験ノートを公式記録文書とすることができる。

　データシートでは，データシートごとに書式番号を付け，データの識別番号欄を設ける。書式番号とはシートの固有番号であり，「データシート QC-333（8）」のように付ければよい。識別番号とはデータを識別する番号で，QC-GC-1003-26等と記入するための欄「○○-○○-10○○-○○」を設ける。

　内容確認and/or照査and/or承認の署名を残しておく。複数枚のデータシートをいっときに使用するときは，各データシートに識別番号を付け，お互いのデータシートを区別する。ページを付けただけでは各データシートが独立していないので，区別したことにならない。

　データシートは常に改善しなければならない。書式を見直し，作業者や照査者が仕事を行いやすいデータシートにする。書式を見直せば，データシートの書式番号のバージョン番号を改訂する。

実験ノート

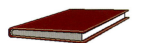

- 個人のものではない
- ハードカバー表紙で，耐久性のあるノートを使用する
- 通しのページ番号を付ける
- 各ページに署名と日付を残す
- 実験目的，方法，結果など，関連情報をすべて記載する
- 消えない筆記用具を使用する（鉛筆を使用しない）
- 変更や訂正時は手順書記載のルールに従い署名，日付，理由を記載する
- ミスをしても破り捨てない（失敗ページはそのまま残す）
- 余白には斜線を引く
- 確認者／照査者／承認者の署名（or捺印）を残して，実験ノート内容を「公式文書」とすることができる。

図解　9.8

データシート

- 個人のものではない
- データシートごとに書式番号，識別番号を付ける
- 各データシートに署名と日付を記入する
- 実験目的，方法，結果などを可能な限り記載する
- 消えない筆記具を使用する（鉛筆を使用しない）
- 訂正時には手順書記載のルールに従い署名，日付，理由を記載する
- ミスをしても破り捨てない（失敗シートとして保管する）
- 余白，記入しない箇所ができたときは斜線を引く
- 予期せぬ出来事も記載する
- 内容確認者／照査者／承認者の署名（or捺印）を残す
- 常に書式の改善と見直しを行う

図解　9.9

9.4 試験に必要な一般的知識

試験には一般的知識（常識）が必要である。中には自社で決めておけばよいものもあるが，大半が「日本では常識」となっているものである。日本薬局方の通則および外原規の通則にこの一般的知識が記載されている。化粧品の試験に必要と思われる一般的知識を**図解9.10**にまとめた。図解9.10の通りに実施しなければならないわけではないが，これらを採用するのが簡便である。

温度を表示するときにしばしば，標準温度，常温，室温等の慣用表現を使用する。意外と，この表現を使用する側と受取り側で具体的な温度が異なっている場合がある。日本薬局方の通則で統一すればよい。ただし，これらの表現は日本でしか通用しない。海外の企業を相手にするときは常温等の慣用表現を使用してはならない。温度は，具体的な数字で表示するのが原則である。

減圧を表す単位が近年変化している。以前はmmHg（Torr）が中心だったが，最近はkPa（キロパスカル）が標準になった。試験機器にmmHg表示である場合は，kPaをmmHgに換算したいときは7.5を掛け算すればよい。なお，減圧とは2.0kPa（15mmHg）以下のことである。含量の定量時等に「100％以上」という表現をよく用いるが，その上限をあまり意識していない。上限は101.1％である。「約10g」とか「直ちに行う」というあいまいな表現もよく使用する。±10％の範囲，30秒以内が一般的であることを表現側および受取り側ともに認識しておかねばならない。

溶解性を表現するときにはあいまいな表現を使用する。溶質を溶媒に入れた後の溶解操作および表現の意味を規定しておかねばならない。日本薬局方通則には他の溶解性表現も記載されているので参照されたい。

色調試験，におい試験は薬局方の標準的な試験手法で実施することを勧める。薬局方では，色調試験に使用する背景の白紙の白度，およびにおい試験を実施するときの環境等を規定していない。これらを同じにして試験を実施しないと比較できる結果を得ることができない。色調試験，におい試験等には，日本薬局方に最小限の条件が記載されているだけなので，必要により追加の条件設定をしなければならない。日本薬局方の一般的な知識を紹介したが，外原規の通則もほとんど変わらないが溶解性や容器については規定がないので日本薬局方を参考にするとよい。

なお，日本薬局方の内容をインターネット上の薬局方データベース（http://jpdb.nihs.go.jp/jp17/index.htm）で容易に見ることができる。

試験に必要な一般的知識
日本薬局方第17局の「通則」より

◆ 温度の表示
 * 具体的な数値を記載する＜原則＞
 * 次の記述の使用が可能・・・ただし日本国内でのみ
   - 標準温度： 20℃
   - 常温： 15〜25℃
   - 室温： 1〜30℃
   - 微温： 30〜40℃
   - 冷所： 別に規定するもののほか 1〜15℃
   - 冷水： 10℃以下
   - 微温湯： 30〜40℃
   - 温湯： 60〜70℃　　温溶媒： 60〜70℃溶媒
   - 熱湯： 100℃　　熱溶媒： 溶媒の沸点付近

◆ 減圧とは，数字で規定しないときは2.0kPa以下のこと
 1kPa（キロパスカル）＝10ヘクトパスカル＝10ミリバール
 ＝9.87×10^{-3}気圧＝7.5mmHg

◆「○○％以上」という表現の上限は101.0％とする

◆「n桁の数値を得る」は，n＋1桁目を四捨五入する

◆「約」を付けた採取量は，記載数字の±10％の範囲

◆「直ちに行う」は，通例，30秒以内に行う

◆ 試験に用いる水は，試験を行うのに適した水とする

◆「○○溶液」は水溶液を指す

◆「精密に量る」量るべき最小量を考慮し，0.1mg, 10μg, 1μgまたは0.1μgまで量ること

◆「正確に量る」とは指示された桁数まで量ること

◆「容器」には栓およびふたも含まれる

◆「密閉容器」通常の取扱い，運搬又は保存状態で固形の異物が混入しないこと

◆「気密容器」通常の取扱い，運搬又は保存状態で固形又は液状の異物が侵入しないこと
 風解，潮解又は蒸発を防ぐこと

◆「密封容器」通常の取扱い，運搬又は保存状態で気体が侵入しないこと

◆ 溶解性
 ・・・溶質1gまたは1mLを溶媒に入れ，20±5℃で5分ごとに強く30秒間振り混ぜ，30分以内に溶ける度合い
 * 極めて溶けやすい　溶かす溶媒量が 1mL未満
 * 溶けやすい　　　　　　　　　　　　 1mL〜10mL未満
 * やや溶けやすい　　　　　　　　　　10mL〜30mL未満
 * やや溶けにくい　　　　　　　　　　 30mL〜100mL未満
 * 溶けにくい　　　　　　　　　　　　 100mL〜1,000mL未満
 * 極めて溶けにくい　　　　　　　　　1,000mL〜10,000mL未満
 * ほとんど溶けない　　　　　　　　　10,000mL以上

◆ 色調試験
 固形物：1gを白紙上または白紙上の時計皿にとり，観察する
 液状物：内径15mmの無色試験管に入れ，白色の背景下で液層30mmとして観察する
 液状物の澄明性試験は黒色または白色の背景で行う

◆ におい試験
 固形物：1gをビーカーにとり，におう
 液状物：1mLをビーカーにとり，におう

図解　9.10

9.5 数字の取扱い

すべての分析方法には数字の設定が伴う。ほとんどの分析結果は数字で出てくる。QC関係者は毎日数字にて仕事をしているといえる。この数字の取扱いにはルールが必要であり、各社は自主基準のルールを設定して従業員に徹底する必要がある。数字に関するルール案を**図解9.11**に示した。

数字を設定するときは科学的な根拠を持たせて設定する。化粧品製造における仕込み原料の重量を考えれば理解できる。なぜその重量を仕込むのかを明確にしておく。数字を設定するときは範囲を持たせた設定にする。製造条件、管理条件、分析条件、原料規格、製品規格には必ず範囲を設ける。

条件付きの数字がよくある。「A分析法による測定値」等である。分析結果には必ず「〇〇法による分析結果」という条件が付く。この条件を付けておかないと数字が一人歩きし、まったく異なる条件下の数字と混同されたりする。

有効数字および数字をまるめる案を**図解9.12**に示した。位取りの0を除いた意味ある数字が有効数字である。0.1mL目盛りのビューレットなら、小数点以下2桁までの数字が有効数字となる。23.45mLという数字を読み取ったとしたら、2、3、4、5が有効数字である。そして真の数字が23.44～23.46mLの間であることを意味している。最終桁をまるめると23.5mLとなるが、これは23.4～23.6mLということになり、上記の23.44～23.46mLと意味が異なってしまう。有効数字および数字のまるめる方法を決めておかないと測定値が異なってしまう例である。

なお有効桁数とは有効数字の桁数のことで、0.032の有効桁数は2桁、630.00の有効桁数は5桁である。まるめるとはきりのよい数字にすることである。n桁にするならn+1桁目を四捨五入するのが一般的である。このときn+2桁目は無視する。多くの桁数の数字を足し算や掛け算をするときは、数字をまるめてから足し算や掛け算をする。これをルール化しておかないと同じ分析結果数字に同じ処理を行っていることにならない。最近は自動分析機器が増えて、数多くの桁数の結果が表示される。例えば、「10mgが0.010gと表示されたり」、「秤量器で10g量ると10,000mgと表示または印刷されたり」有効数字の丸め方がおかしくなることも考えられる。装置購入時には要求仕様として有効数字の表示方法等を示し適切な装置の使用を行うことを勧める。数多い桁数の結果を処理するときには「数字取扱いのルール」が必須である。例を数多くあげたルールブックを作成し、社内の数字取扱い方法を統一しなければならない。できる限り一般的なルールを採用することを勧める。

数字に関するルール（案）

1) 科学的根拠を持たせて、数字を設定する
2) 数字には範囲を持たせる
3) 有効数字、有効桁数のルールを持つ
4) 条件付の数字には条件を付記する
   - 純度換算重量
   - "A"分析方法による測定値　等

例：
1) 仕込む原料の重量
2) 製造工程の条件
3) 分析条件、分析結果解析
4) 製品の規格値

図解　9.11

有効数字、数字をまるめる（案）

有効数字とは
* 位取りの0を除いた「意味のある数字」をいう
  例：3.4561 の有効数字は3, 4, 5, 6, 1
  　　0.00345 の有効数字は3, 4, 5

測定時は
① 機器で保証されている最小目盛りより1桁多く読む
   （最終桁の1/10以上の誤差が含まれている）
② 最終桁までが有効数字
③ 最終桁が0なら0を付ける
   それ以外の0は付けない
   例：0.1mL目盛りのビューレットで容積を量るとき
   　　23.45mL ・・・ 2, 3, 4, 5は有効数字
   　　23.45mL は 23.44～23.46mLの意味
   　　23.5mLにまるめると 23.4～23.6の意味
④ 最終桁をまるめることもできるが意味が異なる

まるめる
① n桁にまとめるなら、n+1桁目を四捨五入する
   そのとき、n+2桁目は無視する
② 足し算、引き算は、桁数をまるめてから行う
   例：23.251 + 36.4511 → 23.3 + 36.5 = 59.8
   　　　　　　　　　　　=59.7021　→ 59.7
③ 掛け算、割り算では、有効数字の最も少ない桁数にまるめて計算し、その結果を同じ桁数にまるめて表す
   例：31.52 ÷ 2.38964 × 0.832
   　　→ 31.5 ÷ 2.39 × 0.832 = 10.96569
   　　→ 11.0

* JIS Z 8401 「数値の丸め方(Guide to the rounding of numbers)」
* 滝野吉雄, 由岐英剛ら著『薬学における分析化学』廣川書店, 1988年 を参考にした。

図解　9.12

> ### 数字に責任を持つとは．
>
> #### 出した数字（試験結果）では
> 1）定められた記録書に記録を残す
> 2）数字は必ず検算する
> 3）測定値には確認者の記録または別途記録を残す
> 4）「分析屋」にはならない・・・単なる分析数字の提出屋
> 5）品質に関係する数字には常に係わる
> 　　　・・・原料規格設定，製品規格設定，分析方法決定，
> 　　　　　サンプリング方法の決定，試験委託先の決定　等
> 6）サンプリングは自ら行う
> 7）分析は自ら行う
>
> #### 数字をフォローする
> 1）定期的に数字のまとめ／見直しをする
> 2）数字のトレンド（傾向）をつかむ　→　報告する
> 3）製品，製造のリスクマネジメントを先導する

　　　　　　　図解　　9.13

　QCは出した数字（試験結果）に責任を持たねばならない。それはどういう意味だろうか。筆者の考えを図解9.13に示した。定められた記録書に記録を残さなければならない。メモ用紙に書いて，後に記録書に転記したのでは記録を残したことにならない。メモ用紙という個人の紙に書いただけである（メモ用紙に図解9.4の生データ化処理をし，記録書に貼付すれば「記録を残した」ことになるが）。数字は必ず検算する。検算したという証拠を残す（チェック印を入れる）とよい。確認者または別途記録（天秤で秤量したときなら天秤の自動記録結果）を残す。すべての数字に上記の作業が必要ではないが，責任を持たねばならない数字には必要な作業である。

　QCは分析屋（単に分析数字を出すだけの人）になってはならない。品質に関係する数字には常に係わることが必要である。意味，意義，根拠，背景がわかってこそ責任ある数字が出せるのである。製品サンプリングを自ら行うのも責任ある試験結果を出すためには必須の作業である。

　出した数字はフォローしなければならない。1回1回の数字は独立しているが，ある期間を経ると「トレンド」が発生することがある。トレンドをつかむことで製品に発生する出来事を未然に防ぐことができる。リスクマネジメントである。出した数字をグラフ化し，一定の期間ごと（半年ごとが望ましい）に見直して，第3章の図解3.15のようなトレンドが発生していないかどうかを検証（数字のフォロー）してこそ数字に責任を持っているといえる。

　出した数字にQCが責任を持ち，さらにそれらの数字をフォローしている化粧品製造業者の試験結果は信頼できる。製品品質保証の基礎ができているといえる。

9.6 QCには「向上」が必須

数字を出していればこと足りるQCの時代は終わった。化粧品の品質を支え，品質保証をバックアップするにはQCのレベルアップが必須である(**図解**9.14)。QCのレベルアップには経営者側からのトップダウン(教育訓練および情報環境整備)と従業員からのボトムアップ(自己啓発)が必要である。

教育訓練に関する筆者の考えを第14章(従業員，教育訓練，安全衛生)で述べるが，ポイントは計画(組織としての教育訓練計画と各人のレベルアップ計画)を持つこと，およびよい講師の選任である。

情報環境を整えなければならない。QC関連書籍，公的規格類，雑誌，業界情報が必要である。最近はインターネット情報が必須になった。外原規，日本薬局方，厚生労働省の法令や通知等の公的情報もインターネットで入手できる。

QCのレベルアップには自己啓発による個人の勉強も必須である。自己啓発なしには優秀なQCパーソンは育たない。自己啓発を促すために，自己啓発の成果を人事考課に組み込んで評価するのがよいと思う。

QCには「向上」が必須

教育訓練
* 教育訓練なしで「QCパーソン」は育たない
* 環境を整え，計画を持ってQCのレベルアップを図る
* 「教育訓練計画」と「講師の選任」がポイント

情報環境
* 書籍「化粧品科学」，「香粧品科学」「分析化学解説書」…各種出版されている「数字，統計の話」…多数出版されている
* JISハンドブック49(分析化学)，日本規格協会
* 雑誌「国際商業」，「ファームテクジャパン」，「フレグランスジャーナル」，「C&T」等
* 業界情報「日本化粧品工業連合会」等
* インターネット情報
  …インターネット環境，検索技術

自己啓発
* QC業務は教育訓練だけでは向上しない
  → 各自のレベルアップが必須
* レベルアップを「評価」することが有効

図解 9.14

第10章　品質保証(QA)

化粧品の製造と品質保証

1) 製造部が手順を守って製造する
　↓
2) QCが試験合格判定をする
　↓
3) QAが品質保証のための作業をする
　↓
4) 出荷判定者が出荷判定する

図解　10.1

「保証」ってどういう意味？
「品質保証」って何？

<国語辞典>
　保　証：間違いないということを請合うこと。
　　　　　将来の結果や行為について責任を持つこと。

<化粧品GMPガイドラインの定義>
2.27 品質保証(quality assurance)：
　製品が定められた判定基準を満たしていることを確証するのに必要なすべての計画的かつ体系的な活動。
Quality Assurance: All those planned and systematic activities necessary to provide confidence that a product satisfies given acceptance criteria.

●化粧品の品質保証は誰に対してするのか？
　→　顧客に対してする
●品質保証の対象は，目の前の製品だけではない。
　<他に>　「自社の製品すべての品質」を保証する
　　　　　「製造の品質」を保証する
　　　　　「サービスの品質」を保証する
　　　　　「会社の品質」を保証する
●品質保証は誰がするのか？
　→　品質保証部，品質責任者が行う

図解　10.2

10.1 化粧品の製造と品質保証

　化粧品の製造と品質保証は図解10.1の4段階で行う。製造部が製造し，QCが試験を実施し，QAが品質保証のための作業を実施する。最後に，QAに所属する出荷判定者が出荷判定をして当該バッチの品質保証活動を終了する。試験結果が合格すれば「品質OK」として，製品出荷するのではない。QCが行う品質規格の合否判定と，QAおよび出荷判定者が行う出荷判定は別物なのである。
　本章は，QAおよび出荷判定者の仕事について解説する。

10.2 品質保証(QA)とは

　保証の意味(国語辞典より)および品質保証の定義(化粧品GMPガイドライン 2.27より)を図解10.2に示した。製品の高品質をうたうために行う計画的かつ体系的な活動が品質保証活動である。品質保証(quality assurance)は品質管理(quality control)と密接な関係を持っており，両者を合わせて品質部門といっている。化粧品製造において，化粧品の品質を保証する活動は大変重要である。ときどき品質保証があいまいに理解され，品質管理と同じ意味で使用されたり，苦情処理や難しい顧客への対応を行うこととされたりしている。「品質保証」を正しく理解しなければならない。日本では責任技術者の存在が大きく，長期間にわたり品質保証部の影が薄かった。なかには品質保証部が存在しない化粧品製造会社も見受けられた。しかし，2005年4月の薬事法改正で「品質部門」が登場し，省令や通知類で品質部門，品質保証部，品質管理部の仕事が定義されて，品質保証の意味が正しく理解されるようになった。2005年4月1日改正薬事法の施行では，ライセンスホルダーとしての医薬品・化粧品等の製造販売業ができ，製造販売者が製品の安全性，製品の品質を保証する責任を持つことになった。製造販売後安全管理の基準としてGVP省令が，製品の品質管理の基準としてGQP省令が施行された。正式名は「医薬品，医薬部外品，化粧品及び医療機器の品質管理の基準に関する省令(平成16年9月22日厚生労働省令第136号)」(最終改正平成26年7月30日厚生労働省令第87号)でGQP省令の英文は「Ministerial Ordinance on Standards for Quality Assurance for Drugs, Quasi-drugs, Cosmetics and Medical Devices」とし「Quality Control(QC)」ではなく「Quality Assurance(QA)」と区別されている。医薬品，化粧品等のGMPとして

第10章　品質保証(QA)

は日本独自の法体系になっている。ここでは製造業にQAの役割は規定されていない。2014年6月に「薬事法」は「医薬品医療機器等法」に改正されたが品質部門に関する定義は変わっていない。しかし、2019年にはGMP省令の改正が予定されていて製造所における品質保証(QA)の役割がより明確になると思われる。本章では、化粧品GMPガイドライン　3.2　組織　3.2.1.3に規定されている品質部門とは、品質保証部門(QA)と品質管理部門(QC)の役割を解説する。

品質保証は誰に対してするものなのか。答えは「顧客」に対してするのである。この点をはっきりとらえておくと品質保証の意味を履き違えることはない。化粧品製造販売業者なら、化粧品を買ってくださるお客様に製品の品質を保証するのである。販売業者から依頼されて化粧品を製造するなら、製造業者は依頼者(販売業者)に「製造の品質」を保証するのである。

品質保証の対象は、顧客が手にとっている製品だけではない。その他のすべての自社製品、製造、サービスも品質保証の対象となる。会社そのものが品質保証の対象となることもある。

品質保証業務を行うのはQAであり、品質責任者(品質部門の責任者)である。その他の部署および他の責任者が保証することはできない。なお本書では、「QA」を品質保証部門、品質保証部、品質保証部員または品質保証を表す単語として使用する。使用するたびに断らないが、文脈からどの意味かを読み取っていただきたい。

日本では、医薬品医療機器等法やGQP省令で、化粧品製造を**図解10.3**の組織で実行することが求められている。すなわち、責任技術者を中心にして、独立した製造部門と品質部門を設ける。品質部門には品質責任者および出荷判定者を配する。兼務することが可能なら、責任者や判定者を兼務することができる。ただし、製造責任者と品質責任者を兼務することはできない。組織の大きさによっては、品質部門(QCユニット)を品質管理部(QC)と品質保証部(QA)に分ける。

図解10.3で、責任技術者と、製造責任者および品質責任者の間を点線にしているのは、「責任技術者は組織を統治すれども業務上の決定には口を挟まない」ことを表現するためである。責任技術者の業務を、
1）製造責任者と品質責任者の業務の円滑な実施を管理する
2）製造および品質に関する業務の結果を報告させ、必要なら業務の改善を求める
3）製造および品質に関する業務上の判断事項に関して、判断結果を覆す決定をすることはない

と考えている。

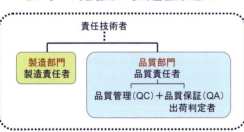

図解　10.3

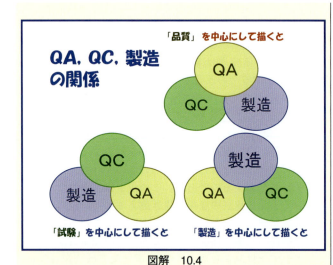

図解 10.4

なお、筆者が考える「品質部門が製造部門から独立している」ときのQAとQC、および製造の関係を**図解10.4**に示した。3者は並列で、1つの部署が他の部署より上位にあるわけではない。製品品質を中心にして考えるときはQAが指導的立場になり、試験を中心にして考えるときはQCが、製造を中心にして考えるときは製造が指導的な立場に立つ。QA、QC、製造がお互いの責任を果たしながら連携を保って化粧品を製造する。国政における行政、立法、司法の3権分立関係に似ていると思っている。日本人の気質に「お上が決めてくれる」があり、「決めてくれる人」の存在を期待しがちである。しかし米国生まれのGMPは「自主基準」の思想であり、QA、QC、製造の3者は独立した存在である。ただし、QAとQCを一緒にしてQCユニットと呼ぶこともできる。

以上で、QAの組織上の位置づけ、QA、QC、製造の関係が理解できたと思う。このQAが製品の品質ばかりでなく、組織の品質まで保証するのである。品質を保証するからといって、製品試験の結果や製造の結果に責任を持つわけではない。試験の結果に責任を持つのはQCであり、製造の結果に責任を持つのは製造部である。次に品質の保証の仕方を解説する。

10.3 品質保証の行い方

QAが保証する事項の例を**図解10.5**に示した。製品の品質保証を製品試験の結果だけで行えるはずがない。製品を造り出す組織の品質を保証する必要がある。またその保証活動を、製品のライフサイクル全般に行わなければならない。ゆえに図解10.5のように、化粧品の開発段階から製造終了までの多くの事項に関して保証活動を行う。

製造準備段階なら、製品の品質規格、原料、包装材料、表示材料の適格性から始まって、製造に関するすべてのことがその製品の製造に適していることを保証する必要がある。教育訓練が行われて、製造および試験に必要な従業員の数と質が揃っていることを確認することも製品の品質保証につながる。

製品の製造中は、製造結果および試験結果という製造の証拠を確認するばかりでなく、変更、逸脱、規格外結果、規格外発生の有無やその処理結果を確認しなければならない。内部監査が行われ、改善活動が行われて、製造および試験の方法や環境が前進していることの確認も必要である。これらの情報を確認し問題なければ製品の出荷判定を行うことになる。

そして製造が終了すれば、記録書類、保管サンプルの保持、申請、契約、約束の終了処理が行われたことを確認しなければならない。

以上のことすべてを行って初めて製品の品質を保証

図解 10.5

品質保証活動を実行するには

- 文書の照査と承認，および措置を実施する
- そのために現場を見ておく
- 計画を承認し，結果報告を承認する
- 知識，経験，判断力が必要
  - *QCか製造の経験が少なくとも3年必要
  - *新人では務まらない
- 組織的に独立している
- 実務ラインに入らない
  （兼務の品質保証活動は信用されない）
- 何でも屋ではない，何でも屋にならない

図解　10.6

製品出荷に係わるQAの仕事

確認(Make sure)する
- *製造状態
- *設備・機器のメンテナンス，キャリブレーション
- *原料，包装材料，製品の管理状態
- *試験機能
- *逸脱処理，規格外結果処理，変更処理の状況
- *苦情解決
- *使用期限，保管条件，安定性データ

承認(Approve)する
- *製品規格を承認する
- *バッチ記録書の書式を承認する
  （製造記録書および試験記録書）
- *記入されたバッチ記録書を承認する
  （製造記録書および試験記録書）

出荷判定(Release)する
- *製品出荷の可否を判定する
- *出荷判定者が行う

図解　10.7

できる。これらの保証活動をすべて行うようになるには時間がかかる。現在の活動を整理し，徐々に範囲を広げていってすべてが揃うようにすればよい。

品質を保証するための活動の内容および活動実行のための条件を**図解10.6**に示した。活動の中心は文書の照査と承認である。ただし，自室にこもって他人が書いた文書を見ているだけで製造の内容を理解し，承認作業を行えるはずがない。文書の内容を理解するために，製造および試験の現場に足を運び，担当者や責任者の話を聞かねばならない。

品質保証活動は計画段階から始まる。製造なら，製造指図書や製造記録書の発行段階での活動が重要である。「計画を承認し，結果報告を承認する」ことで全体を保証することができる。

このような保証活動を実行するには，ハイレベルの知識，経験，判断力が必要である。新人に務まるはずがない。QAが他の部署から独立していて，他の部署から指示されることがあってはならないのは当然のことである。

実務ラインに入ったら品質保証活動はできない。すなわち自分が製造した製品を，または自分が試験した製品を自分で品質保証することはできないのも当然のことである。兼務の品質保証活動は信用されない。

品質保証活動を「何でも屋の活動」と誤解している人がいる。何でも引き受けて適切に処置し，よい結果に導くのが品質保証ではない。不足しているところや間違っているところを見出して措置することが仕事である。

10.4 製品出荷に係わるQAの仕事

製品の品質保証に関係するQAの仕事は幅広い。その中で，製品出荷に係わるQAの仕事を取り上げて次に解説する（**図解10.7**）。

出荷判定は記録書および報告書を見て行う。残されている事実によって判定するのである。このとき，日ごろの確認活動，承認活動，製造現場や試験室の訪問活動なくして出荷判定を行うことはできない。前にも述べたように，製造や試験は計画に始まって，準備，実行と進んでいく。それらの流れを知ることによって，製造と試験の現場に触れることができる。現場のことを知らずに記録書および報告書を判定できるはずがない。

日ごろの確認活動には，製造状態，設備・機器のメンテナンスおよびキャリブレーション，原料等の管理状態，試験機能，逸脱の処理状況の確認，衛生管理，環境管理等がある。これらを確認しておくことによって，製造および試験が正常に稼動していることがわかる。

日ごろの承認活動は，製品規格の承認から始まる。製品規格はQAが承認する。他部署が承認した製品規格では品質保証活動を始めることができない。製造記録書および試験記録書の書式を承認するのもQAである。そして，製造と試験の終了後に提出される記入済み製造記録書および試験記録書を承認するのもQAである。

ここで承認の意味を，「記録書の承認」を例にあげて説明しておこう（**図解10.8**）。その記録書が正当であると認め，信頼できることを保証するのが「承認」の意味であり，品質保証につながる。QAは誰に対して，記録書が正当であると認め，品質を保証するのかというと，顧客に対してである。QAが未承認の記録書は，顧客に対して意味を持たない。

製造記録書および試験記録書の内容の正しさは，製造責任者または試験責任者が記録書を照査（review）したとき確認されている。QA承認時には，内容の照査は行わなくてよい。QA承認の中味は，手順書を遵守して作業を行った，適格な作業者や監督者が作業を行った，データに改ざんはなかった，等である。

出荷判定はQAに所属するあらかじめ指名された出荷判定者が行う。製品の種類が多い場合は複数の出荷判定者がいてもよい。しかし，ある製品では常に同じ出荷判定者が出荷の可否を判定する。出荷判定はバッチごとに行うのが一般的で，対象バッチに関する多くの項目を参考にして実施する。その項目例を**図解10.9**に示した。

判定のもとになることはすべて記録書および報告書に記載されているので，出荷判定は記録書および報告書を見て行う。残されている事実によって判定する。試験記録書による試験合格ばかりでなく，出荷依頼書から始まって製造記録書，ラベル記録書，逸脱・不適合・失敗・異常記録書等の記録書を参照して，異常なことが発生していないことを確認する。図解10.9で試験記録書と試験成績書（certificate of analysis：COA）が別項目になっているのは，COAは製品に同封される「公式文書」であり，特別の注意を払ってチェックする必要があるからである。

記録書や文書を承認するには多大な労力がかかる。会社の規模にもよるが，多数の記録書の承認作業を出荷判定者1人に依存するのは酷である。QAが記録書承認を行い，その承認をもとにして，出荷判定者が図解10.9に従って出荷判定するのがよいと考える。

出荷判定するとき，**図解10.10**のようなチェックシートを使用するとよい。特に出荷判定の経験が少ない出荷判定者は，間違い防止のためにもチェックシートを使用することを勧める。このようなチェックシートを出荷判定書に添付して残しておくと，品質保証作業が十分に行われたという証拠になる。

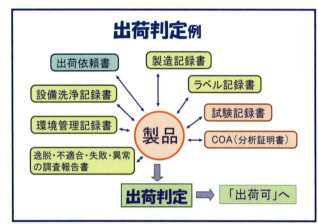

図解 10.8

図解 10.9

図解 10.10

GMPにおける記録書

1. 記録書のみが正しさを証明できる唯一の証拠である。
2. 記録書は適切に確認・照査・承認がなされていてこそ信頼できる。
3. 記録書の確認・照査・承認では、何をしたかを示す証拠と日付つき署名が必要

⟶ **これらの実行を確認するのがQA**

図解　10.11

QA（品質保証部）に属する手順書例

1. 品質保証部の仕事
2. 出荷判定者による製品の出荷判定
3. 逸脱, 不適合, 失敗, 異常の定義, 処理
4. 変更管理
5. 返品, 回収, 苦情の処理　　　　　〔1件1手順書ではない〕
6. 他企業のGMP監査の受入れ
7. 委受託製造の手順
8. GMPに関する覚書／契約書の照査
9. 教育訓練
10. 原材料, 中間製品, 製品の使用期限の設定方法
11. 文書および仕様書の書き方, 管理, 見直し, 改訂, 廃棄
12. 手順書の書き方, 管理, 見直し, 改訂, 廃棄
13. 識別番号およびバージョン番号のつけ方
14. セキュリティ, 署名, 印鑑登録
15. 自己点検（内部監査）
16. 原材料供給業者への監査（GQP）

図解　10.12

ここで，GMPにおける記録書の重要性を確認しておこう（**図解10.11**）。GMPでは「記録書」が大変重要な意味を持っている。記録書のみが正しさを証明できる唯一の証拠である。記載してなければ「証拠」とならない。ゆえに，出来事や記録を何もかも記載しておくことになる。

記録があっても，記録が確認・照査・承認されていなければ記録書にはならない。1人の人が記録し，確認し，照査し，承認した記録書には信頼性がない。適格である人が確認し，適格である人が照査し，適格である人が承認してこそ記録書となる。そして，確認，照査，承認したら，何について確認，照査，承認したかを記載し，日付つきの署名をしたときにその記録書は信頼できる記録書となる。もちろん署名の代わりに「登録された印」を押捺し，手書きで日付を入れる方法でもよい。また，確認，照査，承認を行う際の具体的な内容を手順書に規定しておけば，各記録書にそれらの内容を記載しなくてもよい。この重要な記録書に関する約束事が実行されているのを確認するのもQAの役割である。言い換えれば，QAが製品品質の信頼性を確保しているのである。

本章では製品出荷に係わるQA業務について説明した。しかし，QAの業務は幅広い。他の章でも数多くのQA業務が出てくる。どのような業務にQAが関係しているかを示すために，QAに属する手順書の標題例を**図解10.12**に示した。これらがQAの業務範囲といえる。

QAも，手順書に定められた手順に従って仕事をする。QA業務はラインの仕事ではないから，手順書がなくても仕事ができると誤解してはいけない。判断するための資料や判断手法を手順書に定めておくことはできないが，どのような手順でQA業務を行うかをその責任範囲とともに手順書に定めておく。

図解10.12の手順書がQAに属するからといって，QAがこれらの標題の実務を実施するとは限らない。例えば，「返品，回収，苦情の処理」といっても，返品等の処理をQAが行うのではない。返品等の処理は営業部と製造部が行うであろう。原因究明は製造部なりQCが行うことになる。QAは，返品等が社内の手順に従って実施され，顧客への対応が真摯な態度で行われたことを確認するのが仕事である。返品等への対応姿勢が，企業の品質保証姿勢になる。その姿勢を確認するのがQAの仕事である。

委受託製造における品質保証のあり方については第15章（委受託製造）で取り上げた。参考にされたい。

10.5 これからの品質保証

化粧品GMPガイドラインをベースに，医薬品GMPの考え方を加味した「品質保証」を前述で紹介した。だが，電気製品，自動車，生活用品等の一般消費者向けの製品を製造する業界の品質保証姿勢を見ると，これからの化粧品製造にとって，上記の品質保証姿勢では不足であると思う。品質保証に対する考え方の変化が求められだしている。その様子を**図解10.13**に示した。

製造，QC，QAの共同作業の結果で出荷判定を行い，それだけで品質保証しようという化粧品GMPの品質保証の考え方がある。しかし，ものの品質というのは出荷判定だけで決まってこない。

例えば，A社が製造販売している化粧品「ビューティーX」という製品の品質を保証するとはどういうことだろうか。顧客の目の前にあるビューティーXのバッチ番号190341の品質が期待通りであることは，バッチ番号190341の出荷判定合格で保証できる。しかし，顧客はA社そのものを信頼してビューティーXを購入している。その信頼をベースにしてビューティーXバッチ番号190341の品質を信頼しているのである。出荷判定だけでは，顧客の信頼に応える品質保証ができないのである。

ものの品質は，経営者のバックアップと改善努力という要素が加わって成り立っている。さらに，すべての要素にリスクマネジメントという管理手法を駆使して，リスク要因が引き起こすマイナスの影響を減少させて初めて「現代の品質保証」になり得る。

筆者が考えるこれからの品質保証は，製造，QC，QAによるバッチ品質保証に，経営者の品質宣言と経営者自らによる品質モニタリング，すなわち品質等に関するマネジメントレビューを行い必要な資源を投入するというものである。改善計画・改善努力による品質向上，リスクマネジメントによるリスク低減の3要素が加わって成り立つ。複雑化している現代社会では，製品の品質保証に多くのエネルギーが必要だといえる。

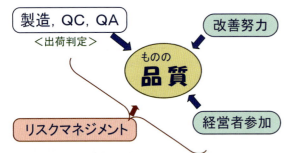

図解 10.13

第10章 品質保証（QA）

なお，リスクマネジメントについては第19章で説明を加える。図解10.13における「品質に経営者参加および改善努力」の意味を**図解10.14**に示した。ISO-9001「品質マネジメントシステム」を導入している化粧品製造会社も多いと思うが，「品質」に経営者の参加を求め，継続的な改善努力をするのは，ISO-9001の基本思想である。

21世紀になってから，医薬品製造にもISO-9001思想の導入が求められだし，2010年には「医薬品品質システム（ICH-Q10）」というガイドラインが日米EUで発表された。日本の医薬品会社も品質システムの導入を迫られている。同じ流れが化粧品製造にもやってくるのではないだろうか。

全体は，品質マニュアル，品質に経営者が参加する，改善を進める，の3要素で構成できる。品質マニュアルとは組織の品質を規定した文書で，製品造りやサービス提供に関して方針，目標，および達成方法を示している。品質マニュアルの構成例を図解10.14中に示した。各会社には労働時間や服装等を定めた就業規則がある。それと同様に，会社の品質に対する姿勢を示し，品質向上の業務手法を示したのが品質マニュアルである。

経営者のコミットメント（約束）は重要な文書であるので，その作成方法を品質マニュアルに規定しておく。そして実際に，経営者がコミットメントを発表する。この経営者のコミットメントが，2番目の要素の「品質に経営者が参加する」にあたる。

製品の品質には経営者のコミットメントが色濃く反映される。前述で化粧品「ビューティーX」の例をあげた。顧客は目の前にあるビューティーXバッチ番号190341の品質を信頼して購入するが，その信頼のバックにあるのはビューティーXを製造販売しているA社への信頼である。その信頼は，A社の経営者のコミットメントで倍増する。すなわち，「品質」に経営者が参加することで，その会社の品質がさらに向上する。

3番目の要素が改善である。品質および製造工程を常に改善する。化粧品の品質は，いったん定めると法令上の問題もあって，変更をためらうところがあった。それでは品質の向上が望めないので，変更を恐れず，規制当局への変更申請もいとわずに変更し，改善を進める。実際には，品質に重大な影響を与えないで行える改善が意外と多いのだが。

「品質」に経営者参加および改善努力とは
…ISO-9001「品質マネジメントシステム」の基本思想

◆「品質マニュアル」を作成し，組織を運営する
 * 「品質マニュアル」とは，組織の品質を規定した文書
 * 製品造りやサービス提供に関して方針および目標を定め，その目標の達成の仕方を示した文書
 * 組織の規模および複雑さに応じて，品質マニュアルの内容や書式は異なる

「品質マニュアル」文書の構成例
```
0 目次
1 序文
2 経営者の責任
  2.1 経営者コミットメント
  2.2 品質方針
  2.3 マネジメントレビュー
  2.4 継続的改善の推進
3 品質システム
  3.1 適用範囲
  3.2 定義
  3.3 組織
  3.4 責任および権限
  3.5 品質方針，品質目標，品質計画
  3.6 文書および文書管理
  3.7 資源の管理
  3.8 組織内コミュニケーション
  3.9 外部業者の管理
  3.10 モニタリング
  3.11 継続的改善
4 製造設備…製造・試験の施設，設備，機器概要
```

◆「品質」に経営者が参加する
 ①経営者のコミットメント
 ②品質方針
 ③品質計画
 ④資源（人，もの，金）管理
 ⑤社内コミュニケーション
 ⑥マネジメントレビュー
 ⑦外部委託業者の管理

 という項目を文書化し，推進する

◆改善を進める
 ①品質および製造工程を改善する
 ②変更管理を徹底する
 ③是正措置および予防措置を講じる

図解 10.14

第11章　文書，手順書，ラベル

11.1 GMPと文書

　GMPにおいて文書化が重要なことは，化粧品製造業者および従業員に十分に認識されている。化粧品GMPガイドラインにも，第17章に原則，文書の種類，記述・承認および配布，改訂，文書の保管に分けて，ごく当たり前のことが規定されている。

　このGMPが求める文書化が，実は，日本人には苦手である。日本には古くから"法は三章にして足りる"という考えがある。詳しく書いたものより類推と工夫を好んできた。俳句や和歌のように，言葉を用いて遊ぶことを好んできた。

　日本人は文章を書くのは結構得意である。記録を取ったり，データを整理したり，経過を説明したり，手短に表現したりするのは得意である。しかし，その文章の意味がGMPにおけるそれと少し異なっている。GMPが求めているような，データから結論を導いて主張する，または議論し承認するという作業は苦手である。

　われわれ日本人にとって，米国生まれのGMPが求める「すべてを文書化して議論をする」というのは異文化である。だが，GMPを遵守して化粧品を製造するにはこの異文化を吸収して，あらゆるものを文書化し，議論し，管理するしかない。

　GMPと文書の関係を**図解11.1**にまとめた。ここでいう文書とは，GMP組織図および職務・責務を規定した品質マニュアル（総則），標準書，基準書，手順書，指図書，記録書，品質規格書，プロトコール，報告書，調査書，仕様書，生データ等である。化粧品製造に関係する文書であって，会社組織，人事文書，職務分掌，原価計算，経営予算等の人および企業に関する文書を含んでいない。

　GMPでは化粧品製造のすべてを文書に残さなければならない。そして，文書化された証拠しか信じることができない，信じてはいけない，という原則がある。この原則は，GMPの気質の1つの「性悪説」からきている。口頭による説明，記録に基づかない説明は信用できない。要は「書いたもの」しか信じないのである。人との情報の伝達や指示を口頭で行うと本人が思っているほど伝わっていない，だからミスや間違いを起こしやすいのである。

　文書化をする目的は，①正しく伝える，②継続する活動を記載する，ことである。文書化と対をなす手法は「口頭による」である。口頭による伝達では，解釈の相違，情報・証拠の消失，意見の混乱，間違いの発生等が起こりやすい。口頭による伝達を録音しておく

GMPと文書の基礎

- 文書…手順書，指図書，記録書，品質規格書，プロトコール，報告書，調査書，仕様書，生データ，標準書，基準書，等
- GMPでは，化粧品製造のすべてを文書に残す
- GMPでは，文書化された証拠しか
　　　　信じることができない！
　　　　信じてはいけない！
- 文書化の目的は，
　①ものごとを正しく伝える
　②継続している化粧品製造のGMP活動を記載する
- 系統だった文書化を行うには文書化システムが必要
　①GMP用の文書体系を確立する
　　＊GMP用文書を分類する
　　＊他の文書体系と関係づける
　②作成，確認，照査，承認のルールを持つ
　③手書き記入ルール，訂正ルールを持つ
　　→第9章の「生データ」項および第18章の「情報セキュリティ」項を参照
　④電子化システム（コンピュータ）の管理ルールを持つ
　　→第18章（コンピュータとセキュリティ）を参照
　⑤文書保管（Archiving）ルールを持つ

図解　11.1

ことは可能であるが，それでも不都合なことが各種発生する。これらの不都合は化粧品製造にとって発生してはならない事象である。

　1回で終了する作業なら，その内容を文書に残すことにさほどの価値はない。しかし化粧品製造は継続している作業である。ゆえに，今回の結果を文書に残すことは，過去と比較するために，および将来に伝えるために大変有益である。文書化を行うときには，以上の2点（正しく伝える，継続した中で表現する）を考慮して行う必要がある。

　系統だった文書化を行うには自社独自の文書化システムの確立が必要である。まずGMP用文書を体系化する。体系化するとは，文書を分類してGMP文書化体系を作り，他の文書体系（社内規定文書体系，ISO文書体系等）との関係づけを行うことである。

　文書には，作成，確認，照査，承認という作業が伴うので，それらの内容を明確に定義し，社内に徹底する。できる限り他の文書体系のルールと同一にすることが望ましい。

　化粧品製造時には多くの手書き記入記録（生データ）を作成する。そのときに訂正も発生する。この手書き記入および記入後の訂正にはルールが必要である。この生データに関する約束事は第9章の生データ項を参照されたい。

　パソコンの発達で，文書の作成・管理，およびデータの保存を電子化システム（コンピュータ）で行う場面が増えた。文書管理を，コンピュータをまったく使用しないで行うことが不可能な時代になった。コンピュータに関しては，第18章（コンピュータとセキュリティ）を参照されたい。本章では，GMP用文書の分類，GMP用の文書体系，文書の作成・確認・照査・承認のルール，文書は単独で存在しない，文書の保管，独自の文書体系・書式・ルールを持とう，について解説する。

GMP用文書の分類（案）

GMPの報告書
- GMPに係わる報告書類
- 当該製品が存在する限り保管する

  <例>
  * 開発報告書, 技術報告書
  * 製品標準書
  * バリデーションプロトコールおよび報告書
  * 安定性試験プロトコールおよび報告書
  * 安全性試験プロトコールおよび報告書
  * 逸脱, 規格外, 苦情に関する調査報告書
  * 変更管理報告書
  * 年次照査報告書

手順書（標準作業手順書）
- すべての作業に作成する
- 定期的に見直す
- 最新の手順書を作業現場に揃える

  <例>
  * 原料, 包装材料取り扱い手順書
  * 製造手順書
  * 施設, 設備, 機器取り扱い手順書
  * サンプリング手順書
  * 分析手順書
  * QA手順書
  * 各種管理手順書

記録書
- 手順書に従って行った記録
- あらかじめ定めた記録書に記入する
- 定めた期間保管する

  <例>
  * 製造記録書
  * 試験記録書
  * 教育訓練記録書
  * 施設, 設備, 機器の定期点検記録書
  * 機器のキャリブレーション記録書
  * 設備の洗浄記録, 使用台帳（Log Book）
  * 原料, 包装材料の受入, 検査, 保管台帳
  * 試薬, 溶液, 標準品管理台帳
  * 製品のラベリング, 保管, 出荷台帳
  * 各種生データ

管理文書
- 製造に係わるもの, 人, 部署を管理するために作成する
- 厳しい文書管理は必要ない

  <例>
  * 品質マニュアル（会社の「品質宣言」）
  * 製品, 原料, 包装材料の品質規格書
  * 製品, 原料, 包装材料の仕様書
  * 製造スケジュール, 試験スケジュール
  * 設備リスト, 備品リスト, 試験機器リスト
  * 文書リスト
  * 原料, 包装材料, 試薬リスト
  * 施設, 設備, 機器の仕様書, 取り扱い説明書
  * サービス業者／委託会社との契約書, 覚書

図解　11.2

①GMP用文書の分類

　GMP用文書の分類案を**図解11.2**に示した。GMPの報告書，手順書，記録書，管理文書の4種に分類すると便利である。化粧品GMPガイドラインの文書の種類ではGMP活動に適した手順，指示，規格，作業手順，プロトコール，報告，方法，記録などの要素で構成されていると規定されている。もちろん，他の分類を行ってもよい。重要なことは文書全体が体系化されており，容易に全体像が理解できることである。

　GMPの報告書とはGMPに係る報告書類である。化粧品開発，製造，試験，品質に関する各種報告書類が含まれる。当該化粧品の開発経緯または化粧品技術を記載した開発報告書や技術報告書，製品標準書，各種プロトコールと報告書等である。日々発生する事柄（逸脱，規格外，苦情）に関する調査報告書，変更管理の報告書，年次照査報告書もGMPの報告書である。GMPの報告書類は，当該製品が存在する限り保管する必要がある。製品の製造が継続しているときに，製品の歴史を抹殺するような廃棄処分を行ってはならない。

　手順書とは標準作業手順書（Standard Operating Procedures）の慣用語で，すべての作業に作成する。製造や試験の実際作業，製品・原料・包装材料の品質規格書ばかりでなく，文書作成，逸脱の処理方法，内部監査の進め方，委受託製造の組立て，QAの作業，試験担当者の教育訓練手順のようなソフトウエア作業にも手順書を作成する。定期的に見直し，最新の手順書を作業現場に常置しなければならない。

　記録書とは手順に従って行った記録である。記録書には，製造記録書や試験記録書のような記録書以外に，試薬等の管理台帳，製品の出荷台帳のような台帳類も含まれる。あらかじめ定めた未記入の記録書に記入し，確認，照査，承認等の文書作業を経て「正式記録書」となる。種類によって記録書の重要度が異なる。製造記録書のように，定めた管理部署が定めた期間中保管する必要がある重要な記録書もあれば，機器のキャリブレーション記録書のように各部署が独自に管理すればよい記録書もある。

　管理文書とは，化粧品製造に係る，もの，人，部署を管理するための文書である。「会社の品質宣言」に相当する品質マニュアル，仕様書，製造のスケジュール表，設備リスト，機器取扱説明書，品質契約書等の幅広い文書が含まれる。これらの管理文書はGMP文書体系に組み込まれていないことが多い。しかし，これらの文書も化粧品の品質確保に必要な文書である。厳しい文書管理は必要ないが，管理が必要である。

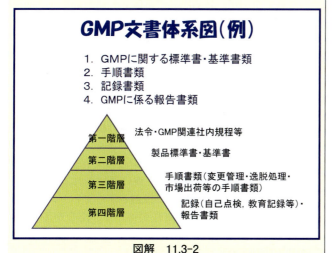

図解　11.3-1

図解　11.3-2

② GMP用の文書体系

　分類した文書は体系化しておく。その例（イメージ）を図解11.3-1に示した。GMPの報告書，手順書，記録書，管理文書の4種に1次分類し，それぞれをさらに2次分類，3次分類，…と細分類化していく。このとき手順書および管理文書では，他の文書体系がすでに存在するなら，それらをGMP用文書体系に組み込み，適用すればよい。例えば，ISO文書に「逸脱の処理方法」という手順書があるなら，その手順書をGMP用文書体系に組み込んで使用する。他の例では，社内管理規定にある規定（例えば，「製造スケジュールの作成方法と管理」）をそのままGMP用の管理文書に使用できるなら，GMP用文書体系に組み込んで使用する。

　図解11.3-2に文書の階層（文書のヒエラルキー）を示した。階層に基づき文書・記録類に紐づけて文書体系を作成することもできる。ただし，製品品質に係る手順書および管理文書を他の体系から適用や引用をしてはいけない。GMP上の品質管理は他の体系のそれと一線を画する必要があるからである。また，準用（△△を○○と読み替えて適用すること）も行ってはいけない。間違いが発生する原因となる。

③文書の作成，確認，照査，承認のルール

文書には，作成，確認，照査，承認という作業がある。これらの作業をルール化し，全員がこのルールを認識しておかないと同一品質の文書が作成できない。そのルール案を**図解11.4**に示した。ただし，図解11.4の内容は一般的な表現である。図解11.2中の文書の種類によって4種の作業の内容は微妙に異なる。

文書は実際に情報をもっている人が作成する。内容に精通している人が望ましい。化粧品製造に係る文書であるから，正確に，論理的に，わかりやすく書く。文学的表現は必要ない。社内の書式ルール(用紙，文字数と行数，フォント，ヘッダーとフッター，ページ番号等)に従って書く。

確認するとは，実行された内容に間違いがないと認めることだから，内容を理解している人が行う。一般的には，作成者よりベテランの人が確認者になる。

照査するとは，文書内容の責任者になることである。文書内容に関して広い知識があり，かつ責任を持てる立場の人が照査をする。独断で結論を認めてはいけない。関係者が存在する文書なら，関係者の立場を考えて文書を照査する。関係者の意見を聞くのもよい。

承認するとは，文書の正当性を保証することである。正当性を保証する権限を有する人が行わないと意味がない。品質保証部のメンバーや組織の権限所有者が行う。当該文書に改ざんおよび偽りがなく，法律・契約・GMP等のルールに違反していないことを保証する。

「回覧する」という作業が文書に追加されることがある。多くの場合，回覧には役割が伴っていない。ゆえに，見たからといって責任が伴わない場合が多い。職責上の上司に回覧したからといって，その文書の照査者の責任が軽くなるわけではない。

上記は筆者の案である。重要なことは，これらの文書作業の意味を社内でシンプルに定義し，全員が同じ意味でこれらの用語を使用することである。

なお，文書は複数の関係者が作成，確認，照査，承認してはじめて信頼できる文書になる。一人で書いて，同じ人が照査と承認をした文書は信頼してもらえない。小企業で，責任者が自分で文書を作成して，自ら承認している例を見かけるが，この文書には信頼性がない。かといって，他の人が作成したと見せかけて，自分が承認するような偽りを行ってはならない。必ず複数の人が役割を分担して文書を作成する。少なくとも2名が関係する必要があろう。

文書の作成，確認，照査，承認の作業を行えば，行った人が日付つきの署名を残す。捺印して日付を記入してもよい。このときに使用する印鑑は社内登録を行った印鑑を使用する。そして印鑑は鍵のかかる机の引き出し等に保管し，机上に放置しない。

文書作成，確認，照査，承認ルール 案

作成する (prepare) 書く，作文する，説明する，解説する
- 実際に情報を持っている人が書く
- 正確に書く
- 論理的にわかりやすく書く
- 関係者に相談して書く
- 書式ルールを遵守して書く

確認する (confirm) 実行された内容に間違いがないと認める
- 内容を理解している人が行う
- 数字，計算結果，語句等の正確さを認める
- 仕事の内容を認める
- 情報の正確さを認める

照査する (review) 文書内容の責任者になる
- 内容および環境を熟知している人が行う
- 内容の正しさを認め，責任者となる
- 結論の正しさを認め，責任者となる
- 関係者の意見も聞く
- 関連する文書と矛盾しないと認める

承認する (approve) 文書の正当性を保証する
- 保証する権限を有する人が行う
- 改ざんおよび偽りがないことを保証する
- 法令，契約，GMP，業界ルール，社内ルールに違反していないことを確認する

回覧する (pass around) 順々に回して見ること
- 役割が伴わない
- 見たからといって責任を伴わない場合が多い

作成，確認，照査，承認すれば，
* 日付つき署名を残す または
* 日付つき捺印をする
  ‥‥社内登録した印鑑を使用する
  印鑑は机上に放置しない

図解 11.4

文書は単独で存在しない

- 文書は，引用し，引用される関係にある
- すべての文書に文書番号（文書の識別番号）を付け，引用関係を明らかにしておく
- 必要なときは，引用した文書の要約を記載する
  ‥‥「文書は単独で理解できる」が原則
  　　照査者や承認者の理解を容易にする
- バッチ番号で関係する文書をまとめるには無理がある

①製造記録書に関係する文書例

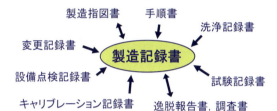

← 製造記録書に引用する文書
↔ お互いに関係しあう文書（両者で引用しあう）

②報告書と調査結果等との関係

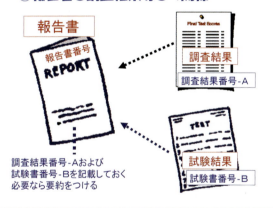

図解　11.5

④文書は単独で存在しない

　GMPにおける文書は，引用し，引用される関係にある（図解11.5）。単独で存在することはない。ゆえに，すべての文書に文書番号を付け，引用し，引用される関係を，文書番号を用いて明らかにしておく。文書番号とは文書の識別番号で，他に同じ番号が存在してはいけない。識別および識別番号については，第4章（製造管理）で説明しているので参照されたい。

　例えば，製造記録書に関係する文書には製造指図書，手順書，洗浄記録書，試験記録書等多数ある。製造記録書には，使用したり，引用したりした文書の文書番号をすべて記載しておく。相互に関係しあう製造記録書および逸脱報告書には，相互に逸脱報告書番号または製造記録書番号を記載しておく。製造記録書と逸脱報告書をバッチ番号で結びつけるには無理がある。1つの製造には再発行製造記録書（バッチ番号が同じだが，製造記録書番号が異なる）や複数の逸脱報告書があることがある。製造記録書番号および逸脱報告書番号を使用して両者を関係づけると間違いが起こらない。

　設備点検をした直後の製造記録書には，そのバッチが設備点検した直後の製造であることを備考欄に記載する必要がある。設備点検記録書の記録書番号を製造記録書に記載して，「このバッチは設備点検直後の製造である」と記載すればよい。同様の記載作業を，キャリブレーション実施直後，変更実施直後の製造記録書に行う。

　報告書と調査結果および試験結果との関係も同様である。報告書に両結果を添付したのでは報告書が分厚くなってしまうことがある。そのときは調査結果番号と試験結果番号およびそれらの要約を報告書に記載すればよい。調査結果や試験結果は生データであるが，これらを省略したりまとめ文章のみを記載して生データを破棄したりしてはならない。3者を関係付けておくと，報告書を容易に見直すことができ，報告書の信頼性を向上させることができる。もちろん報告書にも報告書番号を付けて識別し，この報告書を参考にしたときはこの報告書番号を記載する。GMPの記録はトレーサビリティが取れていることが大事である。

　「文書は単独で理解できる」が原則である。引用文書を読まないと本文がまったく理解できない文書は失格である。必要なときは，引用した文書の要約を記載し，さらに詳しい理解が必要なときには引用文書を見てもらうようにする。

文書保管（Archiving）

紙文書 (hard-copy paper document)
- 保管責任者と保管場所を決めておく
  * GMPの報告書，手順書，記録書の原本はQA管理が望ましい
- 文書配付先を管理する
  * 必要な各部署にGMPの文書，手順書，記録書のコピーを配布する
  * コピー配付先を記録し改訂時には旧文書の回収日時等を記録する
  * 管理文書と生データは各部署で管理する
- 保管期間を決めておく

デジタル文書 (electronic document)
- 保管責任者を決めておく
- アクセスを制限する
- 変更を管理する
- 改ざんを防止する
- バックアップをとる

図解　11.6

独自の文書体系，書式，ルールを持とう

- 日本化粧品工業連合会等から「文書案」が発表されている
- 文書案をそのまま採用したのでは，独自の文書体系，書式，ルールが育たない
  - ‥‥議論をしなくなる
  - 不都合な個所を放置してしまう
  - 独自のGMPが育たない
- 独自の文書体系を持ち，独自の書式を整備し，独自の文書ルールを確立すると，GMPが一気に向上する
- GMPの基本気質の1つに「自主基準」がある

図解　11.7

⑤文書の保管

　文書は紙文書とデジタル文書に分けることができる（図解11.6）。最近はデジタル文書のほうが多いと思う。どちらの文書にも保管責任者を決めておく。紙文書では原本管理が重要である。特に製品の品質に係わる文書（GMPの報告書，手順書，記録書）の原本管理が重要であり，QAが一元管理することを勧める。原本をコピーしたときは，その記録（いつ，誰が，目的は）を残す。製造記録書と試験記録書を除く管理文書および生データは，製品の品質に直接係わらないので，発生部署の管理でよいであろう。文書には改訂，または見直しが行われることがしばしば発生する。その時は旧文書を回収し改訂文書と差し替えることになるが，時々，旧文書が行方不明になっていることがある。使用しない部署であることから次の配付は避けたほうがよい。文書の配付・回収についてはQAが改訂文書を渡すとき「文書差替え連絡書（仮名）」を発行し配付先の担当者が改訂文書を受領した日付と受領者署名し，旧文書を返却する日時，担当者署名して受渡しするように管理することを勧める。

　紙文書の保管期間は，GMP文書では製品が市場からなくなるまで，手順書，記録書，管理文書ではその文書を使用しなくなった日から5年間が適切であろう。

　デジタル文書ではアクセス制限，変更管理（監査証跡），改ざん防止，バックアップが必須である。これらの4対策ができていないときにはデジタル文書で文書を保管してはならない。

　なお，文書のセキュリティに関して第18章（コンピュータとセキュリティ）で解説する。参照されたい。

⑥独自の文書体系，書式，ルールを持とう

　日本には，日本化粧品工業連合会等から発表されている文書（手順書，記録書等）をそのまま採用して，自社の文書としている化粧品製造業者を多く見かける。筆者は，化粧品製造業者が独自の文書体系，書式，ルールを持つことを強く勧める（図解11.7）。GMPは化粧品製造業者によって異なり，製造業者は独自のGMPを育てる必要がある。文書はGMPの基礎を形作る重要要件の1つである。他者の文書体系，書式，ルールを何の考察もせずに導入していたのでは独自のGMPが育たない。

　他者が公に発表しているのは単なる「例」である。例を参考にして社内で議論し，自社に不都合な個所を書き換え，自社オリジナルな文書体系，書式，ルールを作り上げることを勧める。文書を大切にすると，自社のGMPのレベルが一気に向上する。

　第1章（化粧品GMPとは）で述べたが，米国生まれのGMPに，今も色濃く持っている気質の1つが「自主基準」である。他者の物まねをしていたのでは，自

社のGMPのレベルはいつまでも向上しない。

11.2 手順書

　手順書とは，"これに従えば化粧品製造作業が間違いなくできる"という文書である。また，作業を実施するたびに見る文書である。作業内容に精通している人が作成し，作業する人が使用する（**図解11.8**）。化粧品製造業者はすべての作業に手順書を準備しなければならない。そして，その遵守を従業員に義務付けなければならない。

　日本では，手順書が製品標準書や製造管理基準書に含まれている場合が多い。そして，手順書が見直されることはまれで，ひどいときには10年間同じ手順書が使用されていたりする。また，手順書が作業現場ではなく事務所に置かれていることもある。これらの日本の習慣は改めねばならない。筆者は，手順書を独立した文書群にし，管理することを勧める。

　手順書は，わかりやすいこと，必要なことがすべて書かれていることは当然である。また，すべての作業について，作業ごとにあり，すぐに見ることができることも重要である。もちろん，手順書は作業現場に置かれていなくてはならない。この「作業」には製造やQCの作業ばかりでなく，QAが行う製品出荷承認や各部署が行う逸脱処理のような，製品に触れない作業も含まれる。製造スケジュール立案作業も含まれる。

　そして作業時に，手元に最新の手順書が配置されていなければならない。この「最新の手順書を作業現場に配置する」のは意外と難しい。筆者は，手順書の配置責任者を決めて，その配置責任者が責任をもって配置する以外に方法はないと考えている。

　「手順書に従わない」，「手順書の内容を知らなかった」があってはならない。「手順書に従う」をGMP教育訓練の最初に行う。

　手順書には，実際の「手順」以外に多くの項目が必要である（**図解11.9**）。すべての手順書にこれらの項目全部が必要なわけではない。また，特殊な手順書には特殊な項目が必要である。

　どの手順書にも記載する項目は，範囲，目的，責任，関係する手順書，手順，不測の事態，改訂履歴である（図解11.9の○付き項目）。

　範囲とは，その手順書が適用される範囲のことで，部署名や製品名，工程名で表すことができる。不測の事態項には，その手順書が何らかの理由で，内容が不適切であるとわかったときの処理方法を記載する。処理時の相談相手や従うべき別の手順書番号を記載する。

　これらの項目の定義や解説は手順書「手順書の書き方」に記載しておく。手順書「手順書の書き方」を見ればその組織のGMPレベルがわかるという。他社に

手順書とは，

- 何のために　間違いなく作業するために
- 何　に　すべての作業（ハードもソフトも）に
- 誰が作る　作業内容に精通している人
- どのように
  - ①わかりやすい
  - ②必要なことがすべてわかる
  - ③作業ごとにある
  - ④最新である
- 誰が使う　作業する人

図解　11.8

手順書に必要な項目例

- ①範囲　本手順書の適用範囲
- ②目的
- ③責任　責任部署を明確に
- ④関係する手順書
- ⑤定義　使用語句の定義
- ⑥安全／予防
- ⑦手順（本文）　簡潔，単刀直入，短文で
- ⑧チャート／図表
- ⑨計算式
- ⑩統計
- ⑪文書の保存　誰が，どこに，期間は
- ⑫添付書類
- ⑬不測の事態　この手順書を遵守できなくなった時の処理方法
- ⑭改訂履歴

図解　11.9

よるGMP監査時にもよく照査される文書である。工夫し，内容のある「手順書の書き方」を作成することを勧める。手順書「手順書の書き方」の例を章末に添付した。

　手順書の体裁はできるかぎり統一したいものである。そのためには手順書の書式および手順の書き方を決めておけばよい。書式の例を**図解11.10**に示した。社内の決まった文書書式があればそれに従う。しかし，決まった書式がない，または社内書式がGMPの手順書に適さない場合には「手順書用の書式」を決めればよい。手順書は他の社内文書と違って，毎日の作業時に使用する文書である。手順書用の書式があってもよいと考える。例えば，手順書はできる限り薄いほうがよいので，余白を狭くとり，行数および1行文字数を多くとる。年配者が多い職場では，読みやすくするために文字の大きさを大きく（例えば11ポイント）設定する，等である。

　ヘッダーおよびフッターの設定，ページ設定，表紙の様式設定も必要である。書式を図解11.10のように設定するとともに，モデル書式を社内LANに公開するかモデル書式のデジタルコピーを配布して，その書式を使用してもらうようにすれば書式の統一が容易に図れる。

手順書の書式を決めておく例

①	ワープロソフト	ワード最新版
②	用紙	JIS A-4
③	行数	46行／ページ，1行文字数46字
④	文字体	日本字はMS明朝 英数字はCentury（半角）
⑤	文字の大きさ	11ポイント
⑥	余白	上20mm，上20mm 左25mm，右20mm，とじしろ0mm， ヘッダーは端から13mm
⑦	ヘッダーとフッター	（文書番号，版番号，ページ番号の設定を含む内容）
⑧	本文の項目番号	大番号"1"，中番号"1.1"，以下"1.2"順次 小項目"1.1.1"，以下"1.1.2"順次 以下，"(1)"，"a"，"ア"等を設定する
⑨	表紙および次ページ以降の様式，付表，付図	
⑩	制定・改訂履歴	

図解　11.10

　手順書の本文である手順を書くときの注意事項案を**図解11.11**に示した。わかりやすく書く，平易な日本語で書く，ステップごとに書く，等のごく当たり前のことをあげた。これらの注意事項に関しても解釈に個人差がでて，統一はなかなか難しいと思う。手順書の改訂を重ね，関係者が協力して手を加えることでわかりやすい平易な手順書ができあがると考える。手順書は会社の財産である。歴史を重ねてよりよい手順書を作り上げてほしい。改訂を繰り返して，追加項目を増やすと全体の整合性が崩れた手順書になってしまう。「5回以上の追加改訂をしたときは全面改訂を計画する」のような規定を設けておくことを勧める。

　工夫を凝らしてより便利な手順書を作成することを勧める。箇条書きにする，図解をする，の2件の工夫例を次に紹介する。

手順を書くときの注意事項案

① 手順の実際を簡明にわかりやすく書く
② 平易な日本語で書く
③ 二重否定文を使用しない（例：…しないことはない）
④ 長文を用いない
⑤ 物語的表現は避け，単刀直入に文章を作る
⑥ 区分けして記入し，番号を付ける
⑦ 誰が手順を実行するかを記入する
⑧ ステップごとに，時系列的に書く
　　…手順に従えば，一貫した仕事ができるように
⑨ 終点を明確にする…作業終了の判定ができるように
⑩ 結果の処理方法（誰にいつ報告するか等）を書く
⑪ 他の手順書が関係するときは，関係する手順書番号と標題を記入する

図解　11.11

＜手順書の箇条書き文例＞

ガラス電極は，あらかじめ水に数時間以上浸しておく。pH計に電源を入れ，装置が安定したことを確認した後，使用する。検出部をよく水で洗い，付着した水はろ紙などで軽くふき取る。
（日本薬局方第17局，「pH測定法」の操作法の一部）

↓

1. pH計「QC-pH-030617」のガラス電極を，100mLのビーカー中，精製水約50mLに，15～25℃で，2時間浸しておく。
2. 使用の10分前にpH計の電源を入れる。
3. 検出部を精製水の洗ビンを用いて，約10mLの精製水で左右，前後，下部から吹きかける。
（洗ビン中の精製水は毎日一度入れ替える）
4. 検出部に付着した水は円形ろ紙#5で軽くふき取る。
5. pHを測定する。

図解　11.12

図解　11.13

箇条書き化の例を**図解11.12**に示した。図解11.12の上段は，日本薬局方に記載されている「操作法」の例である。箇条書きされていない文章であり，かつ具体的な数字が添えられていない。これでは担当者によって測定結果が異なることになるであろう。なお，外原規のpH測定法と変わりない。

手順は，具体的に，数字を示し，使用するものを限定して記載する。箇条書きにするとわかりやすい。図解11.12の上段の平面記載を，下段のように，使用するpH計の機種番号，使用するビーカーの大きさ，水の種類，水の量，電極を浸す時間，pH計の電源を入れる時間，水洗いする容器の種類，洗ビン中の精製水に関する注意事項，検出部をふき取るろ紙の種類を規定して箇条書きにするとよい。ここまで測定の操作法を限定すると，担当者によって測定条件が異なることがなく，同じ測定結果が得られる。

日本薬局方，JIS規格等の公的測定法は幅広く適用できる一般的手法を記載したものであり，それらの記載内容を写し取って作業手順書にしてはならない。

手順書をわかりやすくするために，図解，図，表を多用するとよい。原料の発注から払出しまでの概略を説明するとき，文章のみで書くより**図解11.13**のような図解を入れて説明するとわかりやすい。作業の全体像が理解でき，何をどのような順序で行うのかが一目見て理解できる。パソコンが発達して，図解，図，表が容易に作成できるようになった。このメリットを活かした手順書を勧める。図解，図，表はカラー刷りにしたほうがよい。図解作成に凝りすぎて複雑になり，逆効果を生む例も見かけるが，適度の着色は好結果につながる。手順書にイラストや漫画を適度に配するのも作業者の理解を助け，間違いをさらに少なくする効果を持つであろう。

11.3 ラベル

化粧品製造では数多くのラベルを使用する。化粧品製造にコンピュータが使用され，製品や原料の動きがコンピュータで管理される工場が多くなったが，ラベルの重要性が低下することはない。化粧品製造における「作業」に人が係わっている限り，ラベルはなくならない。むしろ，ラベルとコンピュータ認識指標（バーコードなど）との共存が課題になってくる。

化粧品製造におけるラベルの目的および使用場所を図解11.14に示した。目的は表示，宣伝，管理，間違い防止等であるが，これらの目的を達成するためには，ラベルは目立たないと意味がない。

ラベルの使用場所を考えてみると，一時的に使用する原料，設備，仕掛品用と，長期間効力を発揮する製品や文書用の2種類がある。ラベルは多種多様であり野放しにしていてはいけない。以下で，ラベルの作成と管理を解説し，ラベルの具体例をあげる。

①ラベルの作成と管理

目立たなければラベルの意味がない。目立つためにもシンプルなラベルにして，一目見ただけで内容が理解できるようにする。そして使い勝手のよいルールで社内のラベルを管理する。以上の3条件で，ラベルの作成と管理のルールを作成すればよい（図解11.15）。

目的にあった大きさ・色・形のラベルを作成する。貼付する対象物にとって大きすぎるからと，作業現場で切断したり折り曲げたりして使用してはいけない。適した大きさのラベルを常に用意し，使用する。目立つためには，色，形，フォントを工夫したカラーラベルの使用を勧める。同じ目的のラベルは社内で統一する。そのためには，ラベルを登録する制度にして一元管理することを勧める。

ラベルの性能は重要な設定項目である。耐久性，利便性，特殊条件下使用ラベルの性能チェックがポイントである。最近は，新たな粘着材やラベル用紙が開発されて，便利なラベルが数多く発売されている。一時的に使用するラベル（例えば，試験中表示ラベル等）なら，「強力にくっつくが，容易かつきれいにはがせるラベル」にすることを勧める。ただし，ラベルの再使用は絶対に行ってはならない。最重要ラベルである製品用ラベルを作成したときは，印刷する前に適切な方による照査と承認を行い，その記録を残す。承認作業はQAが行うのが適切である。

製品に貼付するラベルの内容に不足や誤りがあってはならない。慎重な作成作業が必要である。記載内容および形を少しでも変更したときは変更管理を行う。

製品用ラベルには必ず自社名とラベル番号（バージョン番号付き）を入れる。管理を容易にするためで

ある。ラベルの受入れ時は包装材料と同じ管理をする。受入れ検査＋サンプリング＋仮保管＋試験＋合否判定である。試験とはラベルの性能試験のことだが，実績のあるラベル作製業者から購入するなら，マスターラベルとの比較による試験で十分であろう。購入時は，図解11.15中の購入記録項目を記録する。

製品用ラベルは一度作成すると形，色，接着性等の性能を変えてはならない。そのためには，「マスターラベル」管理を徹底する。マスターラベル（初回作成ラベルの代表）をラベル管理担当部署で管理し，再作成ラベルの色，大きさ，フォント，紙質，性能をマスターラベルのそれらと目視比較する。

ラベルは会社または部署の共通資材であるから，勝手に作成したり，個人作成のラベルが横行したりしてはいけない。そのためにも，ラベルの元締めを決めて，すべてのラベルにラベル番号を付け，登録制にするのがよい。製品用ラベルは製品品質に関係する大切な資材なので，QAが元締め役を務め，マスターラベルを保管するのがよいであろう。

以上の「ラベル作成と管理」のルールを手順書に定めておくことはいうまでもない。

②ラベルの具体例

製品および原料・包装材料に貼付する一時的ラベルの具体例を図解11.16に示した。試験中ラベルは，製品，原料，包装材料に貼付して試験中であることを示す。製品名，バッチ番号，サンプリング日，保管条件，貼付者の記入欄がある。上部欄外には社内登録済みを示すラベル番号を記載してある。下部欄外にはラベルの所有者である会社名を印刷してある。責任者を明確にするために，貼付者が署名するのが適切であろう。しばしば課長や係長のような職制上の責任者の印鑑が押されている例を見かけるが，実際的な貼付責任者の署名を残して，このラベルへの連絡先としたほうが，間違いが起こりにくい。

出荷可ラベル例は，QAが製造記録書，試験記録書，その他の書類を照査し，製品の出荷合格判定（図解10.9参照）をした証拠のラベルである。担当したQA自身が直接貼付するのが望ましい。

赤ラベルは不合格ラベル例である。製品，原料，包装材料の受入れ検査や試験で不合格が発生した場合に貼付する。目立つ色にして，間違った使用が絶対に起こらないようにする。不合格ラベルは赤色が適している。他のラベルより大きくすることが望ましい。このラベルには理由記載欄が必要である。

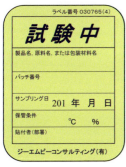
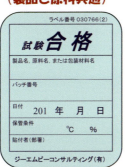
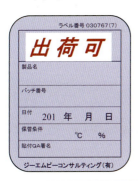
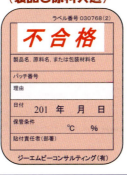

図解　11.16

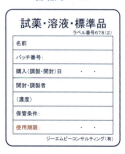
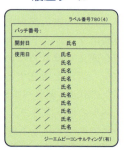

図解　11.17

　QCが使用する試薬，溶液，標準品の容器に貼付するラベルの例を**図解**11.17に示した（8.3 を参照）。試薬，溶液，標準品を購入または調製・開封したときはすぐにラベルを貼る。ラベルは容器本体の側面に貼る。見やすいからといって，ふたに貼ってはいけない。間違い発生の原因になる。ラベルを貼ることによって，試薬等の自社管理が始まる。図解11.17の容器ラベル例にある項目が必要である。調製者または開封者の名前を記載して責任を明確にする。使用期限も必ず記載する。「使用期限」の文字のみを色文字にして注意を促している。ただし，使用期限日を赤文字で記入する必要はないであろう。このラベルを冷蔵，冷凍などの特殊条件下で長期間使用するなら，ラベルの上に透明の保護シートを貼付する必要がある。履歴ラベルは，試薬等を使用したときに使用者が記入するラベルである。試薬等には，いつ，誰が使用したかの履歴を残すことを勧める。使用履歴ノートを設置するのもよいが，記入忘れが多い。履歴ラベル方式のほうがよいであろう。開封者が購入者と同じとは限らないので，開封者欄を設けている。このラベルに使用履歴を記入することにより，試薬等の確認および使用期限の確認ができる。

　パソコンの普及でラベルが容易に自作できるようになった。工夫したラベルを用いて，業務改善と間違い防止を図ってほしい。

ジーエムピー有限会社標準作業手順書

Page 1 of 11

標題	：	手順書の書き方
		SOP for SOP

手順書番号：GMP－QA－1－002（3）　　　前版番号：GMP-QA-1-002(2)

起案者	：	2019年12月13日	（品質保証部）	榊原　敏之	印
照査者 2	：	2019年12月21日	（製造責任者）		印
照査者 1	：	2019年12月23日	（QC 責任者）		印
QA承認	：	2019年12月26日	（QA 責任者）	谷口　俊夫	印
発効日	：	2020年01月14日			
見直し期間	：	12 M　　／／，／／，／／，／／			

1．範　囲(Scope)

1.1　この手順書に，標準作業手順書（手順書，SOP）の書き方を定める。

1.2　この手順書に，手順書の書式，標題のつけ方，番号のつけ方，記載項目を定める。

1.3　この手順書に，手順書の起案者，照査者，承認者の役割および誰が就くかを定める。

1.4　この手順書は，手順書の新規作成，見直し作業，変更作業に適用する。

1.5　手順書の起案，照査，承認，見直し，変更，廃棄の手順はGMP-QA-1-001（手順書の起案，照査，承認，見直し，変更，廃棄）に定める。

1.6　この手順書は，ジーエムピー有限会社のすべての手順書に適用する。

2．目　的(Purpose)

2.1　手順書の書き方を示し，ジーエムピー有限会社が所有する手順書の書式，項目，作成手順，および承認までの手順を統一する。

3．責　任(Responsibilities)

3.1　全社の手順書の管理はQA（品質保証部）が行う。
「手順書原本(照査・承認済み)」およびそれらのデジタル原紙のすべてをQAが保管管理する。
　　　→　手順書の物的責任者はQAである。

3.2　各部署の責任者は，自部署の手順書が本手順書に従って作成されていることに責任を持つ。
　　　→　手順書の手続き遵守の責任者は各部署責任者

3.3　手順書起案者，照査者，承認者は，本手順書の教育を受けた後に起案，照査，承認作業を行う。

3.4　QAは，本手順書の内容を各部署に知らせ，指導しなければならない。変更されたときは新版を直ちに各部署に配布しなければならない。

標題　　　：　手順書の書き方	Page 2 of 11
手順書番号：　GMP－QA－1－002（3）　　　前版番号：GMP-QA-1-002(2)	

3.5　QAは，手順書作成が本手順書記載の内容に従って行われていることを常に確認する。

3.6　手順書は，ジーエムピー有限会社の知的財産であり，秘密文書である。外部に提供するときは，QAの許可を得る。

4．関係する手順書(Related SOPs)

4.1　GMP-QA-1-001　手順書の起案，照査，承認，見直し，変更，廃棄
4.2　GMP-QA-1-003　手順書のコピー，配布，回収，保管
4.3　GMP-QA-1-015　GMP文書の変更手順
4.4　GMP-QA-1-018　GMP文書の起案，照査，承認，管理

5．定義，意味(Definitions)

5.1　「手順書」の意味を次の図解で示す。

手順書とは，

何のために	間違いなく作業するために
何に	すべての作業（ハードもソフトも）に
誰が作る	作業内容に精通している人
どのように	①わかりやすい　②必要なことがすべてわかる　③作業ごとにある　④最新である
誰が使う	作業する人

　「手順書」とは，"これに従えば化粧品製造作業が間違いなくできる"という文書である。また，作業を実施するたびに見る文書である。作業内容に精通している人が作成し，作業する人が使用する。ジーエムピー有限会社では，すべての作業に手順書を準備し，従業員にその遵守を義務付ける。
　手順書は，わかりやすいこと，必要なことがすべて書かれていることは当然である。また，すべての作業について，作業ごとにあり，すぐに見ることができなければならない。
　「作業」には製造やQCの作業ばかりでなく，QAが行う製品出荷承認や各部署が行う逸脱処理のような，製品に触れない作業も含まれる。製造スケジュール立案作業も含まれる。作業時に，手元に最新の手順書が配置されていなければならない。
　「手順書に従わない」，「手順書の内容を知らなかった」があってはならない。「手順書に従う」をGMP教育訓練の最初に行う。

標題 ： 手順書の書き方	ジーエムピー有限会社標準作業手順書 Page 3 of 11
手順書番号 ： GMP－QA－1－002（3）　　　前版番号：GMP-QA-1-002(2)	

5.2 手順書の作成，照査，承認の意味には，手順書 GMP-QA-1-001（手順書の起案，照査，承認，見直し，変更，廃棄）に定めた「文書作成，確認，照査，承認の意味を適用する。GMP-QA-1-001 における意味の骨子を次の図解に示す。

さらに詳しい意味が必要なときは引用もとの手順書 GMP-QA-1-001 を参照されたい。

文書作成，確認，照査，承認

作成する (prepare)　書く，作文する，説明する，解説する
- 実際に情報を持っている人が書く
- 正確に書く
- 論理的にわかりやすく書く
- 関係者に相談して書く
- 書式ルールを遵守して書く

確認する (confirm)　実行された内容に間違いがないと認める
- 内容を理解している人が行う
- 数字，計算結果，語句等の正確さを認める
- 仕事の内容を認める
- 情報の正確さを認める

照査する (review)　文書内容の責任者になる
- 内容および環境を熟知している人が行う
- 内容の正しさを認め，責任者となる
- 結論の正しさを認め，責任者となる
- 関係者の意見も聞く
- 関連する文書と矛盾しないと認める

承認する (approve)　文書の正当性を保証する
- 保証する権限を有する人が行う
- 改ざんおよび偽りがないことを保証する
- 法令，契約，GMP，業界ルール，社内ルールに違反していないことを確認する

回覧する (pass around)　順々に回して見ること
- 役割が伴わない
- 見たからといって責任を伴わない場合が多い

	ジーエムピー有限会社標準作業手順書
	Page 4 of 11
標題　　　： 手順書の書き方	
手順書番号： GMP－QA－1－002（3） 　　　前版番号：GMP-QA-1-002(2)	

６．手順(Procedures)

6.1　手順書の書式

6.1.1　手順書のヘッダー，書式，手順書番号の付けかた，表紙作成，記載する項目，添付書類について以下に定める。

6.1.2　ヘッダーには次の内容を記載する。

	ジーエムピー有限会社標準作業手順書
	Page ＊ of ＊＊
標題　　　：　　標題	
標題の英文（必ず入れる）	
手順書番号：　　手順書の文書番号　　　前版番号：改訂前の手順書番号	
起案者　　：　　作成した日付，部署名，役職名，氏名，印	
照査者　2　：　　照査した日付，部署名，役職名，氏名，印	
照査者　1　：　　照査した日付，部署名，役職名，氏名，印	
QA承認　　：　　承認した日付，品質保証部員の氏名，印	
発効日　　：　　この手順書の発効日	
見直し期間：　　見直し日	

6.1.3　2頁目以降のヘッダーは，次に示すように，表題，手順書番号，前版番号，ページ番号を記載する。

	ジーエムピー有限会社標準作業手順書
	Page ＊ of ＊＊
標題　　　：　　標題	
手順書番号：　　－＊＊－＊－＊＊＊（＊）　　　前版番号：　-*-*-***(*)	

6.1.4　手順書はパソコンで作成する。その書式は，
　　　　＊　ワープロソフト：ワード最新版
　　　　＊　用紙：　　　　JIS A－4
　　　　＊　行数：　　　　46行／ページ，1行文字数46字
　　　　＊　文字体：　　　日本語はＭＳ明朝，英数字はCentury
　　　　＊　文字の大きさ：　11ポイント
　　　　＊　余白：上20mm，下20mm，左25mm，右20mm，とじしろ0mm，ヘッダーは端から13mm

　　　　（書式は社内ネットのQAページにあります。ご利用ください。）

```
                                              ジーエムピー有限会社標準作業手順書
                                                          Page 5 of 11
標題     ： 手順書の書き方
手順書番号 ： GMP－QA－1－002（3）      前版番号：GMP-QA-1-002(2)
```

6.2 手順書番号は，次の例の要領で付ける。

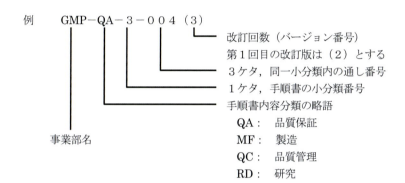

6.3 手順書の表紙作成(Cover Letter for SOP)

6.3.1 標題(Title)：手順書の内容を端的に表現する。手短に書く。タイトルから，誰もがその
　　　　　　　　　中味を認識できるようにする。
　　　　　　　＜例＞・デジタル台秤の取扱い（すべてのデジタル台秤に共通）
　　　　　　　　　　・原料 PQ-33 の硬度試験
　　　　　　　　　　・遠心分離機 CE-51 の洗浄と組立て
　　　　　　　　　　・環境管理室 Z-15 への入退室方法
　　　　　　　　　　・GMP 文書の変更手順
　　　　　　　以前に使用した標題は再使用しない。
　　　　　　　他の手順書と同じ標題，紛らわしい標題は使用しない。

6.3.2 手順書番号(Number)：起案者の要請により QA が付ける。
　　　　　　　　　改訂回数（バージョン番号）：初版には何も記入しない
　　　　　　　　　　　　　　　　　　　　　第 1 回目の改訂は（2）
　　　　　　　以前に使用した番号は再使用しない。

6.3.3 前版番号(Supersedes)：新規の時は 「New」 と記入する。
　　　　　　　　　　改訂時は改訂前の手順書番号を小文字で記入する。

6.3.4 起案者(Originator)：起案者＝この手順書の作成者
　　　　　　　　　手順書作成者の部署名，役職名，氏名，起案日を記入し，押印する。
　　　＊その作業を行う人が起案者になるのがベスト。それが無理なら，作業を行う人と一緒に書き，
　　　　書いた人が起案者になる。
　　　＊自発的な起案者で，かつ部署責任者と QA がその起案者を適切であると認めるケースが最も
　　　　よい。
　　　＊自発的な起案者がいない場合には，部署責任者と QA が相談して起案者を選任する。

ジーエムピー有限会社標準作業手順書 Page 6 of 11 標題　　　：　手順書の書き方 手順書番号：　GMP－QA－1－002（3）　　　　前版番号：GMP-QA-1-002(2)

6.3.5　照査者(Reviewer) 1：照査者1の照査日，部署名，役職名，氏名を記入し，押印する。
　　　　＊照査者1には，その手順書の内容をよく理解している人が就く。
　　　　＊照査者1には，起案者所属部署の責任者が就くのが望ましい。
　　　　＊照査者1は，その手順書の内容に責任を持つ。
　　　　＊照査者1が必然的に決まらなかったときは，QAが照査者1を指名する。
　　　　＊具体的な照査は，手順書：GMP-QA-2-001（手順書の起案，照査，承認，見直し，変更，廃棄）に従って行う。

6.3.6　照査者(Reviewer) 2：照査者2の照査日，部署名，役職名，氏名を記入し，押印する。
　　　　＊その手順書が複数の内容を持つ場合や複数の部署が関係している場合には複数の照査者を設ける。
　　　　＊照査者2は照査した範囲を手短に手順書原案上に記載する。その内容に責任を持つ。
　　　　＊照査者2には，照査者1の部署の副責任者または他部署の責任者が就くのが望ましい。
　　　　＊照査者2が決まらなかったときは，QAが照査者2を指名する。
　　　　＊照査者2の必要性は，QAが判断する。

6.3.7　さらに複数の内容が含まれる場合には，照査者3，4，・・・を設けてもよい。
　　　　＊照査者3，4，・・・の設定と指名はQAが行う。

6.3.8　QA承認(QA Approval)：承認するQAの承認日，部署名，役職名，氏名を記入し，押印する。
　　　　＊QAはその手順書がGMP要件に合致している（法的要件，各種ガイドライン，ジーエムピー有限会社の他の手順書を参考にする）ことを確認し，GMP上の承認をする。
　　　　＊具体的な承認は，手順書：GMP-QA-2-001（手順書の起案，照査，承認，見直し，変更，廃棄）に従って行う。

6.3.9　必要なら，承認者を複数にすることができる。
　　　　＊バリデーション報告書，GMP契約書などで複数の承認者を設ける場合がある。
　　　　＊QA承認以外に「会社承認」や「本部長承認」が必要な場合がある。

6.3.10　発効日(Date Issued)：発効された日を表し，この日から手順書が効力を発揮する。
　　　　＊各部署にコピーを配布し，教育を実施するのに必要な日数を考慮して決定する。
　　　　＊一般的には1～2週間後を設定する。
　　　　＊発効日が決まらなかったときは，QAが決定する。

6.3.11　ページ番号：「Page ＊ of ＊＊」でページ番号を入れる。

6.3.12　見直し期間(Review Frequency)：発効日を基礎にして，1年を見直し期間とする。
　　　　＜例＞発効日が19年9月17日なら，12カ月以内である20年9月17日までに見直す。何も変

> ジーエムピー有限会社標準作業手順書
>
> Page 7 of 11
>
> 標題　　　：　手順書の書き方
> 手順書番号：　GMP－QA－1－002（3）　　　　前版番号：GMP-QA-1-002(2)

　　　　更する箇所がないなら，見直し日を 20／9／17 と記入して継続使用する。
　　＊見直した（継続処理した）手順書は，配布先に配布しなおす。

6.4　手順書に記載する項目（SOP Contents）

6.4.1　範囲(Scope)：その手順書が及ぶ範囲を記載する。
　　　　　　　　　＊いつ使うのか，
　　　　　　　　　＊どこでどの部署が使うのか
　　　　　　　　　＊どの設備に適用するのか
　　　　　　　　　＊例外や除外（例えば，「商業生産中の製品のみに適用する」）
　　　　　　　　　などを記載する。

6.4.2　目的(Purpose)：その手順書の目的を記載する。
　　　　　　　　　標題を説明し，ポイントを強調する。

6.4.3　責任(Responsibilities)：その手順に責任を持つ部署名，責任の範囲，関連事項を記載する。

6.4.4　関係する手順書(Related SOPs)：その手順に関連する他の手順書番号とその標題を記載する。

6.4.5　定義(Definitions)：その手順に使用されるキーとなる語句を定義する。

6.4.6　安全／予防(Safety/Precaution)：必要なときには，人の健康に関わる問題点を記載する。
　　　　　　　　　　　　　　　　作業にリスクがあれば記載し，必要な予防策を記載する。

6.4.7　手順(Procedures)：
　　① 手順の実際を簡明にわかりやすく書く。
　　② 平易な日本語で書く。
　　③ 二重否定文を使用しない（例：・・・しないことはない）。
　　④ 長文は用いない。
　　⑤ 物語的表現は避け，単刀直入に文章を作る。
　　⑥ 区分けして記入し，番号を付ける。
　　⑦ 誰が手順を実行するかを記入する。
　　⑧ ステップごとに，時系列的に書く・・・手順に従えば，一貫した仕事ができるように。
　　⑨ 終点を明確にする・・・・・・・・・作業終了の判定ができるように。
　　⑩ 結果の処理方法（誰にいつ報告するか等）を書く。
　　⑪ 他の手順書が関係するときは，関係する手順書番号と標題を記入する。

6.4.8　フローチャート／図表／マトリックス(Flow Charts/Diagrams/Matrices)
　　　　　　　　　：必要なときは，適切なフローチャート／図表／マトリックスを記載する。

	ジーエムピー有限会社標準作業手順書
標題 ： 手順書の書き方	Page 8 of 11
手順書番号： GMP-QA-1-002（3） 　　　前版番号：GMP-QA-1-002(2)	

6.4.9　計算式(Calculations)：必要なところには計算式を記入する。
　　　　　　　　　　　生データを使用して計算作業を実施するときは計算手順を記載する。

6.4.10　統計(Statistics)：必要なときは，統計的処理の手順を記載する。

6.4.11　文書の保存(Document Retention)：文書（記録書を含む）の保存方法，保存の責任者，保存場所，
　　　　　　　　　　　保存期間を記載する。

6.4.12　添付書類(Appendix)：必要なら，添付書類を添付する。

6.4.13　不測の事態(Contingencies)：手順書通りに実行できないときの処置方法を記載する。

6.4.14　改訂履歴(History)：手順書の改訂履歴を簡単に記載する。

6.5.　5.4以外の項目でも，必要だと思われる項目があれば，記載してよい。

6.6　5.4の項目のうち，すべての手順書に必須の項目は，範囲，目的，責任，関係する手順書，
　　　　手順，不測の事態，改訂履歴の7項目である。その外の項目は，必要なときに記載する。

6.7　書式類は，「手順書書式－3　添付書類の書式」に従って作成し，手順書を添付する。

7．不測の事態(Contingencies)

7.1　この手順書に従って手順書が作成できないときはQAに相談する。

8．改訂履歴(History)
　　New　：　2017年05月31日初版作成
　　改訂1：　2019年01月16日改訂　起案者　榊原敏之（QA）
　　　　　　　改訂理由：GMPの国際標準化を意識して全面改訂
　　　　　　　改訂事項：範囲，責任の内容数項目を追加
　　　　　　　　　　　　手順書番号の決め方を改訂
　　　　　　　　　　　　不測の事態の項を追加
　　改訂2：　2020年01月05日改訂　起案者　榊原敏之（QA）
　　　　　　　改訂理由：手順書の書式化を図る
　　　　　　　改訂事項：ヘッダーを改訂，手順書添付書類のスタイルを改訂

ジーエムピー有限会社標準作業手順書

Page 9 of 11

標題　　　　：　手順書の書き方
手順書番号　：　GMP－QA－1－002（3）　　　　　前版番号：GMP-QA-1-002(2)

<u>手順書書式－1　表紙ヘッダーと書式</u>

ジーエムピー有限会社標準作業手順書

Page ＊ of ＊＊

標題　　　　：　標題
　　　　　　　　標題の英文（必ず入れる）
手順書番号　：　手順書の文書番号　　　　　前版番号：改訂前の手順書番号
起案者　　　：　2010年＊＊月＊＊日　<u>（部署，役職名）　＊　＊　＊　＊　　印</u>
照査者　2　：　　年　　月　　日　　<u>（部署，役職名）　＊　＊　＊　＊　　印</u>
照査者　1　：　　年　　月　　日　　<u>（部署，役職名）　＊　＊　＊　＊　　印</u>
QA承認　　 ：　　年　　月　　日　　<u>（部署，役職名）　＊　＊　＊　＊　　印</u>
発効日　　　：　　年　　月　　日
見直し期間　：　<u>12 M</u>　　　／／，　／／，　／／，　／／

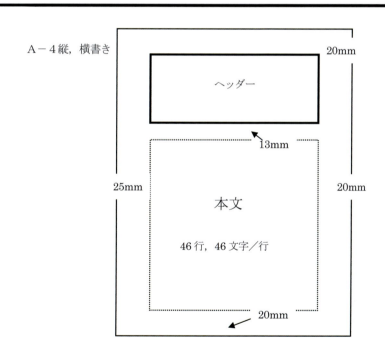

＊　ワープロソフト：ワード最新版　　＊　用紙：JIS A-4　　＊　行数：46行／ページ，1行文字数46字
＊　文字体：日本字はＭＳ明朝，英数字はCentury（半角）　　＊　文字の大きさ：11ポイント
＊　余白：上 20mm, 下 20mm, 左 25mm, 右 20mm, とじしろ 0mm, ヘッダーは端から 13mm
＊　ヘッダーとフッター：文書番号，版番号，ページ番号の設定含む内容
＊　本文の項目番号：大番号"1"，中番号"1.1"，以下"1.2"順次。小項目"1.1.1"，以下"1.1.2"順次。
　　　　　　　　以下"(1)"，"a"，"ア"等を設定する

	ジーエムピー有限会社標準作業手順書
	Page 10 of 11
標題　　　：　手順書の書き方	
手順書番号：　GMP－QA－1－002（3）　　　前版番号：GMP-QA-1-002(2)	

手順書書式－2　2ページ目以降のヘッダーと書式

	ジーエムピー有限会社標準作業手順書
	Page ＊ of ＊＊
標題　　　：　標題	
手順書番号：　　　－＊＊－＊－＊＊＊（＊）　　　前番号：　-*-*-***(*)	

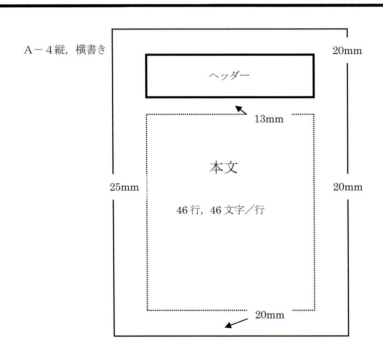

A－4縦，横書き

ヘッダー

13mm

本文

46行，46文字／行

25mm　　20mm　　20mm　　20mm

* ワープロソフト：ワード最新版
* 用紙：JIS　A-4
* 行数：46行／ページ，1行文字数46字
* 文字体：日本字はＭＳ明朝，英数字はCentury（半角）
* 文字の大きさ：11ポイント
* 余白：上 20mm，下 20mm，左 25mm，右 20mm，とじしろ 0mm，ヘッダーは端から 13mm
* ヘッダーとフッター：文書番号，版番号，ページ番号の設定含む内容
* 本文の項目番号：大番号"1"，中番号"1.1"，以下"1.2"順次。
　　　　　　　　小項目"1.1.1"，以下"1.1.2"順次。以下"(1)"，"a"，"ア"等を設定する

```
                                        ジーエムピー有限会社標準作業手順書
                                                          Page 11 of 11
  標題      : 手順書の書き方
  手順書番号 : GMP－QA－1－002（3）    前版番号：GMP-QA-1-002(2)
```

<u>手順書書式－3　添付書類の書式</u>

```
                                                Page * of **
                        ┌─────────────┐
                        │ 添付書類のタイトル │
                        └─────────────┘




                                この例では，QAの手順書1-002(3)の添付書類で
                                あることを示している。
                                                    ↓
                                            ┌──────────────┐
                                            │ QA-1-002(3)　添付書式 │
                                            └──────────────┘
```

第12章　変更と変更管理

12.1 「変更管理」の現状

変更管理はわかりづらいGMP要件である。2008年のISO化粧品GMPガイドラインの導入で，日本の化粧品製造にも必要になった（図解12.1-1）。

化粧品GMPガイドラインは『2.7 変更管理（change control）製造，包装，管理および保管されたすべての製品が定められた判定基準に合致するように，GMPの対象となっている一つ又は複数の活動の計画的な変更に関係する内部の組織および責任。』と定義し，第15章で『15 変更管理 製品の品質に影響を及ぼす可能性のある変更は，十分なデータに基づいて権限所有者が承認し，実施すること。』と規定している。

化粧品製造業者が変更する理由は図解12.1-2のようなことがあげられる。理由を見ると変更は必ず発生することがわかる。規制関係の改正とは，例えば外原規，日本薬局方等の試験法の改正，各条の改正，ウシ等反芻動物由来物質のBSE発生原産国からの変更等が考えられる。しかし，そのISO化粧品GMPガイドラインには，わかりにくい定義と，簡単な本文が1行あるだけである。

大半の化粧品製造業者は，業界団体が発表している変更管理手順書例を導入して，自社の手順書にしていると思う。その手順はとても面倒である。

現状の変更手順を図解12.2に示した。すべての変更に「変更申請書」を作成する。その後，「変更申請連絡書」，「変更申請確認書」，「審査結果回答書」を作成する。文書作成と文書作成の間で連絡や相談を数多く行い，しかるべき人の照査や承認をもらい，検討会や委員会を数多く経なければならない。今までの化粧品製造にはなかった作業だけに，面倒さを強く感じる。委受託製造における委託者への説明，および製造販売業者への説明も面倒である。

変更は必ず発生する事項なのに，その変更のすべてを文書化して，委員会に諮って，実行の可否を決定しなければならないのだろうか。

変更管理の現状
Change Control

◆「変更管理」は，2008年のISO化粧品GMPガイドライン導入でGMP要件となった‥‥なじみのなかった単語
◆ISO化粧品GMPガイドラインにはわかりよい定義も詳しい記載もない
◆業界団体が発表している変更管理手順書例を導入して自社の手順書にしている例が多い
　手順がとても面倒で，処理に多大な時間を割いている
◆すべての変更を管理している
◆委託製造時には厄介な取決め事項となっている
◆化粧品GQPでは変更管理が求められていない
　（本当に必要なの？）

図解　12.1-1

変更の理由

1. 逸脱や不適合の本質的な是正と予防
2. 品質向上のためプロセス，試験法の改善
3. コスト削減
4. 技術革新
5. 製造設備・分析装置の更新
6. 付加価値の向上
7. 規制関係の改正等
8. その他

図解　12.1-2

現状の変更手順

変更の起案
* 変更申請書作成（起案部門）
* 製品品質への影響を予測する（起案部門責任者）

↓

品質への影響検討
* 起案部門，品質部門，関連部門で検討
* 製造販売業者に連絡，相談
* 品質への影響を具体的に検討
* 品質に影響があれば変更を中止

↓

変更可の判断
* 変更申請確認書，審査結果回答書作成
* 責任技術者，製造販売業者に連絡
* 製造販売業者の見解（承認書または届書の変更届出の要否）確認

↓

文書の変更
* 手順書，標準書等を変更する
* 品質部門による承認を得る
* 変更の教育訓練を実施する

↓

変更の実施

図解　12.2

図解12.3に変更の例をあげた。5の製造バッチサイズの変更，6の原料供給業者の変更，7の配合処方の変更，および11の分析方法の変更，13の外部試験検査機関の変更は，規制当局への届出事項変更または委託元との約束事項変更に相当するので「変更の実施前承認」が必要な変更である。1と12の単純設備更新，2と10の性能向上更新，9の設備配置変更のように，変更実施が製品や製造に影響しないことを部署の責任者が確認しておけば実行できる変更である。種々の更新を同じレベルで処理する必要はないと思う。

筆者は変更管理を，化粧品製造の恒常性を保ち，常に同じ品質の製品を製造し続けるためには必須の作業であると考えている。だからといって，すべての変更に数多くの文書作成および面倒な手順を当てはめる必要はないと思う。変更管理の意味および意義を十分に理解した上で，できる限り簡便な手順で実施すればよいと思う。

<変更の例>
1) 製造用撹拌装置を前と同じものに更新する
2) 撹拌装置のモーターを強力なものに交換する
3) 委託元の指示に従い，包装機のスピードを30個／分から60個／分に変更する
4) 製造設備Pの洗浄方法を水洗浄から蒸気洗浄に変更した
5) 製造のバッチサイズを500kgから1,000kgに変更する
6) 主要原料の供給業者を国内A社からアジアB社に変更する
7) 配合処方を少し変更する（主要成分を8％から7％にする）
8) 空調システムを更新し，25±3℃管理を25±1℃にした
9) 試験室の機器配置を変更し，業務の効率化を図った
10) 分析機器が最新機に更新され，分析性能が向上した
11) 局方または外原規が改正されたので，A成分の分析法を変更した
12) 事務所の文書作成パソコンを更新した
13) 外部試験検査機関の変更
14) 包装材料の変更

図解　12.3

12.2 変更管理は必要不可欠な証明作業である

第5章（バリデーション）で述べたように，化粧品製造を間違いなく実行するための3要素（図解12.4）というものがあって，同じ化粧品を製造し続けるにはこの3要素に変化があってはならない。しかし，この3要素は必ず変化を余儀なくされる。従業員は新陳代謝を繰り返すし，設備は古くなって更新しなければならなくなるし，手順書もいろいろな理由で変更しなければならなくなる。

変更があったとき，その変更が製品品質や製造工程に影響がないことを証明しておくのは当然の作業である。この証明作業が変更管理である。ということは，変更管理は化粧品製造に必要不可欠な証明作業なのである。なお，従業員の変更は一般的に教育訓練と資格認定で行うので変更管理手順では行わない。

変更を製品品質や製造工程に影響がないように行えば，その証明作業は簡潔なものになる。変更が必要になったときには，証明が楽な変更をいかに実行するかを最初に考えればよい。そのような変更には変更管理などといういかめしい名前を付けなくてもよいと思う。本章では，品質への影響を検討する対象を製品ばかりではなく製造工程も含めている。化粧品GMPガイドラインでは製品品質への影響のみを管理対象としている。しかし，影響管理の対象を製品品質のみに絞るのは化粧品製造業者にとって得策ではないと思う。変更後の製品品質が同じでも，製造工程への影響があれば，製造管理条件および製造コストに影響し，いつか製品品質に影響が出ると考える。影響検討対象には製品品質ばかりでなく，製造工程の品質も加えるべきだ。

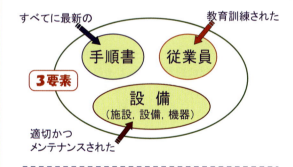

化粧品製造を間違いなく実行するための3要素

- すべてに最新の → 手順書
- 教育訓練された → 従業員
- 適切かつメンテナンスされた → 設備（施設，設備，機器）

3要素

- 同じ化粧品を製造し続けるには，3要素に変化があってはならない
- しかし，3要素は必ず変更を余儀なくされる
- 変更があったときは，その変更が製品品質や製造工程に影響がないことを「証明」しておかねばならない
- この証明作業が変更管理である
  変更管理は化粧品製造に必要不可欠な証明作業である
- 証明が簡単な変更は簡潔に行えばよい

- 変更の影響を検討する対象は製品の品質と製造工程の品質にするのが妥当
- 変更が製品品質や製造工程に影響があるなら，その変更によって別の製品または製造工程になるので，規制当局や化粧品製造販売業者等と話し合わねばならない

図解　12.4

製品品質や製造工程に影響がある変更の取り扱いは面倒である。別の製品の製造，または異なった製造工程を行おうというのであるから，規制当局，製造販売業者，委託業者，社内の関係者と話し合わねばならない。

12.3 変更と変更管理を分ける

開発段階で十分な検討をし，設計をして開始した化粧品製造も時間が経てば変更する箇所が必ず生じてくる。更新しようとした計測機器がすでに生産中止されており，新機能の計測機器に交換せざるを得ない場合もある。規制当局の発行するガイドラインが改正されるという環境変化もある。改善や改良に伴う変更もある。顧客から要望される場合もある。変更は必ず発生する。この変更の取り扱い方を**図解12.5**に示した。

検討をする対象は，化粧品製造に係る事項である。原料，包装材料の受入れから始まって製造，包装，試験検査，保管，製品配送に至るまで，化粧品製造に関する事項はすべて対象であるといえる。

規制当局に届け出ている内容を変更するときは，製品品質に影響する，しないに係わらず検討し，必要に応じて変更管理および変更届出を行う。

最初の検討は変更の必要性である。変更しないで済むなら，それに越したことはない。変更するには「妥当な理由」が必要である。変更の価値が数値化できればベストである。設備の変更や工程の変更ならコストの削減効果を金額に換算できるであろう。

変更すると決まったら，その変更が品質（製品品質および工程の品質）に及ぼす影響を吟味する。容易に「品質への影響なし」と判断できる変更は簡単な手続きで実行すればよい。例えば，同じ性能の温度計への更新，厚生労働省の通達に従った試験方法の改訂等は十分な記録を残して，直ちに変更すればよい。

品質への影響があるかもしれない変更は十分に吟味する。影響の度合いを検討した後，影響なしと結論するなら，その理由を文書化して複数の関係者による議論または確認作業を実施する。実施した内容は「変更管理」として記録する。ときには，影響がないことを証明する実験を行う。

品質に影響が予想されるときは，影響がない変更にするための検討を実施する。品質に影響がある変更の要請があったとき，影響をなくす検討を行わずに変更を行ってはいけない。品質に影響がある変更はできる限り避けなければならない。ときには品質に影響のある変更の実施を中止する。どうしても実行しなければならないときは変更管理を実施する。変更管理の手順に従って変更した製品についてはその後，数バッチについて品質確認を行い評価（変更後の同等性確認）しておくことを勧める（**図解12.6-1**）。

「変更」

変更は必ず発生する
- 更新に伴う変更
- 環境変化による変更
- 改善や改良に伴う変更
- 顧客の要望に従った変更

↓

変更時はまず「検討」をする

検討の対象
- 化粧品製造に係わる
  原料，包装材料，規格，分析法，施設，設備，支援システム，工程，手順，文書，ラベル，ソフトウエア，製品配送，主要従業員 等
- 規制当局に届け出ている項目

変更の検討

①変更が必要か
　＊「しないで済むことはよいことだ」
　＊変更する「妥当な理由」をつける
　＊変更の価値を数値化できるとよい

②品質（製品および工程の品質）への影響を吟味する
- ◆影響なし（明らか）→ 文書処理 → 実行
- ◆影響があるかもしれない → 影響の度合いを検討する
　　　　　　　　　　　　　影響をなくす検討をする
　　　　　　　　　　　　　影響がない → **変更管理**
　　　　　　　　　　　　　影響がある → **変更管理**
- ◆影響がある　　　　　→ 影響のない変更にする
　　　　　　　　　　　　　中止を検討する
　　　　　　　　　　　　　実行する → **変更管理**

③契約書に記載があるなら，その内容に従う

図解　12.5

変更後の品質の同等性とは

1. 有効性，安全性を維持していること
2. 理化学的特性はなにかしら変化を受けるが・データのアウトプットが一致している・規格内であること
3. 変更前後で製品の試験検査規格は同じであること
4. 変更による他への影響がないこと

図解　12.6-1

第12章　変更と変更管理

製造委託元等との間で交わした契約書に変更に関する記載があれば，その記載に従って変更を検討する。

変更管理は，変更の内容を管理することではない（図解12.6-2）。変更の「影響」を管理するのが変更管理である。同じ品質の原料の供給元を変更したとき，変更した原料の品質を管理することが変更管理であると誤解している場面をよく見かける。原料の品質を管理するのは当然である。その原料の変更が化粧品の品質および製造工程の品質にどのように影響するかを管理するのが変更管理である。

実際の影響には2種類ある。第一番目は品質（製品および工程）への影響であり，第二番目は顧客（使用者，販売業者，化粧品製造販売業者等）への影響である。変更してしまってからではこれらの影響を管理することができない。変更の計画段階で影響レベルを予測し，変更実行前に影響度合いを見極め，さらに実行後の影響度測定（モニタリング）を行う。

規制当局，製造委託元，必要に応じ顧客，本社等の関係者には変更の計画段階，実行前，実行後にそれぞれ連絡と報告を行う。契約書に変更および変更管理に関する記載があるなら，その内容に従う。

変更管理の手順を図解12.7に整理した。変更管理という概念を関係者が共有していなければならない。手順書を作成し，語句の定義，約束ごと，手順，実行者および責任者を定めておく。

変更管理の実行者および責任者には，変更が発生する部署の担当者および管理者が適していると考える。ときどき，全社の変更管理責任者がすべての変更を管理している場面を見かける。変更には多くの種類があり，かつそれぞれの変更には専門的な知識が必要である。変更管理責任者がすべての変更を取り仕切るのは不可能であろう。実際の変更および変更管理作業は当の部署に任せておけばよい。変更管理責任者またはQAは，彼らが手順に従いかつ関係者と連絡を取り合いながら変更を処理していることを見極めればよいと考える。

変更が品質に影響しない，または影響する程度の確認作業では，新旧のデータを比較し説明資料を作成する。口頭による報告またはデータのない推測説明で確認作業を行ってはならない。実施が決まれば，規制当局への届出書，委託元への連絡書，手順書や記録書の改訂等の文書作業を実施する。規制当局および委託元から変更実施の承諾を得るときは必ず文書で受取る。

変更実施前に，変更の内容を社内関係者および必要に応じ顧客に知らせる。手順書の変更内容を製造関係者に教育訓練して，新たな手順が間違いなく行われるようにする。必要に応じ顧客にも変更実施の準備が整ったことを連絡する。以上の作業をすべて終えた後に変更を実行する。変更実施後の状況（品質への影響

変更管理の意味

- 変更の「内容」を管理することではない
  (例) 日本社製の原料を東南アジア社製の原料に変えるとき，
  ・・・東南アジア社製の原料を管理することが変更管理ではない
  ・・・原料変更後の品質への影響を管理するのが変更管理である
- 変更の「影響」を管理する
  ① 品質（製品および工程）への影響
  ② 顧客（使用者，化粧品製造販売業者等）への影響
  [計画段階／実行前／実行後のモニタリング] の管理が必要
- 規制当局，委託元，顧客，本社への連絡が必要

図解　12.6-2

変更管理の手順

- 手順書作成
  - 語句の定義，約束ごとを定めておく
    ・・・変更管理とは，何に適用するか等
  - 手順を定める
  - 作業者に教育訓練を行い評価する（資格認定）
  - 実行者と責任者を明確にしておく
- 調査・相談
  - 品質，顧客への影響を調査する
  - 顧客，規制当局等へ事前相談する
- 確認作業
  - 新旧のデータを比較する
  - 説明資料を作成する
- 文書変更，承諾
  - 必要な文書変更（届出書，手順書等）を行う
  - 規制当局，顧客等の承諾を文書で受取る
- 知らせる
  - 変更を社内外の関係者に知らせる
  - 変更の実施を顧客に連絡する
- 実行
  - 変更を実施する
  - モニタリングを実施する
    →モニタリングの結果を適宜顧客に知らせる

図解　12.7

等）をモニタリングし，その結果を適宜，化粧品製造販売業者に知らせる。

　筆者の考える変更と変更管理の実際をまとめ直して**図解12.8**に示した。化粧品の製造にとって変更は有益なものであり，推奨すべき作業である。変更のうち，品質（製品および工程）に影響するまたは影響するかもしれない変更にのみ変更管理が必要である。すべての変更を変更管理するという煩雑なルールを作り，手続きの面倒さから変更をためらわせるようなことをしてはならない。

　変更には文書が付きものである。だからといって，変更申請書，変更申請連絡書，変更申請確認書，審査結果回答書等の数多くの変更関係書類の作成を義務づけて，変更に多大な労力と時間を費やすシステムを作ってはならない。筆者の変更記録書案を章末に示した（**文書12.1**）。変更に関する記録書はこの1枚にして，変更時に作成した文書はこの記録書に添付すればよい。

　品質に影響する変更が提案されたときは，影響しない変更に改められないかをまず考える。その変更が必須のものなら，複数の人間が徹底的に考え，実験し，影響のない変更に変えていく。

　品質に影響する変更の変更管理には時間をかける。規制当局，委託元，化粧品製造販売業者の承認が取り付けられるまで該当する変更を実施してはならない。

　委受託製造においては，変更管理は契約書で規定すべき項目である。しかし，変更と変更管理を分離していない場合が多く，受託者はすべての変更の実施承諾を委託者から得なければならないことが多い。契約書には変更と変更管理を区別して記載し，単純な変更は受託者の判断で実施できるようにすることを勧める。ただし，受託者はすべての変更の連絡を怠ってはならない。

変更と変更管理のまとめ（筆者案）

- 化粧品の製造継続，品質安定化，製造合理化のために「変更」は必須‥‥変更作業を推奨する
- 品質（製品，工程）に影響する変更にのみ「変更管理」が必要
- 品質に影響する変更は，十分に検討して「単なる変更」にする → できなければ変更の中止を考慮する
- 変更手順を煩雑にして，変更実施を阻害してはならない
　‥‥書きやすい変更記録書を作成しておく
　　　実施した変更の詳しい記録を必ず残す
- 品質に影響する変更の変更管理は慎重に
　‥‥データ，説明，相談，承認取り付けが必要
- 委受託製造における変更管理も簡略化すればよい
　品質に影響しないといえる変更は，受託者に任せればよい‥‥ただし，受託者はすべての変更を変更実施前に委託者に連絡する

図解　12.8

文書 12.1

ジーエムピー有限会社

変　更　記　録　書（案）　　文書番号＿＿＿＿＿＿

| 変更事項 | 作成者　/ /　（部署）　　（氏名） |
| | 管理者　/ /　（部署）　　（氏名） |

変更内容の簡単な説明・・・・必要なら詳しい説明書を本記録書に添付すること。書式は問わない。

以上の説明者　/ /　　部署　　　　氏名

変更の対象	□原料　□包装材料　□規格　□分析法　□施設　□設備　□支援システム □工程　□手順　□文書　□ラベル　□ソフトウエア　□製品配送 □主要従業員　□その他（　　　　　　　　　　　　　　　　） □規制当局へ届け出ている項目
変更の種類	□更新に伴う変更　　□環境変化による変更　　□改善・改良に伴う変更 □顧客の要望に従った変更　　□その他（　　　　　　　　　　）
品質への影響	□影響がないと言い切れる □影響はないと思うが，議論しなければならない □影響はないと思うが，実験にて影響なしを確認しなければならない □影響があると推定する □影響があると言い切れる
事前調査	□ある（要旨：　　　　　　　　　　）・・資料番号　　　　を添付する □ない
類似変更	□ある（　/ /　の　　　　　　　　　　　　） □ない

以上の記入者　/ /　　部署　　　　氏名

| 変更の目的（　　　　　　　　　　　　　　　　　　　　　　　　　　　） |
| 　必要性　□必須（理由　　　　　　　　　　　　　　　　　　　　　） |
| 　　　　　□実施したほうがよい（理由：　　　　　　　　　　　　　　） |
| 　　　　　□行いたくない（理由：　　　　　　　　　　　　　　　　　） |
| 　価値　　□数値で表せる（数値：　　　　　　　　　　　　　　　　　） |
| 　　　　　□言葉で表せる（言葉：　　　　　　　　　　　　　　　　　） |
| 　関係する他部署　□ある（　　　　　　　　　　　　）
　　　　　　　　　□ない |
| 　関係する他の製品　□ある（　　　　　　　　　　　）
　　　　　　　　　　□ない |

この項の記入者　/ /　　部署　　　　氏名

| 変更管理の必要性 | □ない
□複数の方による議論をした上で決定する（意見　　　　　　　）
□検討すれば変更管理を回避できる（意見：　　　　　　　　）
□変更管理が必要 |
| 本変更の実施 | □実施する　□検討後再提出する　□変更管理後に実施　□実施しない |

この項の記入者　/ /　　部署　　　　氏名
この項の照査者　/ /　　部署　　　　氏名
この項の承認者　/ /　　部署　　　　氏名

書式番号　QA-23-45

第13章　逸脱，規格外

逸脱って何？
Deviation

- ◆「逸脱」は，2008年の化粧品GMPガイドライン導入でGMP要件となった‥‥なじみのない用語
- ◆わかりやすい定義をせずに使用しているようだ
- ◆逸脱と，失敗，異常，規格外結果，規格外品を区別していますか？
- ◆逸脱処理を厄介な作業だと受け止めていますか？
- ◆次のできごとは逸脱ですか？
   1) 従業員が遅刻して製造開始が遅れた
   2) 使用期限の過ぎた原料を誤って使用した
       (使用前の使用期限確認が義務づけられている)
   3) 製造中に製品の粘度が規定値より高くなった
   4) 製品中に黒色異物を発見した
   5) 収量が予定より20%低かった，ただし品質に異常はなかった
   6) ビン詰め作業中にコンベアが急停止し，再稼動しなかった
   7) 地震で停電が発生し，製造設備が急停止した
   8) 1人作業中の従業員が持病の発作で倒れた
   9) 温度計の定期点検（キャリブレーションを含む）を忘れていた
   10) 製品ラベルを貼り間違え，他のラベルを貼った
   11) 包装室でゴキブリを発見した
   12) 使用前点検で，混練り機のパッキンに汚れを発見した
   13) 製品の硬度試験で規格外れの結果がでた（確定していない）
   14) 分析中にサンプルの入ったビンを落として割った
   15) 原料を納入した運転手が分析証明書を持って帰った

図解　13.1

13.1 逸脱って何？

「逸脱」という用語を化粧品製造で使用してこなかった。逸脱の元の英語であるdeviationを英和辞書で引くと，逸脱，偏差以外に日本語訳はない。汎用されている英単語ではなさそうだ。この逸脱という用語が，2008年の化粧品GMPガイドライン導入でGMP要件となった(**図解13.1**)。新しい用語を使用する場合には，その単語の定義を最初にしっかりと行ったほうがよいのだが，逸脱の場合にはわかりやすい定義がなされずに使用されているようだ。皆様の会社では，図解13.1にあげたできごとは逸脱ですか？

これらはすべて「好ましくないできごと」である。約束違反のできごと，失敗またはミスといえるできごと，異常なできごと，あってはならないできごと，損害，いまだ結果が確定していないできごと，よく発見してくれたと褒めたいできごと，自然災害が原因のできごと等である。好ましくないできごとだから，できればなくしたいのだが，発生が避けられないものが多い。原因が製造業者にあるもの，従業員にあるもの，その他に原因があるものが混在している。

図解13.1の例をすべて逸脱とするのは乱暴である。逸脱と，失敗，異常，規格外結果，規格外品を区別したほうが逸脱にとっても他のものにとっても発生後の処理が容易になると思う。好ましくないできごとだから発生してほしくないのだが，発生が避けられないものがほとんどなのだから，手順を設定して対処するしかない。

本章では逸脱，失敗，異常，規格外品（不合格品）の区別，および逸脱発生時の処理手順について解説する。規格外結果の調査および規格外品の処理については第8章（品質管理-1）で解説しているので参照されたい。

なお，逸脱処理は化粧品製造をより完全なものにするために必要な作業である。意味および意義を十分に理解した上で，簡便な手順で前向きに逸脱処理を行える環境を整えることを勧める。

化粧品GMPガイドラインでは，『2.14 逸脱（deviation）GMPの対象となっている一つ又は複数の活動に関する計画的あるいは計画外の，いずれにしても一時的な状況のために特定の要件から乖離する許可に関係する内部の組織および責任。』と用語を定義し，第13章に以下のように運用を規定している。

『13. 逸脱

13.1 所定の要件からの逸脱は，決定を裏付ける十分なデータで許可すること。

13.2 逸脱が再発するのを防止するため，是正措置を

行うこと。』

また逸脱の概念について，GMP事例集GMP15-2では，『医薬品・医薬部外品GMP省令に規定する逸脱を定義したものではないが，「原薬GMPのガイドライン」（平成13年11月2日医薬発第1200号）の用語集では「承認された指示又は設定された基準からの乖離」とある。』と説明している。承認された指示または設定された基準からの乖離というのが一番わかりやすい。

13.2 逸脱，失敗，異常，規格外

逸脱とよく似た単語に失敗，異常，規格外がある。これら4つの単語を使い分けたほうがよい。筆者の区別案を図解13.2に示した。逸脱とは「自ら定めた手順，基準等からの乖離」および「正常でないできごと」をいう。逸脱例を見てほしい。手順，規定，標準値，収量，制限時間，計画書等で自分らが定めた事柄を，何らかの不備があって「乖離する」のが逸脱である。また，ゴキブリ発見や黒色異物発見といった正常でないできごとも逸脱という。

逸脱発生の原因は，作業や条件の設定不備，あるいは施設環境の不備，手順書の内容が適切でなかったり，手順書の記載手法が適切でなくて担当者が理解できなかったり，教育訓練が不十分で担当者が誤解していたりしたときに逸脱が発生する。発生した逸脱を処理することにより，その化粧品製造がより完全なものになる。逸脱発生の責任は化粧品製造業者にある。委受託製造において，逸脱は，製造条件等の設定に不備があった場合は委託者の責任である。製造業者は逸脱発生を少なくする必要があるが，逸脱を避けてはいけない。

失敗とはしくじることである。エラーやミスといってもよい。明らかなミスもあれば，教育訓練されていたのに無意識のうちにしくじったエラーもある。人が行う作業には失敗が付きものである。しかし失敗が原因で不良が発生すればそれは逸脱である。

逸脱という単語が使用されるまでは，普段と異なるできごとをすべて異常という用語で処理していた。大変便利な単語であった。逸脱という用語を使用するようになって異常という単語の居場所がなくなった。停電等の不可抗力的な事故，故障，地震等の天災，顧客の状況急変等などは異常であるが，そのことによる不良発生の結果は逸脱である。

規格外とは最終製品の品質外れである。最終製品の品質は顧客，他社，規制当局との約束ごとであり，自ら定めた基準からの逸脱である。規格外の処理は，第8章を参照のこと。

GMPの基本気質の1つは自主基準である（第1章参照）。図解13.2の区別案を参考にして，自社に合った逸脱，規格外の定義をすることを勧める。

逸脱，失敗，異常，規格外 区別案

逸脱 Deviation
<定義> ①自ら定めた手順，基準等が守れないこと，乖離すること
②正常でないできごと

例
- 手順からの逸脱…手順を実行できなかった
- 規定からの逸脱…外れた
- 標準値から逸脱
- 収量の逸脱……収量が激増／激減した
- 制限時間からの逸脱
- 計画書からの逸脱
- GMPの逸脱…GMPを遵守できなかった
- ゴキブリを発見した
- 黒色異物を発見した

責任は製造業者にある

失敗 Failure Error
<意味> しくじること
①明らかな人的ミス
②教育訓練されていたのに，やらなかった

例
- 仕込み失敗（ミス）…原料をこぼした
- 誤記入…すぐに気がつけば訂正できる
- 使用前の点検が義務なのに，点検を忘れて異なるロットの原料を使用した

責任は作業者にある

異常 Unusual
<意味> 突然のできごと
作業停止につながることが多い

例
- 停電による作業の停止…不可抗力的異常
- 設備故障による停止…防げる異常
- 地震等の天災
- 顧客の状況急変

規格外 Out of Specification
<意味> 最終製品の品質外れ
（顧客，他社，規制当局との約束ごとから外れた）

- 外部との約束違反だから，厳しい処理をする（内部で処理できる逸脱処理と区別する）
- 関係者への連絡が重要
- 規格外れの原因が逸脱であることが多い

◆逸脱，失敗，異常，規格外を区別して使用するほうが便利
◆逸脱，失敗，異常の境界は不明瞭
◆社内で，逸脱，失敗，異常を明確に定義しよう

図解 13.2

逸脱処理の流れ

語句の定義, 約束事	逸脱の定義 失敗, 異常との区別 等	手順書に記載
ランク付け	＊製品品質への影響度でA, B, Cに ＊部署責任者とQAが相談してランク付け	
製品の処理法決定	＊各部署が内容に責任を持つ ＊QAが内容を照査・承認する	
製品処理	＊発生部署責任者が責任持って実行する ＊QAは実行されたことを確認する	
調査と再発防止対策	＊発生部署が内容に責任を持つ ＊QAが内容を照査・承認する	
文書（手順書等）の改訂	＊各部署が責任を持って実行する ＊QAは実行されたことを確認する	

図解　13.3

逸脱のランク分け（例）

ランク	内容	必要な処理
A 重大逸脱	品質（製品, 工程）に影響がある	フル処理（調査, 製品処理, 是正措置, 手順書見直し, 記録）
B 中程度	品質（製品, 工程）に影響の可能性あり	必要な処理（調査, 製品処理, 是正措置, 手順書見直し, 記録）
C 軽微逸脱	品質（製品, 工程）に影響なし	調査, 記録

図解　13.4-1

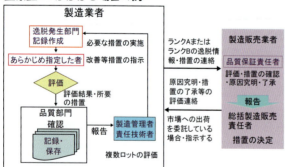

図解　13.4-2

13.3 逸脱処理

一般的な逸脱処理の流れを**図解13.3**にまとめた。逸脱の定義，ランク付け，製品の処理方法，実施責任体制等を手順書に定めておく。ランク分けは，**図解13.4-1**に示すように，品質への影響度によってランクA，ランクB，ランクCの3段階で行うのが便利であろう。

ランクAまたはランクBの場合，化粧品製造販売業者への連絡または処置の承認を得なければならないことがある。**図解13.4-2**に製造販売業者と製造業者間における医薬品GMPの逸脱処理の手順例があるので参考にするのもよい。品質には製品品質と工程品質の両方の意味を含ませる。製品品質が外れれば規格外品となるし，工程品質外れ（収量の大幅低下等）は工程未確立（工程不良）を意味し，工程改良が必要になる。逸脱発生時にはこのランク付けが大変重要な意味を持つので，発生部署の責任者とQAが相談して決定する。処理をしていく段階で，当初のランク付けが誤っていたことが判明することもある。そのときは，関係者が協議してランクを改訂し，処理内容を変更することもある。

処理法決定から再発防止対策実行までは発生部署の責任者が責任を持って実行すればよい。しかし，節目ではQAによる内容の照査・承認や進捗状況の確認が必要である。必要なら手順書等の文書改訂を行う。

製品処理と併行して行う逸脱原因の調査は大変重要である。原因がわからなければ再発防止対策の立案・実行ができないし，次バッチを開始することもできない。逸脱のランクにもよるが，この調査は関係者の力を結集して行う。

逸脱の原因がどうしても判明しないことがある。そのときは原因を無理にこじつけるのではなく，再度同じ逸脱が発生するまで原因究明を先に延ばす方法もある。ただし再発を見つけるのに十分なモニタリング（監視活動）が必要である。

逸脱処理を重ねることで製造工程および作業が完成に近づく。逸脱は歓迎すべきできごととともいえる。その逸脱の処理を「文書攻め」にして関係者をうんざりさせてはいけない。できる限り簡便な逸脱記録書を準備し，容易に逸脱処理ができるようにする。筆者の逸脱記録書案を章末に添付した（**文書13.1**）。逸脱に関する記録書はこの1枚にして，必要な他の逸脱処理文書を作成したときはこの記録書に添付すればよい。図解13.5より詳しい「逸脱処理の流れ」を章末に添付した（**文書13.2**）。この概要および文書13.1の逸脱記録書を中心にして逸脱処理手順書を作成すればよい。

よく議論されることに,「逸脱処理の責任者は誰が適切か」がある(**図解**13.5)。全社逸脱責任者やQAが逸脱処理の責任者を務めている例を見かける。逸脱処理の責任者は,

① 誰が逸脱発生の周辺状況を熟知しているか
② 誰が逸脱処理の妥当性を判断するか

を考慮して決めるべきである。

逸脱という,製品品質に影響を及ぼしかねない事件が発生したときには,逸脱発生の周辺状況を熟知した人が責任者となって処理すべきである。筆者は,発生部署の責任者が逸脱処理に責任を持って実行し,全社逸脱責任者(役目名)が年間の逸脱のとりまとめをし,QAが逸脱処理の妥当性を判断すればよいと考える。

逸脱処理が終了するまで次バッチの製造を開始できないのは当然のことである。もし逸脱が製造の途中段階で発生したときには,きりのよいところで中断して逸脱処理を実行する。どこで中断するかは,発生部署の責任者が判断すればよい。製造の続行や再開は,QAによる逸脱処理終了確認が終わってから行う。

13.4 FTA手法で逸脱や失敗の原因を究明する

逸脱の原因を究明するのは大変骨の折れる作業である。関係者が集まって話し合ってもなかなか原因を絞り込むことができない。このようなとき,「手法」を用いるとうまく原因究明できることがある。ここでは,よく用いられるリスクマネジメント手法の1つであるFTA(Fault Tree Analysis:故障の木解析)手法を説明し,逸脱および失敗の原因究明をFTA手法で行った例を紹介する。

FTA手法の歴史,特徴,用途例を**図解**13.6に示した。1960年代に米国で開発され,1990年にIEC(国際電気標準会議)の規格に制定された手法である。自動車,家電,電力,情報,宇宙等の業界で世界的に幅広く使用されている。日本では,自動車,家電,情報産業で活用され,約70件の文献発表がある(「実践FTA手法」小野寺勝重著,日科技連出版)。

FTA手法は,望ましくない事象やあいまいな要素が含まれている事象をまずあげて,その発生要因を摘出するトップダウン手法であり,故障,逸脱,苦情等の原因解析に適している。製品ライフサイクル全般にわたり使用できる手法である。FT図やフィッシュボーン図を使用して,事象と発生要因の関係を視覚的に確認する。1人作業で行うことができるが,ブレーンストーミング等で複数のメンバーから意見をもらいながら解析を進めていくとより有効な結論を得ることができる。しかし,大がかりな解析や時間的に変化する事象の解析には適さない。

逸脱処理の責任者は誰? (筆者案)

* 発生部署の責任者が責任を持って逸脱を処理する
* 全社逸脱責任者は,年間で逸脱の取りまとめをする
* QA(品質保証部)が,逸脱処理の妥当性を判断する

逸脱処理が終了するまで次作業や次バッチの製造を開始してはいけない

* 原因究明と再発防止が必須
* 作業の途中段階なら,きりのよいところで中断して逸脱処理をする
* QAは逸脱処理の終了を確認して,「再開」を承認する

図解　13.5

FTA手法

FTA:Fault Tree Analysis
(故障の木解析, 故障の原因解析)

歴史
- 1960年代に米国ベル電話研究所で開発され,ミサイル制御システムの開発に活用された
- 米国ボーイング社で定性的・定量的解析手法に発展した
- 1990年,IEC(国際電気標準会議)にFTA規格が制定された
- ISOシリーズの多くの規格でFTAの使用を推薦している
- 日本では,自動車,家電,情報産業で活用され,約70件の文献発表がある。

手法の特徴	●故障,逸脱,苦情等の原因解析に適する ●トップダウン手法(⇔ボトムアップ:FMEA手法) ●頂上事象(解決課題)設定で手法を開始する ●「FT図」や「フィッシュボーン図」を使用する ●製品ライフサイクル全般にわたり使用できる ●3〜5名のブレーンストーミングにて課題検討するとより有効である ●大がかりな解析や時間変化解析には適さない
用途例	●自動車,家電,電力,情報,宇宙,一般産業の企画,開発,設計,建設,製造,保全等で活用 ●信頼性分野,品質管理,品質保証分野で有用

図解　13.6

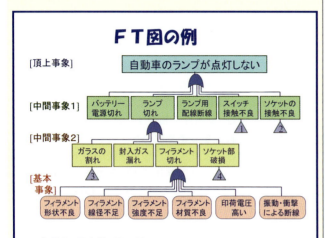

図解　13.7

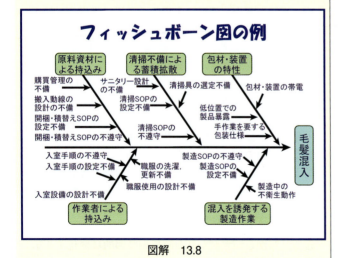

図解　13.8

化粧品や医薬品の業界ではなじみの薄い手法であるが，ハザード評価，逸脱発生時の調査と再発防止策立案，規格外品発生時の原因調査，変更発生時に行う机上の影響評価に有効である。第19章のリスクマネジメント入門にリスクマネジメント手法の使い方を解説した。

なお，FTAは一般的には「故障の木解析」と直訳されている。この日本語訳を聞いて手法の中身を推測するのは難しい。筆者は「故障の原因解析」のほうが適訳であると思う。

FTA手法ではFT図またはフィッシュボーン図を使用するが，FT図の例および図に使用する記号を**図解13.7**に示した。図解13.7は，自動車のランプが点灯しないという故障に関するFT図である。FT図は事象記号と論理記号を使用して作成する。「自動車のランプ…」を頂上事象と呼び，これを解析の対象とする。頂上事象と，頂上事象を発生させる原因となる基本事象が直接つながるのはまれで，多くの場合中間となる事象が存在する。図解13.7の例では，ランプ切れやスイッチ接触不良等が中間事象1であり，フィラメント切れや封入ガス漏れ等が中間事象2である。

事象と事象をゲートで結ぶ。図解13.7には1種類のゲート形状のみを示したが，複数種のゲートを使用することができる。たとえば，ORゲート（1つの下位事象の発生で上位事象が起動する），ANDゲート（複数の下位事象が同時に発生した時に上位事象が起動する），制約ゲート（複数の下位事象のうち，いくつかが同時発生したときにのみ上位事象が起動する）等のゲートがある。中間事象1にぶら下がる中間事象2が複数になって，FT図の横幅が大きくなり過ぎることがある。そのときは，移行記号を使って別の紙面に描いた下位事象と結びつけることもできる。

事象記号と論理記号は統一されたものではない。IEC（国際電気標準会議）1025のFTA規格に記載されている記号の一部を図解13.7に示した。もっと多くの記号を使用して，複雑なFT図を作成することができる。図解13.7中の図書を参考にされたい。

フィッシュボーン（魚の骨）図もFTA手法に使用することができる。フィッシュボーン図は古典的QC手法でしばしば使用される特性要因図のことである。その例を**図解13.8**に示した。QCでは不良やばらつきの要因探索，特性と要因の関係整理に使用するが，同じ図は図解13.7のFT図と同様に故障の原因解析に使用することができる。

図解13.8は毛髪混入危害の洗い出しをフィッシュボーン図で表現したものである。原料資材による持ち込み，清掃不備による蓄積拡散，包材・装置の特性，作業者による持ち込み，混入を誘発する製造作業を毛髪混入の発生に内包する事象として毛髪混入の原因と

第13章 逸脱，規格外

なる「条件」との間をつないでいる。フィッシュボーン図はFT図より手書きで簡単に作成できるが，複雑な事象を一枚にまとめようとすると見づらくなってしまう。簡単な故障の原因解析ならフィッシュボーン図で行ってもよいが，複雑なものにはFT図を使用することを勧める。

FTA手法の5手順を図解13.9に示した。まずFTA手法の準備をしておく必要がある。FTAはよく知られた手法だが，もし初めてならFTA手法に関する資料や参考書を揃えておく。図解13.7内に紹介した図書は大変役に立つ。必要なら，誰かが講師役を務めて勉強会を開催して手法を身につけるとよい。

FTA図は，故障や逸脱が発生した部署が作成すればよい。頂上事象，中間事象，基本事象を検討し，論理記号を使って図を作成する。事象の表現には気を配る。なかでも頂上事象の表現に最も気を配る必要がある。頂上事象の良い表現例と悪い表現例を図解13.10に示した。関係者なら頂上事象を読んだだけで発生した事象を容易に理解できるように表現する。そのためには次の3点に気を付けるとよい。

①端的に表す
②具体名を入れる…製品略号，機器名，部署名等
③発生した内容を短い単語で表現する

ときどき「ゴキブリ発生」，「エタノールの規格外れ」，「RSの工程変更」のように，大変あいまいな標題の逸脱原因調査書を見かける。長過ぎる標題は困るが，あまり短すぎて具体的な内容が理解できない標題も困る。FTA手法を1人で行い解析すると偏った結論になりがちである。FTAの図を基にブレーンストーミングを実施して内容を評価する。評価中に出た疑問点が解決できない場合には，適切な部署が疑問点解決の検討を行う。その後にブレーンストーミングを再開する。そして原因等を決定する。ブレーンストーミングの結果を基にして，逸脱等の検討結果を文書化する。文書は，適切な部署が照査し，品質保証部が承認する。

なお，ブレーンストーミングとは，次の4点を申し合わせたアイデア会議のことである。

①出た意見を批判しない
②自由奔放に話し合う
③アイデアの量を求める
④アイデアを結合させる

「GMX製造で，指図と異なる原料バッチを使用した」という逸脱の原因調査を，フィッシュボーン図を使用して行った例を図解13.11に示した。原料使用に関係する中間事象として，記録書類，原料置場，手順書，人の4種を取り上げた。さらに掘り下げていくと，今回の逸脱の原因基本事象は，①製造記録書の記録欄不備，②原料置場の合格品と不合格品の混在，③原料置場の識別表示の不明瞭，および④手順書の原料投入手

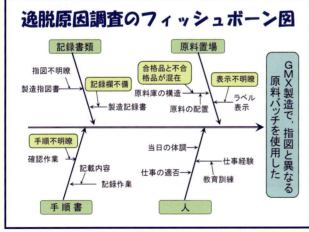

図解 13.9

図解 13.10

図解 13.11

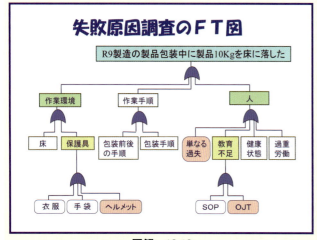

図解 13.12

図解 13.13

逸脱，失敗の原因調査をFTA手法で行うメリット

1) 原因を明らかにすることができる
2) 複数の原因を摘出し，因果関係を解きほぐせる
3) 失敗を個人の責任とせずに議論できる
4) 事象－事象の関係を整理できる
5) 過去の類似調査結果を容易に利用できる
   → 調査技術を蓄積できる
6) 図解で示して，調査結果がよく理解できる
7) ブレーンストーミング時に関係者の話をよく聞ける
8) 関係者の見解を統一できる
9) ごまかせない

図解 13.14

順不明瞭の4件であることがわかった。これらを改良して再発防止策とした。今回の原料バッチの誤使用は決して担当作業者の単純ミスではなく，誰が作業しても起きかねない誤使用であることが判明した。

原料バッチの使用間違いが発生すると，その原因調査を十分に行わずに「作業者のミス」と決め付けてしまうことがある。そして，作業者に注意を促して再発防止終了としてしまう。図解13.11の例では，中間事象を4種取り上げて徹底調査し，4件を逸脱発生の原因としている。作業員の注意不足を原因とはしていない。直感に頼らず論理的に原因を追究していくにはFTA手法のフィッシュボーン図が有効であることがわかる。

図解13.11と同じ標題の逸脱を，FT図を使用して原因調査を行った例を**図解13.12**に示した。頂上事象が「GMX製造で，指図と異なる原料バッチを使用した」という逸脱である。中間事象1として，作業システム，作業環境，人の3種を取上げ，それぞれに中間事象2を取上げた。解析していくと，今回の逸脱の原因は，①原料の現場配置，②教育訓練不足，および③単なる過失，が重なっていることがわかった。原料の現場配置を明確にし，OJTによる教育訓練を行い，作業者個人の注意を促すことになった。

原料バッチの誤使用を単純に個人の過失と即断せず，FT図をもとに関係者全員で話し合うことにより，逸脱発生の当事者および関係者は再発防止策に納得した。

「R9製造の製品包装中に製品10Kgを床に落とした」という失敗の原因をFT図で解析した（**図解13.13**）。半ばの原因は「単なる過失」といえた。しかし，製品包装作業に関係する作業環境，作業手順，人の3種を中間事象1としてFT図を描き調査してみると，①作業環境－保護具－ヘルメット，②人－教育不足－OJT不足の2点に改善の余地があることがわかった。作業担当者に注意を促すとともに，製品包装作業の邪魔にならないヘルメットに替えること，およびOJTにて製造作業時の心構えを教えることで同種の失敗を撲滅することになった。

作業の単純な失敗が発生すると，担当者を厳しく注意して終わることが多い。失敗にまつわる一連の事象を検討して，単なる過失以外の要因が隠れていないかを検討することも必要である。FTA手法を使用することによって，隠れていた失敗原因を摘出することができる。

逸脱，失敗の原因調査を，FTA手法を用いて行ったときのメリットを**図解13.14**に整理した。複数の原因を摘出でき，複雑な因果関係を解きほぐすことができる，事象－事象間の関係を整理できる，失敗を個人の責任とせずに議論できる，等多数のメリットがある。

逸脱，失敗という日頃の化粧品製造活動に伴う面倒

第13章 逸脱，規格外

なできごとをうまく処理する手法としてFTA手法は優れている。フィッシュボーン図やFT図は誰もがどこかで見たことがあるなじみやすい図である。製造現場にこのような図解を取り入れて，化粧品製造に伴うリスクそのものを減少させ，保有するリスクの発現を少しでも減少させることができれば理想的である。

FTA手法は蓄積できるスキルである。過去の蓄積された調査結果は大変参考になる。繰り返すことによってどんどん逸脱等の調査スキルが向上し，調査の速度が速くかつ内容のあるものになるであろう。パソコンが普及して，FT図が簡単に作成できるようになった。FTA手法をぜひ化粧品製造現場に取り入れてほしい。

13.5 規格外品（不合格品）とその処理

規格外品とは，最終製品，バルク製品，原料，包装材料の品質不合格品のことである（ 8.5 を参照されたい）。

化粧品GMPガイドラインは，『2.21 規格外（out-of-specification）定められた判定基準に合致しない検査，測定又は試験の結果。』と定義し，運用を第10章にて
『規格外の製品の処理
  10.1 不合格となった最終製品，バルク製品，原料および包装材料
  10.1.1 不合格となった製品又は原材料の調査は，権限所有者が行うこと。
  10.1.2 破棄するか再加工するかの決定は品質に責任のある者が承認すること。』と規定している。

規格外品の発生は，化粧品製造業者としては最も避けたいできごとである。しかしときには規格外品が発生する。最終製品等の品質は顧客，他社，規制当局との約束ごとであり，規格外品発生は約束違反に相当する。発生したときは，あらかじめ定めた手順に従い確実な処理を行い，行った内容をすべて文書に残す。

「規格外」の全体像を図解13.15に示した。最終製品，バルク製品，原料，包装材料の検査，試験で規格外結果がでたとする。試験等で規格外の結果がでたからといってすぐに規格外品の処理に入るわけではない。まず規格外結果の調査をする。最終製品等の品物を調査するのではなく，検査，試験の経過および結果を調査し，試験等に間違いがなかったことを確認する。もし間違いが見つかれば，第8章の「規格外結果の調査（OOS調査）」の手順に従って再試験等を行う。

規格外結果が確定した場合，規格外調査の結果を踏まえて，不合格品の処理方法（廃棄処分，再加工，返品）を決定し，実行する。品質のことだけを考えると，廃棄処分が最も望ましい。再加工して製品に戻すこともできる。原料，包装材料，委託製造品では返品も考え

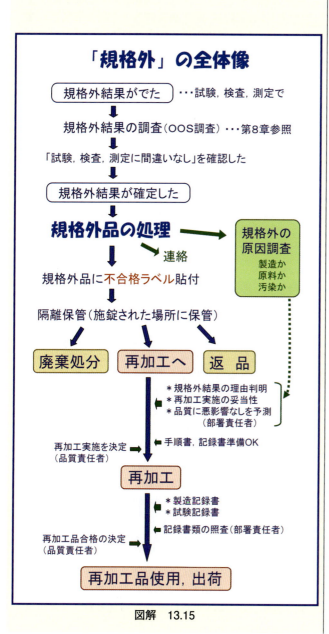

図解 13.15

られる。これらの一連の作業や結果を記録に残すことはいうまでもない。

　規格外品の製品や原料が発生してからあわてて図解13.15の処理手順を話し合っていたのでは十分な処理を行うことができない。規格外結果の調査手順（第8章の図解8.14）とともに，図解13.15を参考にして規格外処理手順をあらかじめ確立しておかねばならない。GMPでは手順が確立されていなければ何もできない。まず手順書ありきであることを忘れてはいけない。

　再加工とは，バッチ全体または一部に追加処理（1工程以上の作業を追加すること）を加えて，不合格品を合格品に再製することである。

　化粧品GMPガイドラインは，『2.30　再加工（reprocessing）定められた生産段階からの品質不合格の最終製品又はバルク製品のバッチの全部又は一部について，一工程以上の追加作業によって品質が合格するようにするための再処理。』と定義し，

『10.2　再加工した最終製品およびバルク製品

　10.2.1　最終製品又はバルク製品のバッチの全部又は一部が定められた判定基準を満たさない場合，所定の品質を得るための再加工の決定は品質に責任のある者が承認すること。

　10.2.2　再加工の実施方法は規定し，承認を受けること。

　10.2.3　再加工した最終製品又はバルク製品に関して管理を行うこと。結果は最終製品又はバルク製品が判定基準に合致していることを確認するために権限所有者が照査すること。』と運用を規定している。

　再加工に関するガイドラインの内容および他の一般論を加味して，図解13.16に再加工についてまとめた。

　前にも述べたように，規格外品は廃棄することが最も望ましい。しかし，廃棄すると多額の損害を被るので何とか再製したいと考えるものである。しかし，いったん不合格となった製品を再製する「再加工」を簡単に許すわけにはいかない。まず権限所有者（品質部門等）による原因調査が必要である。

　次に，再加工しても製品の品質に悪影響を及ぼさないことを予測しなければならない。不合格バルク製品の再製時に，不合格品を合格品に混ぜて全体で合格品にすることを考えがちであるが，この混合操作を行ってはならない。不合格品の影響がどこで現れるか（経時で，色やにおいで，等）わからないからである。不合格品を少しずつ合格品に混ぜるごまかし作業も行ってはならない。

　再加工処理の実施はQAまたは品質責任者が決定する。再加工実施の提案をするのは製造責任者であろうが，実施決定はQAまたは品質責任者が行う。そして，QAまたは品質責任者が再加工の結果に責任を持つ。

再加工（Reprocessing）

品質不合格となった最終製品またはバルク製品のバッチ全体かバッチの一部に，1工程以上の作業を追加して，当該バッチの品質を規格に合格させる処理のこと

化粧品GMPガイドラインの定義　より

◆ 権限所有者が規格に不合格となった原因調査を行う
◆ 製品品質に悪影響を及ぼさないことを再加工実施前に予測する　…再加工前の品質や再加工工程の適切性などから
◆ 合格製品に不合格製品を混ぜて，全体で合格させるという「操作」を行ってはならない
◆ 再加工処理実施の決定は品質責任者が行う
◆ 承認済みの再加工手順書および記録書に従って実施する
◆ 再加工した最終製品またはバルク製品の製造記録，試験記録を十分に残す
◆ 権限所有者が製造記録および試験記録を照査する
◆ 品質が確認されかつQAまたは品質責任者の承認が得られるまで，再加工品は次の工程に使用できないし，出荷できない

図解　13.16

再加工は，当該再加工の手順を詳しく書いた手順書を準備して実施する。通常の工程の一部に相当するとして，「○○工程を再実施する」という簡単な記載で再加工を実施してはいけない。必ず当該再加工専用の手順書を準備する。再加工記録書も専用の記録書を準備することが望ましい。

再加工実施時には，発生したすべてのできごとを再加工製造記録書に記録する。そして，通常の製品試験時より数多い試験を実施する。製品分析ばかりでなく，製品安定性試験を実施することが望ましい。製品品質への不都合は経時安定性への悪影響として現れることが多いからである。

製造記録書および試験記録書を，権限所有者（一般的には製造責任者）が注意深く照査して再加工の妥当性を判定する。そして，最終的な再加工製品の合格判定はQAまたは品質責任者が行う。

なお，化粧品の委受託製造において規格外品が発生した場合には，製造販売業者との契約内容に従って情報交換，製品処理，再加工を行うことはいうまでもない。製品の品質を保証するのは委託者（製造販売業者）であることを忘れてはいけない。受託者は製造を保証するのである。

参考までに，「PZの製品試験で，水分が規格外れ」という規格外発生の原因調査を，FT図を用いて行った例を**図解13.17**に示す。製品試験で規格外れの結果が出ると，その処理は厄介である。

①多くの関係部署に連絡する。
②規格外れ製品の処理を検討する。
③規格外れが発生した原因を究明する。

少なくとも上記3種の作業が必要になる。図解13.17は③の作業のFT図である。想定できる中間事象を次々とたどって行って，乾燥機の配管と真空ポンプの能力に疑問が残った。この2点を徹底的に調査し，配管の真空漏れおよび真空ポンプの能力不足が原因で「乾燥不十分」が発生したことが判明した。原因がわかったので，製品を再乾燥して製品化できる目処が立った。真空の漏れはわずかであった。漏れの程度を設定していなかったので，年に一度の定修時に真空維持テストを行い，真空漏れ度を一定にすることになった。また，真空ポンプの能力が3年前の新設時より3割低下していることがわかったので，能力テスト（ポンプの電源オン後20分で0.4kPa（3mmHg）まで減圧する）を製造ロットごとに記録することになった。

図解13.17のようなFT図をもとにして話し合うと，原因の把握および対策の立案が大変スムーズに運ぶ。また，一度このようなFT図を作成した例ができると，社内で発生した他の「水分規格外れ」の規格外結果の解析に大変役立つ。

図解 13.17

文書 13.1

ジーエムピー有限会社

逸 脱 記 録 書（案）　　文書番号 _____

製 品 名： ロット番号：	発生日時　／／　　時　分　場所 発見者（部署）　　　　（氏名） 報告者　／／（部署）　　（氏名）

逸脱内容とすぐに行った応急処置
　（内容）

　（日時）　　　　　　　　　　　（実行者・責任者）

逸脱発生場所	□製造工程　　□包装工程　　□手順　　□分析　　□記録　　□文書作成 □表示　　□ラベル　　□ソフトウエア　　□製品配送 □その他（　　　　　　　　　　　　　　　　　　）
品質への影響	□影響がないと言い切れる □影響はないと思うが，議論しなければならない □影響はないと思うが，試験して影響なしを確認しなければならない □影響があると推定する □影響があると言い切れる
初期調査	□ある（要旨：　　　　　　　　　　　　　　　　　　　　　）‥を添付する □ない
類似逸脱	□ある（文書番号　　　　　／／　の　　　　　　　　　　　　　　　　） □ない

以上の記入者　／／　　部署　　　　　　氏名

ランク付け　　　　A（重大逸脱）　　　　B（中程度逸脱）　　　　C（軽微逸脱）
ランク付の説明（逸脱発生部署責任者記入）

QAコメントと承認　／／

製品の処理方法（逸脱発生部署責任者記入）　／／　（部署）　　　（氏名）

QAコメントと承認　／／
製品の処理実行の確認　／／

再発防止対策＜是正処置＞（逸脱発生部署責任者記入）　／／　（部署）　　　（氏名）

QAコメントと承認　／／

関係先＜化粧品製造販売会社，規制当局および社内関係部署＞への連絡
　（逸脱発生部署責任者記入）　／／　（部署）　　　（氏名）

　（QA記入）　　　　　　　　／／　（部署）　　　（氏名）

文書改訂（逸脱発生部署責任者記入）　／／　（部署）　　　（氏名）

QAコメントと承認　／／

書式番号　QA-5M-58

文書 13.2

逸脱処理の流れ

逸脱の発生 → **連絡**

1) 逸脱を発見したら発見者は直ちに逸脱発生部署責任者に連絡する
2) 連絡は口頭および逸脱記録書にて行う
3) 部署責任者はQAに逸脱の内容と製品品質への影響予測を報告する

ランク付け

(a) ランクA（重大逸脱）：品質への影響がある逸脱
(b) ランクB（中程度逸脱）：品質への影響があるかもしれない逸脱
(c) ランクC（軽微逸脱）：品質への影響がない逸脱

1) ランク付けは逸脱発生後2日以内に行う
2) ランク付け後の調査進捗および逸脱状況の変化で，初期のランク付けに誤りが判明することがある。そのときは部署責任者とQAが話しあってランク付けを変更する。新しいランクと変更した理由を記録書に記載する

製品の処理方法決定

1) 部署責任者はQAと相談して製品の処理方法を決定する
   ＊ランクA（重大逸脱）およびランクB（中程度逸脱）
   ・逸脱内容に関係する部署が連携をとって製品品質確保を目指す
   ・逸脱発生部署の責任者は，必要なら逸脱処理会議を開催する
     議事録を作成し，逸脱記録書に添付する
   ・品質確保ができなかった製品は廃棄処分または再加工を行う
     その進め方はそれぞれの手順書に従う
   ・QAは，必要と認めたときは社内外（規制当局を含む）に連絡を取る。
   ＊ランクC（軽微逸脱）
   ・QAと相談して適切な処理方法をとる。
2) 製品の処理方法はランク付け後3日以内に決定する。もし3日以降になるときは，中間報告書を作成し逸脱記録書に添付する

製品処理

1) 部署責任者が責任を持って実行する
2) 品質適合が確認でき，QA承認を得るまでは製品を出荷してはならない
3) QAは製品品質が確保されるかどうかを注意深く見守る

再発防止策

1) 部署責任者が再発防止対策を立案し，QA承認を得た後実行する
2) 再発防止策は次ロット製造開始までに終了する
   終了できないときはその理由を文書にまとめQA承認を得る

文書改訂

1) 部署責任者が必要な文書の改訂を行う

第14章　従業員，教育訓練，安全衛生

14.1 従業員

化粧品製造を間違いなく実行するための3要素を図解14.1に示した。常に同じ品質の化粧品を製造しなければならない。そのためには，適切かつメンテナンスされた構造設備，機器を設置し，最新の手順を定めた手順書を準備し，教育訓練された従業員が作業を行う必要がある。これら3つの要素が揃って初めて，求める化粧品製造が可能になる。3要素の1つである「従業員」が本章のテーマである。

図解14.1の3要素の中で，最も準備に時間がかかり，継続するのにも手間がかかる要素が「従業員」である。化粧品製造業者間で最も差がつくのも従業員である。従業員の差は品質（製品および工程）に影響する。しいていえば製品の売れ行きにも影響する。設備および手順書という要素は，費用をかけて努力をすれば必要な水準のものを得ることができる。しかし従業員に関してはそうはいかない。しかも，準備した設備や手順書を使用するのが従業員であるから，従業員の準備がますます重要になる。

化粧品はヒトに使用するのであるから，化粧品製造従業員には他の製造業の従業員より一段高い責任感が求められる。化粧品GMPガイドラインでも，「従業員」の章（第3章）を設けて，原則，組織，主要な責任，教育訓練，従業員の衛生と健康，について詳しく規定している。

従業員に求める責任の例を図解14.2に示した。製造業者側から見れば，このような責任を自覚した従業員が揃っていれば安心して製造を任せられる。しかし，これらの内容は学校教育には含まれていないので，採用後にあらためて教育訓練を通して従業員の責任感向上を図っていかねばならない。

必要な教育訓練を，経験豊かなコンサルタントや設備・保守の専門家などに委託することができる。教育訓練された他社の従業員をトレードで獲得するという手もあるが，トレードで従業員を獲得するのはコンサルタントや設備・保守の専門家よりも困難を伴う。最終的には，従業員を自社で教育訓練して育てるしかない。化粧品製造業者は，他社と品質の面で差をつけるためにも自社従業員の教育訓練に資金と情熱を注ぐべきである。

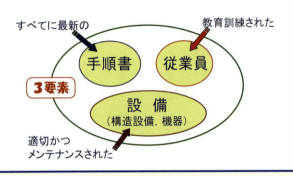

図解 14.1

従業員の責任

- GMP実施に積極的に関与する
  （化粧品GMPガイドライン3.3.3.1.2）
- 自身の位置，仕事，責任を自覚する
  （化粧品GMPガイドライン3.3.2.a）
- 手順書や指図書に従い作業し，記録する
  （化粧品GMPガイドライン3.3.2.b）
- 仕事に必要な文書を読み，内容を理解する
  （化粧品GMPガイドライン3.3.2.c）
- 衛生管理規則を守る
  （化粧品GMPガイドライン3.3.2.d）
- 発見した逸脱や規格外結果等を進んで報告する
  （化粧品GMPガイドライン3.3.2.e）
- 必要な教育訓練を進んで受け，自身の技術を磨く
  （化粧品GMPガイドライン3.3.2.f）

図解 14.2

14.2 教育訓練

　教育訓練はtrainingの日本語訳であるが，教育(education)，訓練(training)，経験(experience)の意味を含んでいる。単に訓練することではない(**図解14.3**)。教育訓練の対象は，実際の作業を行う従業員だけではない。管理者も含んでいる。経営者自身も教育訓練の対象である。ISO 9001 2015ではリーダーシップが重要視される。品質マネジメントシステムを有効に回すには管理者，経営者がGMPを理解していなければマネジメントレビューを適切に行えず改善の機会を失ってしまいかねない。

　GMPをほとんど理解していない新責任者が突然着任してGMPに関する文書の取扱いに困惑している場面を見かける。製造や試験の新たな担当者が仕事のトレーニングを受けてから仕事に携わるのと同様に，責任者クラスもGMPおよび自身の業務の教育訓練を受けてから責任者業務を開始しなければならない。新責任者が着任する時には，QAが新任者のGMP歴を調査し，必要な再教育訓練を計画すればよい。まったくの部外者が着任するなら，少なくとも3カ月間のGMP教育訓練を行い，その間は前任者か他の適任者が代行するシステムが適切だと考える。

　教育訓練は，教育訓練計画に従って実施する。計画には全体計画と従業員個々への計画がある。全体計画は毎年更新するもので，時代の要請を考慮して作成する。従業員個々への計画は，個々の専門知識，経験，仕事内容，責任性を考慮して，必要な項目を計画する。

　教育訓練の内容例を図解14.3中に示した。「化粧品製造では，手順書に従って作業を行い，その記録を作業直後に記載する」という基本教育から始まって最新GMP情報教育まで，多くのカリキュラムを準備しておく。従業員個々に，必要に応じてそれらの教育訓練を実施する。

　すべての教育訓練を社内講師および仕事責任者によって行うのは無理である。社外の教育訓練機関および社外専門家を適切に利用する。そして，教育訓練を実施したら，個人別に記録し，教育訓練の効果を評価し，個々のレベルを認定する。

　化粧品GMPガイドラインでは，「3.4.2 教育・訓練とGMP」に以下のように規定している。

　『3.4.2.1 すべての従業員に対してこのガイドラインの所定の活動に関連した適切なGMPの教育・訓練が実施されること。
　3.4.2.2 社内の職位又は勤続年数にかかわらず，すべての従業員の教育・訓練のニーズを明確にし，対応する教育・訓練プログラムを作成し，実施すること。
　3.4.2.3 教育・訓練コースは，それぞれの従業員の

教育訓練（Training）

教育訓練とは，従業員(管理者を含む)を
- ◆ 教育(education, 座学)する
- ◆ 訓練(training, 実地訓練)する ｝ こと
- ◆ 経験(experience)させる

教育訓練は
- ◆ 全社教育訓練計画に従って行う
- ◆ 従業員個々に教育訓練計画を設定する
  - ・・・専門知識，経験，仕事内容，責任性によって異なる
- ◆ 教育訓練内容を決める
  - ① 「手順書に従う，記録する」という基本
  - ② 法令，ガイドライン遵守の姿勢
  - ③ 具体的なGMP項目の知識
  - ④ 担当する作業の内容，意義，手順
  - ⑤ 最新GMP情報　等
- ◆ 社外の教育訓練機関も適切に利用する
- ◆ 新規採用従業員には特別な配慮をする

教育訓練を実施したら，個人別に
- ◆ 記録する
- ◆ 効果を評価(assess)する
- ◆ レベルを認定(authorize, approve)する

図解　14.3

専門知識及び経験を考慮して，組織内における個人の仕事及び責任に適したものとなるように策定すること。

3.4.2.4 教育・訓練コースは，ニーズと利用できる社内資源に応じて，会社自身が設計し，実施してもよいし，必要に応じて外部の専門機関の協力を得て設計し，実施してもよい。

3.4.2.5 教育・訓練は，定期的に更新され，不断かつ継続的なプロセスと見なすこと。』

次に，全社教育訓練計画，教育訓練の種類，従業員教育訓練の項目，教育訓練細目，教育訓練の記録と評価・認定，教育訓練記録書，教育訓練の確立手順について解説する。

なお，教育訓練には経営者の支援および教育訓練責任部署の指導力が必要不可欠である。教育訓練は「トップダウン」で行う。

①全社教育訓練計画を策定する

全社教育訓練計画を策定する手順を**図解14.4**に示した。まず会社方針が必要である。会社トップの「わが社はGMP教育および作業訓練を積極的に行う」という決意表明がほしい。次に全社教育訓練責任者と各部署の教育訓練実施担当者を決める。教育訓練責任者にはQAが適任だと考える。教育訓練の半分はGMP関係であり，GMPに最も精通しているQAが責任者に適している。一方，作業訓練の多くは作業担当者によるOJT（On-the-Job Training）で行うことになるが，作業訓練もGMPの枠内で行うものであることから教育訓練として計画し記録，評価することが必要である。OJTのポイントは，「仕事をやってみせる・仕事について説明する・仕事をやらせてみる・評価または追加の指導を行う」である。各部署の実施担当者は教育訓練責任者と連携しながら教育訓練およびその評価・認定を行う。ここでいう責任者および担当者が自ら教育訓練を行ってもよいが，他の適任者に説明役やセミナー講師を依頼してもよい。

責任者と担当者が決まれば次に教育訓練内容を決める。この内容決定には時間と労力が必要である。筆者は，教育訓練を3種類に分け，対象者別に10種前後の教育訓練項目を設定し，各項目について約10種の細目設定を行う。各細目用の教育訓練資料の準備が必要なので，すべてを構築するには数年かかると思う。すでにできているところ，またはできるところから手をつけ，目標とスケジュール表に従って作業を行えばよい。全体を構築し終えないと計画が機能しないわけではない。

図解 14.4

全社教育訓練計画を策定する
- 会社方針を決める … 会社トップが承認する
- 全社教育訓練責任者と各部署の実施担当者を決める
- 教育訓練を種類分けする（本書の例なら3種類）
- 対象者別教育訓練項目を設定する
- 各項目の細目を決定する
- 各細目ごとに
  * 教育訓練資料
  * 教育訓練に使用する手順書の指定
  * 社内外におけるセミナー
  を作成／設定する

教育訓練の種類

従業員教育訓練 契約・派遣社員含む	* 従業員全員に行う * 部署ごとに教育訓練の内容が異なる * 業務によっても教育訓練の内容が異なる
管理者教育訓練	対象 ①会社トップ 　　　②QA, QC, 製造部の部署責任者 　　　③QA, QC, 製造部の現場責任者
特殊業務担当者 業務委託者等 教育訓練	対象 ①教育訓練実施担当者 　　　②QA部員 　　　③外部監査要員 　　　④内部監査要員 　　　⑤清掃・保守点検サービス業者 　　　⑥システムエンジニア　等

図解　14.5

②教育訓練の種類

　教育訓練の種類を**図解14.5**に整理した。従業員教育訓練や管理者教育訓練以外に特殊業務担当者，業務委託者（例えば清掃・保守点検業者，システムエンジニア等）の教育訓練がある。従業員教育は当然のことながら従業員全員（契約社員・派遣社員含む）が対象である。全従業員に共通の項目もあるが，日々の業務については各部署および各業務で教育訓練の内容が異なる。管理者教育訓練に関して，詳細に対象を分けることもできるが，会社トップ，各部署の責任者クラス，各現場責任者クラスに分けるのが適切であろう。業務委託者についても最低限のGMP教育訓練が必要である。外部から異物や昆虫を付着したまま作業室に入ると汚染に繋がる。また，風邪やノロウイルスなどの感染症を持ち込まれては製品に重大な影響を及ぼすことにも繋がる。日焼け等皮膚の剥がれやフケなどの発生する状態では製品の汚染に繋がるので社員全員への啓蒙も必要である。

　教育訓練実施担当者，QA部員，外部監査要員，内部監査要員には特殊業務担当者教育訓練が必要である。それぞれ特殊な任務を負っており，任務に関する教育訓練が必要なことはいうまでもない。例えば，教育訓練担当者なら教育訓練する内容に精通しているばかりでなく，プレゼンテーション技術や教育訓練内容を図解してわかりやすく示す技術が必要である。いわゆる「スキル」である。書物による学習より社外の講習会やインターネットスクールを利用した教育訓練が効果的であろう。なお，第1章（GMPとは）の図解1.16で，経営者および管理者のGMP教育訓練について解説した。参考にされたい。

従業員教育訓練の項目例

GMP項目
- 会社方針‥‥これが重要
- GMP概論‥‥外部講師の利用が有効 「議論」することが有効
- 文書管理‥‥GMPでは文書が特に重要
- 識別番号表示およびデータ管理
- 最新のGMP情報

部署項目
- 手順書教育訓練‥手順書の完備が必須
- 各部署特有の教育訓練
  (例) ＊製造部における更衣，設備取扱い
  ＊QCにおけるサンプルの整理整頓　等
- 各業務特有の教育訓練
  (例) ＊包装作業における注意事項
  ＊QCにおけるデータ数字の取扱い　等

図解　14.6

QA部員への教育訓練項目例

1. 従業員教育訓練の「GMP項目」
2. 医薬品医療機器等法，化粧品GMPガイドライン，各種厚労省通知
3. GMP最新情報の入手方法
4. 機器のキャリブレーション，施設と設備のメンテナンス
5. 安全性試験，安定性試験，使用期限
6. 変更と変更管理
7. 苦情，返品，回収の処理
8. 逸脱，失敗，異常，規格外の区別とその処理
9. 製造記録書，試験記録書等の文書照査と承認

図解　14.7

③教育訓練の項目

　従業員教育訓練の項目例を**図解14.6**に示した。GMP項目と部署項目に分けることができる。GMP項目には，会社方針，GMP概論，文書管理，識別番号表示およびデータ管理，最新のGMP情報等をあげることができる。このうちGMP概論の教育訓練が最も時間がかかる項目である。化粧品GMPガイドラインにはGMP概論について明確な文章説明はないが，平成25年12月29日付け厚生労働省医薬食品局監視指導・麻薬対策課事務連絡「GMP事例集(2013年版)について」には以下のような説明があるので参考にされたい。『GMP概論とは，関係法令を含め，医薬品・医薬部外品GMP省令の目的，考え方等の概要をいう。』

　GMP関連の法令文書やガイドラインを輪読会形式の勉強会に使用している例を見かけるが，時間をかけた割には効果が薄いであろう。社外の講習会出席や社内セミナー開催が有効である。特に，外部講師を社内に招いて10～12回程度のセミナーを開き，GMP事項に関して議論をするのが効果的だと思う。議論することによって，参加者(自社従業員)の知識が具体化し，GMPレベルを平準化できると考える。また，文字主体のテキストより図解したテキストを使用したほうがよいだろう。

　部署項目には，手順書による作業教育訓練，各部署特有の教育訓練，各業務特有の教育訓練が含まれる。部署特有の教育訓練とは，製造部における更衣や設備取扱いルール，QCにおけるサンプルの整理整頓ルール等の業務を行うのに必要な部署内の約束ごとに関するものである。手順書または部署管理ルール集をもとに教育訓練を行えばよい。業務に特有の教育訓練とは，包装作業における注意事項やデータ数字の取扱い等の特殊な業務における約束ごとに関する教育訓練を指す。

　図解14.5の特殊業務担当者教育訓練の中にあるQA部員への教育訓練項目例を**図解14.7**に示した。QA部員といえば，社内ではGMPの専門者と認められている。社内の製造，QC，研究開発などの部署を1個所ないし複数個所経験し，なおかつGMPに関する専門的な教育訓練を受けて初めてQA業務が担当できる。新入社員やGMPの未経験者がすぐに仕事を始められる業務ではない。QA部員には図解14.7の項目を一度ならず数回にわたって教育訓練する。

　これらの項目の中味を示している手順書が必要であるが，手順書ばかりでなく，適切なテキストと適切な講師によるセミナーを組み合わせて，定期的に教育訓練機会を設ける。「教育訓練」に関する社内責任部署がQAだとしたら，QAの指導力が教育訓練を成功させる必須要件であることを再認識したい。

　図解14.6および図解14.7のような教育訓練項目を管理者教育訓練用(会社トップ，部署責任者，現場責任

者別に），特殊業務担当者教育訓練用（教育訓練実施者，QA，外部監査員，内部監査員別に）に策定する。ジャンル内で共通する項目もあれば，特殊で独立した項目もある。

④教育訓練の細目

GMP項目に含まれるGMP概論の細目例を，化粧品GMPガイドラインの目次をもとに作成して**図解14.8**に示した。どのような細目があるかがわかる。これらの細目について教育訓練を行い，その結果を個人別の記録書に記録する。記録の仕方は後で触れる。

図解14.8の細目の中には，自社の手順書をテキストに使用したほうがよい細目もある。例えば，13．逸脱，14．苦情および回収，15．変更管理である。これらについては，一般論をガイドラインおよび参考書をもとに教育訓練し，自社の解釈と具体例を手順書で学べばよい。教育訓練の細目をどのように決定し，その教育テキストに何を採用するかは教育担当者の腕にかかっている。時間をかけて構築し，教育担当者が交代するたびに改良を加えていけばよい。

教育訓練の具体的細目例

> GMP概論　　ISO化粧品GMPガイドラインより

1. 目的，法規制，適用範囲
2. 用語とその定義
3. 従業員
4. 施設
5. 設備
6. 原料および包装材料
7. 生産
8. 最終製品
9. 品質管理試験室
10. 規格外品の処理
11. 廃棄物
12. 委託
13. 逸脱
14. 苦情および回収
15. 変更管理
16. 内部監査
17. 文書化

図解　14.8

手順書に関する教育訓練の細目例を**図解14.9**に示した。GMPでは，手順書に関する教育訓練を初期教育の最初に行う。手順書の重要性，手順書の書き方，取扱い方法などを教育訓練する。手順書に従うことができなかったときは逸脱処理を行い，手順書に従わなかったときは職務違反になることを説明することも，この教育訓練に含まれる。

手順書の書き方等の手順書を渡して，「読んでおくように」と指図するだけの手順書教育訓練は避けたい。新しい仕事を行うには，やって見せ→やらせてみて→ひとり立ち，という流れが必要なことを忘れてはいけない。

教育訓練の具体的細目例

◆ 手順書に関する教育訓練

1. 手順書の重要性…何に関しても手順書を作成する
2. 手順書は社外秘
3. 各手順書記載の作業手順
4. 手順書の書き方…誰が書く，いつ書く，書式，書き方ルール
5. 手順書の取扱い…配布，改訂，変更，廃棄，修正，コピー
6. 手順書に従うことができなかったとき…「逸脱」である
7. 手順書が見つからないとき，なくしたとき，汚したとき
8. 古い手順書が見つかったとき

図解　14.9

教育訓練の記録と評価・認定

教育訓練を受けた従業員しか化粧品製造を行えない

記録書
① 個人別に記録書を作成する
② 教育記録兼評価・認定記録書を勧める
③ 10年以上使用できる記録書にする
④ 改ざんされないように
⑤ シンプルにする

評価
* 教育訓練の効果を判定する
* 筆記・実技テスト, 観察記録, 習熟度テスト, 自己評価法等の方法がある
* 自己評価法を勧める

認定
* 「レベル」を認定し, 業務に活かす
* 上司か他の適任者が行う

図解　14.10

⑤教育訓練の記録と評価・認定

　教育訓練を受けた従業員しか化粧品製造を行えない。このルールを確実に実行するためには記録書が必須である。教育訓練を行ったときは, 単に記録を残すだけではなく, その効果を評価し, その内容に関する従業員のレベル認定を行う(**図解14.10**)。評価が, 教育訓練効果を判定するのが目的であるのに対し, 認定は, 教育訓練内容を「レベル評価」し, 業務に活かすのが目的である。

　記録書は個人別に作成する。集合的に教育訓練を行ったときも, 各個人の記録書にその集合教育の記録を残す。教育訓練は永続的に行うものなので, 少なくとも10年間使用できるように, 各項目間に余白をもたせ, 必要なら用紙の追加ができる形式が望ましい。

　近年はパソコンを利用した教育訓練記録書をよく見かける。しかしそれらは, 市販のワープロソフトを使用した簡易な記録書で, 容易に改ざん(後日に内容を修正したり, 過去に遡って記録を追加したりすること)が可能なものが多い。GMP上の重要な記録書である教育訓練記録書には, 改ざん防止ばかりでなくアクセス制限とデータのバックアップが必須である。これらの機能を持たないパソコンしかないときは紙による教育訓練記録書を使用することを勧める。

　評価の方法には筆記テスト, 実技テスト, 観察記録方式, 習熟度チェック法等, 多くの客観的な評価方法がある。しかし, これらの客観的評価方法の実施には時間と費用がかかる。筆者は自己評価法がよいと考える。自己評価結果を上司が再評価し, その再評価結果を「認定」に結びつければよい。

　評価や認定を詳細にしようとすればいくらでも詳細にできる。しかし, 詳細にすればするほど時間とコストがかかり, 実行が難しくなる。自己評価＋上司認定で教育訓練結果を出し, それらをできる限りシンプルな記録書にまとめることを勧める。

第14章　従業員，教育訓練，安全衛生

⑥教育訓練記録書

教育訓練記録書の例を図解14.11に示した。例1は，GMP項目に関する教育訓練記録書の一部である。項目・細目欄は，決定している項目・細目については印刷してあり，新しく加わる項目・細目を追加できるようにしてある。実施した教育訓練の内容は文書番号で記入する。ガイドラインの場合もあるし，回覧された文書の番号の場合もある。要するに，教育訓練に使用した文書が後日容易に判定できるようにしておく。

自己評価を3段階でレベル評価する。レベル3は一人で作業ができるレベル，レベル2は確認者になれるレベル，レベル1は他人に教えることができるレベルである。GMP概論を繰り返して教育訓練している。そして，そのたびに上司が認定をして，日付とサインを残している。最新のGMP情報に関しては，毎年追加できるようにする。図解14.11の例1では，2018年の欄を設けている。

例2は，QC担当者項目の教育訓練記録書の一部である。例1より内容がより細目的かつ専門的となっている。どの項目・細目についても例1と同様のレベルで自己評価および上司認定を行う。教育訓練（試験指導）を行った人の名前を残せばよい。自己評価の欄に試験指導者が短いコメントを残すようにすればさらによい。

図解14.11と同様の教育訓練記録書を種類別，項目別に数多く作成する。初版の作成には多大な時間と労力がかかる。しかし，予定通りの作成を終了すれば，立派な教育訓練システムができあがる。そして，そのシステムは会社の宝となり，自社紹介のプレゼンテーションに使用できるものになる。

⑦教育訓練の確立手順

以上の内容で全社の教育訓練体制が出来上がる。それらを手順書にまとめて，各部署が実施できる状態にしなければならない。教育訓練の確立手順を図解14.12に示した。まず教育訓練の手順書が必要である。

「教育訓練」の定義，教育訓練に関する会社方針，教育訓練の種類，項目，細目を整理する。次に教育訓練に使用する各種道具を用意する。本章で紹介した教育訓練記録書や，教育訓練に使用するスライド，プロジェクターである。

年間計画を部署単位で作成する。このとき，全員を対象とした集合教育と個人別の教育訓練に分けて作成する。年間計画は，教育訓練責任者が承認する。計画の実行，教育訓練結果の評価と認定（記録書となる）へと進んでいく。期間が終了すれば報告書を作成し，教育訓練責任者が報告書の内容を照査・承認して年間計画を終了する。改善点があれば次年度の計画立案時に活かして，よりよい教育訓練内容にしていく。

図解　14.11

図解　14.12

14.3 安全衛生

従業員を守り(健康被害を与えない),製品を守る(製品の汚染および間違いを防止する)ことは製造業者に課せられた任務である。GMPでも両者を取り上げている。ただ両者とも,製品および業務の種類によって内容に大きな差があるので,すべてに共通の対策や手法をあげることができない。化粧品製造業各社が独自の安全衛生の細目を決定しなければならない。

「安全」には安全対策と防犯対策が含まれる。消費者の立場からいって,安全対策および防犯対策がなされていない化粧品製造業者の製品を購入し使用する気にはならないであろう。各製造業者は,独自の安全対策と防犯対策を立案して実行しなければならない。

安全対策および防犯対策の基本を**図解14.13-1**に示した。まず化粧品製造所内の区域分けが必要である。製造,試験,管理,保管,付帯の各区域に分けるのが適切であろう。企業の大きさおよび業務の範囲によって区域分けが変化すると思うが,区域分けすることによって防犯対策や衛生管理の内容を巧みに分類し整理することができる。

安全対策は幅広い。給排気機能付与,危険個所対策,設備の緊急停止機能等,あげればきりがないくらい多岐な項目があがってくる。常に安全対策を心がけて,向上を図っていくしかない。

防犯対策も幅広い。施設の施錠,警備保障,入退場チェック等,周囲の状況および世間の要請も考えに入れて対策を練る。防犯対策を考えるときは,GMPの基本気質が「性悪説」であることを忘れないでほしい。なお,近年,「防犯」にはコンピュータハードウエアやソフトウエアのセキュリティ(アクセス制限,改ざん防止,データのバックアップ)が含まれる。コンピュータに関しては第18章(コンピュータとセキュリティ)であらためて取り上げるので,図解14.13-1では省略した。

安全衛生に関しては,労働安全衛生法をはじめとする法律,省令,条例,通達等が数多く存在する。業務の種類,地域の状況に従ってきめ細かな法令遵守が必要である。

例えば照度管理なども安全対策の1つである。作業所に適切な照度がなければ見落としによる不良製品が出荷されるかも知れない。**図解14.13-2**に管理例を示した。

安全対策,防犯対策

区域分け 案:
① 製造区域・・・バルク製造,包装作業
② 試験区域・・・原料・製品試験,サンプル保管
③ 管理区域・・・QA,設備担当,保安担当
④ 保管区域・・・原料,包装材料,バルク,製品
⑤ 付帯区域A・・更衣室,休憩室,食堂,浴室
⑥ 付帯区域B・・廃棄物置場,焼却場所,トイレ

施設,設備の安全と防犯 例:
➢ 施設の給排気,危険個所対策
➢ 設備の緊急停止機能設置 等
➢ 施設の施錠,警備保障,入退場チェック

法令を遵守する
➢ 労働安全衛生法(法律)
➢ 労働安全衛生規則(厚生労働省令)
➢ 有害物ばく露作業報告制度の周知徹底について(厚生労働省部長通知) 等

図解 14.13-1

照度の設定 例

1. 作業環境に応じた設定
2. 測定点: 床上80〜90cm 室内環境を代表する位置
3. 測定方法:計測機器操作説明
4. 測定頻度:1回/年
5. 判定基準:300Lux 以上
6. 処置: 判定値からの逸脱は原因を調査し,原因を除去(交換等)再測定する。

構造設備規則第6条第4号 適切な照明
参考:労働安全衛生法第604条 参考
照明器具の設置方法:汚染防止及び破損による異物混入防止を考慮する
環境レベルに応じ天井埋め込み型,プラスチックカバー付等

図解 14.13-2

化粧品GMPガイドラインが求めている衛生管理を整理すると，「作業衣，汚染防止，健康被害防止」と「健康状態管理」に分けることができる（**図解14.14**）。製造工程の重要度に応じ作業室の清浄度管理を定め，作業室への持込制限を具体的に規定する。また入室時における更衣の種類・手順を定めなければならない。

前者の目的は，製品が従業員によって汚染されないようにすること，および従業員が製品によって健康被害を受けないようにすることである。

作業室内への持込制限，作業者の衛生チェックについては**図解14.15-1**および**図解14.15-2**に例を示した。

化粧品製造所内で最も「汚いもの」は人であることを忘れてはならない。また，人に使用する化粧品も，大量に接触したり，目，粘膜，口に入ったりすると人に悪影響が出るかもしれない。製品および従業員に適した作業衣等を使用して，従業員と製品との接触をできる限り防止する。

従業員の悪健康状態は製品の品質に影響を与える。さらに，悪健康状態は作業における間違い発生の原因にもなる。従業員の健康状態（疾病および外傷の有無）を把握するのは化粧品製造業者の義務である。資格のある衛生管理者を選任して，この義務を実行しなければならない。衛生管理状態（疾病罹患者等）に対する代替作業・自宅待機等の対応も規定しておくことを勧める。

衛生管理

1) 作業衣，汚染防止，健康被害防止
   （化粧品GMPガイドライン3.5.1）
   - ◆区域に応じた適切な作業衣，帽子，履物，マスク，手袋の着用
     ‥‥ 洗濯，消毒，および交換の周期を定めておく
   - ◆清浄度の異なる区域へ出入するときは更衣する
   - ◆製品を汚染しない
   - ◆製品から健康被害を受けない

2) 健康状態管理（化粧品GMPガイドライン3.5.2）
   - ◆従業員の悪健康状態は製品に悪影響する
   - ◆衛生管理者は従業員の疾病，外傷等を把握する
   - ◆従業員の自己判断，自己申告を義務とする

図解　14.14

装身具類の持込制限（例）

名称	清浄度1	清浄度2	清浄度3	条件
ピアス	否	否	否	
イヤリング	否	否	否	
指輪	可	可	可	カマボコのみ
ネックレス	否	否	否	
腕時計	否	否	否	
ネクタイピン・カフス	否	否	否	
腕輪	否	否	否	
マニキュア	否	否	否	
ヘアピン類	否	否	否	
つけまつ毛	否	否	否	
医薬品	否	否	否	
携帯電話	否	否	否	
名札	否	可	可	縫付のみ

非管理区域の場合は別・清浄のレベルは高い順に　清浄度＞1＞2＞3

図解　14.15-1

従業員の衛生管理・健康管理のチェックポイント

1. 風邪・発熱・化膿等の感染症
2. 皮膚の剥がれを伴う炎症等（日焼け・フケ等）
3. 爪・手指の汚れ（土砂の付着等）
4. 更衣後の毛髪等のはみ出し・付着・汚れ・作業着の破れ等
5. 化粧の程度（つけまつ毛等）

・自己申告
・作業者相互チェック
・責任者チェック等

図解　14.15-2

安全衛生では，教育訓練が最も効果を発揮する（**図解14.16**）。そのために，必要な教育訓練を受けた安全管理者および衛生管理者を選任し，彼らを中心にして安全衛生の教育訓練体制を確立する。

教育訓練体制には，各区域および各設備の注意事項設定，従業員の作業衛生規則の設定，教育訓練の記録・評価・認定，の3種が含まれる。「包装設備A」運転時の注意事項の例を図解14.16中に示したが，このような注意事項を，図解14.13で示した区域ごとに設定する。包装作業記録書と重複するところがあるが，両者の内容に齟齬がないようにときどき見直す必要がある。

従業員の作業衛生規則の例を図解14.16中に示した。製造，管理および保管区域における飲食，ガムを嚙むこと，喫煙，または飲食物，喫煙具，個人の薬の保管は避けることのみならず腕時計，ネックレス等の装飾品，ファンデーション等の飛散しやすい化粧品，香水等の匂いが移るものの使用を禁止している企業は多い。

健康な成人からは1日に70本から100本の毛髪が抜け落ちる。化粧品製造に携わる従業員が毎日洗髪するのは義務であると考える。そして，作業開始前のブラッシングによって，頭髪の持ち込みを最小限にする。作業室内でマスクが鼻の下にあったり，腕まくりをして作業したり，棚や機械表面にホコリが溜まっていたりしているところを見ていると，5S（整理・整頓・清掃・清潔・躾）教育を行い，日ごろから従業員が心がけるようしたいものである。

安全衛生教育
安全衛生では，教育訓練が最も効果大

1) 安全管理者，衛生管理者を選任する
2) 安全衛生の教育訓練体制を確立する
3) 各区域，各設備に注意事項を設定する
   例：「包装設備A」運転時の注意事項
   ① 作業衣A（洗濯済み），帽子A（洗濯済み），手袋A（洗濯済み），新品マスクBを着用して作業を開始する
   ② 包装設備Aの周辺1m以内に前ロットの包装材料が残存していないことを確認する
      → 包装作業記録書に記載する
   ③ 包装設備Aの周辺の整理整頓を確認する
   ④ 緊急設備停止機能を確認する
      ‥‥実際に緊急停止させる
   ⑤ 作業終了後，使用包装材料の撤去および周辺の整理整頓を実施する → 包装作業記録書に記載する
   ⑥ 異音，違和感を感じたときは上司にすぐに連絡する
4) 従業員の作業衛生規則を設定する
   例：① 休憩室および食堂以外では飲食，ガムを禁止する
   ② 社内全域が禁煙である
   ③ 製造区域，試験区域，保管区域に食べ物，飲み物（水を含む），個人用の医薬品および化粧品を持ち込まない
   ④ 製造区域，試験区域，保管区域では，腕時計，ネックレス，ファンデーションをしない
   ⑤ 作業場所ごとに定められた服装（作業衣，帽子，手袋，その他の保護具）をする
   ⑥ 毎日の洗髪およびブラッシングを行い，帽子は髪が出ないように着用する
   ⑦ 適切に爪を手入れする
   ⑧ 指定された場所以外で更衣をしない
   ⑨ 指定された場所では手洗いをしてから入室する
5) 「教育訓練→記録→評価・認定」を繰り返す

図解　14.16

安全衛生に関する教育訓練をしたときはその記録を残す。そして効果を評価し認定する。記録書は図解14.11と同様の形式でよいであろう（**図解14.17**）。安全衛生の注意事項や規則は3回教育訓練すれば一人前（人に教えられる）だと思う。3回に理論的な根拠はないが，3回の教育訓練を実施することを勧める。

教育訓練記録および認定記録書（例-3）

氏名　　　　　　　　レベル1：人に教えることができる
安全衛生　　　　　　レベル2：「確認者」になれる
　　　　　　　　　　レベル3：一人で作業ができる

項目・細目	内容記載文書 No	自己評価			認定
		3回目	2回目	初回	
1. 区域, 設備注意事項					
(1) 製造区域	区域注意事項		18/2/1	09/1/20	09/1 林 18/2 林
(2) 包装設備A					
〜〜〜〜〜〜〜〜〜〜〜〜〜〜〜〜〜〜〜〜〜〜〜〜
2. 衛生事項					
(1) 作業衛生規則					
(2) 手洗い方法					

図解　14.17

社内外からの訪問者，または安全衛生の教育訓練を受けていない従業員が，化粧品の製造，試験，保管を行っている区域へ立ち入ることは避けなければならない（化粧品GMPガイドライン3.6）（**図解14.18**）。しかし，営業的要件，社交的理由，新入社員教育等のために，安全衛生の教育訓練を受けていない人たちが製造，試験，保管区域へ立ち入ることがある。彼らのために安全衛生の直前教育訓練資料を作成しておき，立ち入りの前に「直前教育訓練」を実施する。

直前教育訓練の内容は，従業員用の安全対策，作業衛生規則，作業衣等の着用，手洗い手順を簡略化したものである。数分で説明できるように資料を作成しておくとよい。

彼らが製造，試験，保管区域に入ったら必ず同行する。そして更衣，手洗い等を指導する。彼らが一人で動き回ったり，設備等に手を触れたりすることがないように監視する。

彼らが製造，試験，保管区域に入ったことを必ず記録書に記録する。彼らの氏名と入退場時間，および自社の同行者の記録が必要である。

訪問者・未教育訓練者の安全衛生

- 社内外からの訪問者，安全衛生の未教育訓練者の製造，試験，保管区域への立ち入りを避ける
- 彼ら用の直前教育訓練資料を作成する
- 彼らが立ち入るときは，「直前教育訓練」を実施する
- 彼らが立ち入るときの手順

　A：説明‥‥立ち入る場所の
　　(1) 安全対策内容紹介
　　(2) 作業衛生規則の説明　　　　　　｝直前教育訓
　　(3) 作業衣，マスク，帽子，手袋，保護具の説明　　練の内容
　　(4) 手洗い手順の説明
　B：同行
　　(1) 作業衣，マスク，帽子，手袋，保護具の着用指導
　　(2) 手洗いの指導
　C：記録

図解　14.18

第15章　委受託製造

15.1 化粧品の委受託製造

　委託製造／受託製造という製造業務の形態は，現代社会においては必要不可欠なものである。家電製品，電子機器，工業用機械，食品等の業界では，国内ばかりでなく国際的な委受託製造が盛んで，ファブレス企業（製造機能を持たない製造会社）も数多く存在する。化粧品業界も同様にOEM企業が多数存在し，化粧品製造販売業者が製品のライセンスホルダーで，化粧品の一貫製造を化粧品製造業者が請負う形での委受託製造が多い。

　化粧品GMPガイドラインでは第12章に以下のように規定している。

　『12.1　原則　委託業務を対象として委託者と受託者の間で契約書又は合意書を作成し，お互いに確認し，管理すること。ここでの目的は，所定の委託者の要件に合致する製品又はサービスを得ることである。

　12.2　委託の種類　この章は次の委託に関係する。a. 製造，b. 包装，c. 分析，d. 構造設備の清掃，消毒，e. 防虫対策，f. 機器及び構造設備の保守』

　日本では保管も製造行為となる。化粧品委受託製造の一般論を**図解15.1**にまとめた。委受託製造といっても，化粧品のバルク製品の製造のみを指しているのではない。包装作業，保管，分析作業，施設関係の作業，設備関係の作業の外注も化粧品の委受託製造に含まれる。これらの作業を委受託するときは，契約書を交わし，委託者の役割と受託者の役割を認識して業務を実行しなければならない。すべての種類の委受託製造にすべての役割分担が必要なわけではないが，少なくとも両者が自身の役割を認識して委受託製造を実施しなければならない。

　そして，日本の風土に合った委受託製造の形を構築する必要がある。委受託製造の形は国によって異なる。日本企業同士で委受託製造を行うなら，日本の風土に合った形で，外国企業と委受託製造を行うなら，両社でよく話し合ってお互いに納得のいく形で委受託製造を行う必要がある。

　以下では，日本企業同士で委受託製造を行うときに絞って説明を加える。

化粧品の委受託製造

【委受託製造の種類】
①製造・・・バルク製品の製造
②包装・・・包装，梱包，ラベル貼付（添付）作業
③保管・・・製品の保管
④分析・・・製品の分析・試験，原料の分析・試験
⑤施設の管理，清掃，消毒，防虫管理
⑥設備のメンテナンス

【委託者と受託者は契約を交わす】
　・・・両者の責任を定める

【日本の風土に合った委受託製造を構築する】

図解　15.1

化粧品のバルク製造および包装作業を委受託製造する際のポイントを**図解15.2**にまとめた。化粧品のバルク製造と包装作業の受託製造を「下請け製造」と認識してはいけない。バルク製造と包装作業を受託している製造所は化粧品製造業許可を有している企業である。当然，化粧品GMPガイドラインに則り製造していることになる。委託者は定期的な監査を行い製造管理および品質管理が適切に行われているか確認して製品の品質を保証することになる。

委受託製造では委託者と受託者の役割分担が必須である。委託者と受託者とは，上下の関係とか対等の関係とかいうものではない。異なった役割を持ったパートナーである。

委託者は図解15.2の役割を果たさねばならない。委託製造品の品質を保証するのは委託者である。製造品の品質保証を受託者に求める委託者がいるが，それは間違っている。委託する製品の品質を保証するためには，委託者自ら製造工程を確立し，使用する原料や包装材料の品質規格および供給業者を決定する。

委託者は受託者の能力評価，技術移転，監査を実施しなければならない。これらの実施には準備および技能を備えた人材の養成が必要である(この評価や監査を社外に依頼するという方法もあるが)。

受託者は図解15.2の役割を果たさねばならない。受託者は委託者が確立した製造工程の実施を保証する。そのために，製造実施に必要な人材を確保する。もちろん，製造はGMPを遵守して実施する。製造およびGMP遵守の状況に関して委託者の評価および監査を受け入れる。評価および監査を受け入れるには，実施した内容を示せる状態にしておく必要がある。すなわち製造の結果をすべて文書として残し，いつでも見せることができる状態にしておく。

GMP実施の体制を受託者のみで確立するのは無理である。それぞれの製品に適したGMP製造体制を委託者と受託者が共同して組み立てる。

委受託製造に必須の要件の1つに両者の信頼関係確立がある。自社製品を委受託製造するとは，人間社会でいえば家族の一人が結婚するようなものである。委託者が販売する化粧品の品質を受託者に任せるのであるから，レベルの高い信頼関係を長期にわたり構築する必要がある。この信頼関係の形は国により異なるようだ。外国企業を相手に委受託製造を始めるときには，国内の企業相手とは違った信頼関係の構築が必要であろう。

以下で，委受託製造の組立て手順，契約前の受託者評価，技術移管，製造開始後の受託者評価，委受託契約書，受託者のGMP，受託者の品質保証，委託者による評価および監査の受入れ，を取上げて解説する。監査の行い方については第16章(監査)で解説している

化粧品バルク製造および包装作業の
委受託製造のポイント

- 委受託製造は「下請け製造」ではない
  - ···下請け体質では「GMP製造」ができない
- 委託者と受託者の「役割」分担が必須

委託者
① 製品の品質を保証する
② 製造工程を確立する
　···原料，包装材料の決定を含む
③ 受託者を評価する
④ 受託者に技術移転する
⑤ 受託者に必要情報を提供する
⑥ 受託者の製造を評価し，監査する

受託者
① 製造を保証する
② 製造に必要な人材を確保する
③ GMPを遵守する
④ 製造の結果を見せることができる
⑤ 委託者の評価および監査を受け入れる

- GMP体制は両者で確立する
- 委託者－受託者間の信頼関係構築が必須
- 品質保証，技術移転，変更管理，逸脱処理に関する共通認識を育てる

図解　15.2

ので参照されたい。

15.2 委受託製造組立てと個々の課題

　委受託製造組立ての流れを**図解15.3**に整理した。化粧品製造販売業者は，委託先（製造受託業者）を選定し，「製造受託業者の設備・GMPの状況・コンプライアンス等の評価→当該製品に関する情報の開示と秘密保持契約→受託業者の技術等確認→委受託契約書締結→技術移管→製造開始→委託者による受託者への監査」と進めていくのが一般的である。これらを混同したり，順序を違えたりすると製造開始後に重要な要素が抜けていたり，お互いの役割に食い違いが生じたりすることになる。

　簡単な業務の委受託製造なら，図解15.3の各項目を簡単に済ませることができる。しかし，新技術を駆使する業務の委受託，新たな業務の委受託，大きな仕事の委受託には図解15.3の各項目に時間をかけ，責任体制を明確にして委受託製造を組み立てていく。

　なお，製造開始後の委託者による受託者監視を「モニタリング」と呼ぶことが多くなった。モニタリングとは「監視，観察」の意味だが，今後このモニタリング力の向上が委託者に求められる。

図解　15.3

①契約前の受託者評価

委託者が，受託者の選定をするとき，受託者が該当する化粧品を受託製造するのに適しているかどうかを評価しなければならない。今までも製造を委託するときには受託者を何らかの形で評価していたと思う。化粧品GMPガイドラインは，今まで以上にGMPに重点を置いた評価を実施し，評価結果を残すことを求めている。委受託製造契約締結前の受託者評価のポイントを図解15.4-1に整理した。化粧品製造販売業者としての製造所の選定・評価のポイントは，契約価格，スケジュールに関心のあるところであるが，品質に関しては化粧品製造販売業者のGQP部門による選定基準とその評価が重要である。**図解15.4-2**に選定基準の例を示した。

「評価」をするには事前の準備が必要である。評価手順およびチェック項目を設定しておく。評価手順では，評価実施の責任体制および評価結果の使用方法を明確にしておく。チェック項目では，GMP遵守力，品質保証体制，従業員の評価を加えておく。そして行った評価の記録を残す。GMPの必須要件の1つは記録を残すことである。作成した受託者評価記録書は適切な方が照査し，QA（品質保証部）が承認する。この照査と承認がなされてはじめて「GMP記録文書」となる。

契約前の受託者評価

化粧品の委託製造を始めるときは，まず受託者を評価する

1) 手順を設定しておく
2) チェック項目を設定しておく
3) GMP遵守力評価を項目に加える
4) 評価記録を残す
5) 評価者の育成が重要

図解 15.4-1

化粧品製造所の4つの選定基準

1. 施設・設備
   ①製造設備 ②製造支援システム（製造用水・空調設備） ③試験検査設備 ④保管設備 ⑤環境対応設備（排水処理） ⑥安全，防災，防爆対応設備（対消防法等）
2. 製造技術
   製造委託元の製品を製造できる技術
3. GMP対応
   ①品質部門の適切な機能 ②製造に必要な品質システム ③「変更管理」，「逸脱管理」等を含む品質システム ④構造設備の適正な管理 ⑤従業員への教育訓練
4. 法令遵守
   ①製造業の許可・有効期間
   ②過去の行政査察における重大な指摘の有無
   ③法令遵守の姿勢（コンプライアンス）

図解 15.4-2

受託先企業の評価例を**図解15.5**に示した。新たな受託先と考えている企業3社（A社，B社，C社）を訪問し，GMPを中心として評価した結果を表にしたものである。この評価は紙面で行うこともある。判定項目および細目を定め，各細目を10点満点で採点している。細目の内容を理解し，細目の判定基準を持った上で受託者を評価するには，委託する製品の製造工程を熟知し，GMPも熟知する人が評価者とならねばならない。受託者という法人を評価するのであるから，肩書きが部長というだけで行えるはずがない。必要な知識を持ち，評価を行うための教育訓練を受けてこそ受託者評価を行える。

評価時の注意事項は，第16章の監査実施の注意事項と共通するところが多い。第16章を参照されたい。

受託先企業の評価例
10点満点

判定項目	細目	A社	B社	C社
GMP	現在のGMPレベル	7	5	3
	GMPの将来性	8	9	6
	過去の経験（査察受入れ数など）	7	9	2
文書システム	現在のGMP文書のレベル	6	4	3
	現在の記録書のレベル	7	8	4
	現在の手順書のレベル	6	5	6
製造設備	現有設備のGMPレベル	6	7	5
	設備の稼動状況（空き具合）	4	10	3
	設備増設の余地（空地の有無）	2	10	5
試験機器	現有の試験機器GMPレベル	8	6	7
	試験機器稼動状況（空き具合）	7	5	10
	試験機器の増設余地	8	7	7
従業員	製造対応力	8	8	6
	品質管理課対応力	7	8	6
	QA対応力	6	5	8
両社の関係	売買関係，契約関係，交流	4	2	6
財務状況	資本金，売上高，利益率	8	7	5
	得点合計	109	115	92

図解 15.5

②技術移管

委託製造開始時には「技術移管」をすることが求められる。技術移管の一般的な手順を**図解15.6**に示した。委受託契約書がすでに交わされている技術移管なら，まず契約の内容をお互いに確認する。それによって，参加者全員が業務範囲を理解する。次に「GMP」のすり合わせを行う。技術移管においては，品質に関する理解不一致が最も怖いので，時間をかけてすり合わせる。逸脱，失敗，変更といったGMP項目の解釈が一致していないことが多いので十分に話し合う。製造に必要な手順書は受託者が揃える。

移管項目の確認，必要書類のすり合わせを進める。製造に必要な情報（規格，製造手順等），委託者がほしい記録書，発生したらすぐに連絡してほしい項目（逸脱，失敗，規格外結果，変更）の記録書等をすり合わせる。また，両者間の連絡方法を決めるなど委受託契約の品質に関する取決め事項について確認しておくべきである。

技術移管の「記録」を必ず残す。会議を開催した時は議事録をとる。最後に，受託者の「技術移管受入れ承認」と委託者の「技術移管終了の確認」をもって技術移管を終了する。

技術移管手順

契約の内容確認
＊一般的には，契約書締結が先行する

↓

GMPすり合せ
＊「品質に関する理解」を一致させる
＊「GMP項目の定義」を一致させる
＊製造に必要な手順書を揃える

↓

移管項目確認
＊製造，試験，原料，包装材料等

↓

必要書類すり合せ
＊規格，製造手順，試験方法等
＊教育記録，洗浄方法，廃棄物処理法
＊逸脱処理，規格外結果処理
＊変更および変更管理手順
＊委託者⇔受託者の連絡方法　等

↓

製造開始へ　（試作を行う）

図解 15.6

技術移管における大事な文書は製品標準書である。製品標準書に記載する項目の一般例を図解15.7に示した。この文書を見れば当該化粧品の製造に係わる要件がわかり，製造を開始できるという文書である。製品標準書には，文書番号，バージョン番号，書式番号を付けておく。多くの場面で製品標準書を引用するので，文書番号等が決まっていると大変便利である。

製品標準書中の原料および包装材料には，規格や試験方法ばかりでなく供給業者も記載しておくことを勧める。同じ品質規格の原料であっても，供給業者が異なると化学的性質ばかりでなく物理的性質（粒度分布，粘度，溶解性等）が微妙に異なる。期待する製品を製造するには供給業者の指定が必須である。

製品標準書中の製造に関する記載には，製造工程，製造方法，製造装置，製造手順まで記載しておく。製造スキーム（製造工程の簡単な記載）を示すだけの簡単な記載では製造を移管することはできない。

③**製造開始後の受託者評価**

委託製造開始後，委託者は定期的に受託者の評価を行う。下記の監査と同時に行ってもよいが，文書を見るのに時間がかかるので，必要な記録書等を手元に送ってもらって時間をかけて行うことが望ましい。評価のポイントを図解15.8に示した。

GMPではすべてのことが記録されているので，受託者の評価を記録書等で行うことができる。製造記録書をはじめとする記録書をすべて照査することは不可能なので，適切に抽出したバッチの記録書を見ればよい。逸脱，失敗，規格外結果が発生したときに，それらが適切に処理されていることを確認する。発生時に委託者側へ報告されていることを確認する。

困るのは「逸脱，失敗，異常がゼロ」のときである。1年間にわたってこれらの発生がなかったとは信じられない。GMPの基本気質である「性悪説」に従って，「うそをついている」と思って徹底的に記録書を見直さなければならない。

受託者を評価した記録を残す。その記録を受託者にフィードバックすることが望ましい。委託者が以上の評価を行うことによって，受託者の作成する記録書がより精密かつ正確になる。すなわちGMPのレベルアップを図ることができる。

化粧品製造の製品標準書

1) 商品名，製品名，社内管理コード番号
2) 文書番号，バージョン番号，書式番号
3) 作成者，照査者，承認者，改定者（日付つき）
4) 成分の名称，規格および配合量
5) 原料の規格，試験方法，供給業者
6) 使用方法および使用上の注意
7) 製造工程，製造方法，製造手順
8) 内容量，容器，包装形態，表示
9) 包装材料の規格，試験方法，供給業者
10) バルク製品および最終製品の規格と試験方法
11) バルク製品および最終製品の保管方法
12) 化粧品製造販売業者と化粧品製造業者との間の取決め

図解 15.7

製造開始後の受託者評価

委託製造開始後，定期的に受託者を評価する

1) **手順を設定しておく**
2) **記録書等にてGMP遵守状況を知る**
   ＜例＞ (1) 製造記録書，試験記録書を照査する
   (2) 規格外結果が出たバッチの処理状況
   (3) 逸脱，規格外結果の調査報告書
   (4) 製造および試験方法の変更
   (5) 製品の返品，苦情，回収のすべての状況
   (6) 是正処置の妥当性
   (7) 出荷許可判定の適切性
3) **評価記録を残す**
4) **評価者の育成が重要**

図解 15.8

④委受託契約書

委受託契約書の項目例を**図解15.9**に示した。委受託契約書には，一般的な契約書要件（委受託事項，輸送方法，秘密保持など）以外に，化粧品の製造委受託に特異的な要件を組み込む。

まず契約の範囲を明確にしておく。どの範囲を委受託するのかが決まらなければ契約はスタートしない。両者が十分に協議しなければならない項目である。責任の分担の項は多岐にわたる。GMP文書の作成，手順書の作成，標準品の作成といった製造開始前の項目から，キャリブレーションやメンテナンスといった製造開始前後の要件まで契約項目に加えておくことも考えられる。内容的にはGMP関連のことが多く，次のGMP項と整合するようにまとめる必要がある。遵守すべきGMPのレベルをはっきりと記載しておく。手順書と記録書があればよいレベルなのか，記録書の照査と承認が必要なレベルなのかを工程ごとに定めておく。

製造記録書および試験記録書の保管場所を定めておく。委託者がそれらを調査または評価したいと思うこともあろう。そのときのために，有効期限内の記録は，いつでも取り出せるように保管することを契約書に記載しておく。

汚染および間違い防止対策を定めておく。医薬品，農薬，毒物が化粧品に混入してはいけない。その可能性すらあってもならない。同一の敷地内や近隣の工場にまで気を配って汚染防止の項目を作り上げる。

「変更」を行う時は，計画段階で受託者から委託者に，または委託者から受託者に知らせること，逸脱（手順や基準値等からの乖離，正常でないできごと），失敗，規格外発生時の速やかな連絡を契約書に組込まなければならない。また，委託者に無断で業務を第3者に委譲または再委託することはできない。化粧品製造販売業者が承認（届出）を行っている製品なので化粧品製造業者が勝手に委託先製造所を変更すると違反となる。

委受託契約書における図解15.9の項目作成および検討を本社の事務部門のみで行ってはいけない。化粧品製造販売業者のGQP部門の者，または委託側のGMPの関係者，特にQAが関係することが必須である。

委受託契約書例 一般の契約書要件以外で

契約の範囲	＊原料，包装材料，製造，試験，輸送，技術移管等
責任の分担	＊GMP文書作成，手順書作成，教育，安全衛生管理 ＊工程・試験方法の改良，標準品の作成・管理 ＊キャリブレーション，メンテナンス
GMP	＊遵守すべきGMPレベル（具体的に記載） ＊作業に関するGMP評価と，製造場所のGMP監査，およびそれらの結果処置方法
記録保管	＊有効期限内の製造記録・試験記録は即取り出せる
製造環境	＊汚染防止，間違い防止 ＊医薬品，農薬，毒物等は同一工場内で製造しない
連絡	＊変更事項の事前連絡（変更管理） ＊逸脱，失敗，規格外発生時は12時間以内に連絡
その他	＊第3者への仕事委譲は禁止

図解　15.9

⑤受託者のGMP

受託者のGMPを**図解15.10**に示した。受託者は化粧品GMPを理解し，委託者に代わってガイドラインを遵守して化粧品を製造する。GMPは指図されて行えるものではない。自主的に身に付けて日々の製造作業に活かしていくものである。受託製造作業を行うのに必要な技能，経験，能力およびGMP力を有する従業員を揃えるのは受託製造業者の責任である。

製造記録や試験記録などの重要な記録書を「証拠」として保管し，一定期間いつでも取り出せるようにしておく。図解15.14に示した委託者の評価をいつでも受けられる状態にしておく。

工程，設備，試験，規格などの製品品質に関わる事項や契約上の要件を変更する時は，事前に委託者の承認を得てから実施する。第3者への仕事委譲は原則禁止である。契約上で認めていて，委託者の事前承認があるなら実施できるが。このときも第3者の実施内容が委託者にすべて即座に伝わるようにしておく。

⑥受託者の品質保証

品質保証というと，保証の対象を製品と思いがちだが，受託者の品質保証の対象は製品ではなく製造である。委託者に対して製造の品質を保証するのである（**図解15.11**）。製品の品質は委託者が保証しているので，受託者は保証できない。

製造を保証するとは，委託者との約束を守って製造を行ったことを示すことである。約束を守って製造したことを示すとは，図解15.11の意味である。バッチ記録書が，製造現場の戸棚に放り込まれた状態ではなく，しかるべき部屋にきっちりと保管されており，要求があれば，いつでも見せられる状態にある。取り出したバッチ記録書は，受託者の製造責任者によって照査され，品質責任者（一般的にはQA）によって承認されている状態を意味する。逸脱，失敗，規格外，変更等のできごとが受託者によって十分に調査され，再発が防止されている。自己監査および年次照査を行って，定期的な振り返り作業がなされている，という状態である。そして，いつでもGMP監査を受け入れることができるとしたら，委託者は安心して製造を任せられる。

受託者のGMP

- GMPガイドライン遵守
  - *GMPガイドラインを遵守して化粧品の製造および包装を行う
  - *汚染防止，間違い防止をする
  - *証拠（記録書類）を残す
  - *記録書類は，いつでも見せられる状態で保管する
- 委受託契約書を交わす
  - *GMP事項を詳細に記載する
  - *委託者の評価および監査を受ける
- 承認後に変更を実施する
  - *工程，設備，試験，規格の変更，契約要件の変更は，委託者の承認を得た後に実施する
- 第3者への業務の再委託
  - *委託者の事前承認を得る
  - *内容が委託者に伝わるようにする

図解 15.10

受託者は「製造」を保証する

受託者は
- 製品の品質を保証することはできない
- 「製造」を保証する
  ‥‥約束を守って製造を行ったことを示す

「約束を守って製造した」を示すとは
- バッチ記録書が見せられる状態にある
  └製造記録書および試験記録書
- バッチ記録書が照査され，承認されている
- （できごとの）十分な調査がなされている
- 自己監査，年次照査（振り返り）を実施している
- いつでもGMP監査を受け入れることができる

図解 15.11

図解15.12の「QAによる記録書承認チェック項目」表は，第10章（品質保証）の図解10.8と同じものであるが，製品出荷の前にQAの記録書チェックを十分に行ったという記録が製品の送り状に添付されていたら，委託者は安心である。この実施状況を定期的な訪問監査で確認できればさらに安心である。

QAによる記録書承認（案）

	実 施 内 容
意 味	記録書が「正当」であると認めること
承認内容	□手順書を遵守して作業を行い，記録した □作業者および監督者の資格が適格であった □確認者および照査者の資格が適格であった □データに改ざんはなかった □発生した逸脱，OOSが調査され，結果が承認されていた □関係者への連絡状況 □契約書，法令，ガイドライン，GMPが遵守された

図解　15.12

＜委託者が期待する理想の＞ 受託者の品質保証（筆者案）

①信頼できる・・・受託者の企業および人が信頼できる
②品質保証システムを有する
　＊QA（品質保証部）の役割が明確
　＊毎バッチの管理ができている
　＊逸脱，失敗，変更等のできごとへの対応ができる
③経営者の責任が明確　・・・・態度を表明している
④GMP遵守　・・・・文書，手順書，記録書で示せる
⑤自己点検，品質の年次照査を実施している
⑥「保証は顧客に向かってする」の姿勢がある

図解　15.13

委託者が期待する理想の「受託者の品質保証（筆者案）」を**図解15.13**にまとめた。受託者（企業および人）を信頼できなかったら，品質保証の話は始まらない。法令上で問題を起こしている，または悪いうわさが流れている企業は避けられるだろう。また，品質保証システムを有していることも必須である。QAの役割が明確で，製品ごとバッチの管理およびできごとへの対応が真摯にできていればよい。隠し事をしたり，悪いできごとの連絡を躊躇したりする企業体質は避けられる。最も表面に出てくるのが経営者の態度である。下請け体質なのか，責任ある体質なのかは経営者を見ればわかるであろう。得体の知れない感じの経営者（社長）のいる企業に化粧品製造を委託することはない。

図解15.13の④⑤は重要ではあるが当初から必須のものではない。委託者が受託者とともに時間をかけて取り組むものであろう。「保証は顧客に向かってする」という姿勢が出来上がった受託者は信頼される。これは下請け体質や独立心のない企業には示すことができない姿勢だと思う。

委託者が来るからと，前日に施設の大掃除と記録書の見直しを行っていては委託者の信頼は得られない。常日頃から文書および環境の整理整頓を心がけ，いつでも委託者の監査を受け入れられる状態であってほしい。図解15.13は理想とするものである。時間をかけてこの理想形の受託企業になることを勧める。

⑦委託者による評価および監査の受入れ

2005年のGQP省令施行以降，委託者による評価や監査が増加した。受託者は従来のその場限りの対応姿勢を改めて，独自の受入れ姿勢を持つことが必要である。受託者が委託者の評価および監査を受け入れるときの注意事項を**図解15.14**に示した。

委託者の評価者および監査者は専門化していくであろう。ならば受託者も，評価や監査受入れのプロを育てる必要がある。必要な経験年数，知識，性格を設定して，該当する人材を教育訓練するしかない。付け焼き刃は通用しない。手順書を作成して誰が行っても同じ受入れができるようにしておく。

直前の大掃除，直前の記録書整理は行わない。常に必要な記録書等がそろっている状態にしておく。改ざんをしたり，うそをついたりしないのは当然のことである。製造記録書に製造直後以外で追記するときは，追記者の名前と追記日を記入し，QAがその行為を承認する。さらに，逸脱処理および再発防止対策を練ってはじめて追記が許される。

委受託製造においては，受託者は委託者のパートナーである。上下関係でもなければ，まったく別個の関係者でもない。製品に権限を有していて製品の品質を保証する委託者と，製造を保証した製品を委託者に届ける受託者は役割を分担したパートナーである。

評価および監査の受入れ

- **評価や監査受入れのプロを育てよう**
  1. 経験年数 … 少なくとも監査関係の仕事経験2年は必要
  2. 知識 … GMP，製造，QC，法令，ガイドライン
  3. 性格 … 顧客とトラブルを起こしやすい性格の人は避ける
  4. 教育訓練を繰り返す

- **付け焼き刃は通用しない**
  * 手順書を作成して対応する
  * 直前の大掃除，直前の記録書整理を行わない
  * あいまいなことを言わない
  * 改ざんをしない
  * うそをつかない

- **受託者は委託者のパートナー**

図解　15.14

第16章 監査

化粧品製造販売業者および化粧品製造業者における
製造に関する監査

外部監査 …外部企業を監査する
- 原料供給業者の監査…･購入決定前と購入開始後に行う
- 受託製造業者のGMP監査
  （製造販売業者による製造業者監査を含む）
  …委受託計画時と受託製造開始後に行う

内部監査 …企業内部者が自社を監査する
- 内部GMP監査……一般的にはQAが行う
  （外部契約業者やコンサルタントに依頼して行う場合もある）
- 監査役による業務監査
- ISO担当者によるISO遵守状況監査

図解　16.1

16.1 化粧品製造における監査

　現代社会における企業にとって「監査」は必要不可欠なものである。監査役による業務監査も含めて、いかなる種類の監査も行っていない企業はまれであろう。化粧品製造業者にとっても監査は必須の作業であるが、その中の、GMPにおける「製造に関する監査」を図解16.1に整理した。化粧品GMPガイドラインは監査および内部監査を以下のように定義している。

『2.2　監査（audit）　品質に関する活動とそれに関連した結果が計画的な取り決めに合致するかどうか、あるいはこれらの取り決めが効果的に実施され、かつ目的を達成するのに適しているかどうかを判断するための体系的かつ独立した検査。

2.17　内部監査（internal audit）　社内の権限所有者によって行われる体系的かつ独立した検査。内部監査の目的は、このガイドラインの対象となっている活動とそれに関連した結果が計画的な取り決めに合致するかどうか、あるいはこれらの取り決めが効果的に実施され、かつ目的を達成するのに適しているかどうかを判断することである。』

　製造に関する監査は外部監査と内部監査（自己点検）に分けることができる。さらに、外部監査を原料供給業者の監査と化粧品受託製造業者のGMP監査に分けることができる。化粧品GMPガイドラインは、化粧品製造業者が原料供給業者を評価することを求めており（化粧品GMPガイドライン6.2）、その評価をするときの有力な手段が外部監査である。また委受託製造においては、受託製造業者をGMP監査することを義務づけている（化粧品GMPガイドライン12.3.1）。日本の法令では製造販売業者のGQP部門が品質管理（品質保証）業務として製造業者へ管理・監督することを定めている。

　製造所の内部監査は自らが従事している業務に係る点検を担当しない形で、例えば品質部門の担当者は製造部門の監査を、製造部門の担当者は品質部門の監査を実施する。

　化粧品GMPガイドラインの内部監査に関わる規定は以下のとおりである。

『16　内部監査
　16.1　原則
　　内部監査は、化粧品GMPの実施及び状況をモニターし、必要な場合は、是正措置を提案するように計画された手段である。
　16.2　取り組み方法

16.2.1 特別に指名された権限所有者が独立かつ詳細にわたる方法で，定期的又は要求に応じて内部監査を行うこと。
16.2.2 内部監査中に行ったすべての観察を評価し，担当の管理者と共有すること
16.3 追跡調査
　内部監査の追跡調査で是正措置の十分な完了および実施について確認すること。』

外部監査も内部監査も化粧品製造業者には不得手な業務に見受けられる。実施側および受入れ側がそれぞれの手順を確立し，よい関係を構築したうえで監査を実施したいものである。

本章では，監査実施側の立場になって監査を解説する。監査受入れ側なら，本章を参考にして監査受入れの体制および手順を確立すればよい。

16.2 外部監査

外部企業を監査する手法には，訪問監査，質問状監査（書類監査），一般情報監査の3種類があるが，ここでは化粧品原料または化粧品を供給する業者を直接訪問して行う訪問監査を取り上げて解説する。

供給業者監査のポイントを図解16.2にまとめた。GMPでは何事も手順書ありきである。監査に関する手順書を作成する。手順書は，図解16.2の内容および本章の内容を網羅させて作成すればよい。必要な資料および書式を準備する。供給業者監査に必要な資料および書式を図解16.3に示した。

必要な資料には，訪問する前に供給業者に出す質問状の書式および項目例，監査すべき項目の一覧，監査時のチェックリスト一覧，監査前ミーティングスライド（文書16.1，章末）がある。質問項目，監査項目，チェックリスト集は，全体を網羅する形で作成しておいて，監査のたびに必要な個所を抜き出せるようにしておけばよい。チェックリスト集の一例が化粧品業界団体から紹介されている。それを参考にして自社に合ったチェックリスト集を作成すればよい。監査前ミーティングスライドは後段で紹介する。

必要な書式には，監査報告書書式，監査実施依頼書書式，監査アジェンダ書式がある。書式を作成しておくと会社が作成する文書の形式が統一され，抜けのない文書が作成できる。監査報告書書式の案を文書16.2（章末）に示した。参照されたい。

供給業者監査のポイント

1) 手順書を作成して実施する
2) 必要な資料および書式を準備する
3) 監査者を養成する
4) 年間計画に従って実行する
5) 監査はチームで実施する・・・2人以上
6) チームは目的を確認し，着眼点を理解して臨む
7) 監査報告書を作成し，写しを供給業者に送る
8) 指摘事項のフォロー（モニタリング）を行う
9) 継続する

図解　16.2

監査に必要な資料および書式

【資料】
1) 質問状・・・監査実施前に供給業者に送付する
2) 監査項目一覧
3) 監査チェックリスト・・・監査の項目別に作成
4) 監査前ミーティングスライド　・・・文書16.1参照

【書式】
1) 監査報告書書式　・・・文書16.2参照
2) 監査実施依頼書書式
3) 監査アジェンダ書式

図解　16.3

監査は"知識と経験があり訓練を受けた人"が行う

- 製造, QC, GMP, 監査に関する知識と経験を有する人
- 監査の実地教育訓練を受けている人
- 指摘事項を指導できる知識と経験を持っている人

監査時の注意点

1. 交わしている契約の範囲内で監査を行う
2. 秘密事項に触れない
3. 見聞きしたことを他所に漏らさない
4. 見聞きしたことを自社にもち帰って使用しない
5. 指摘事項の実行にはコストが伴うことに留意する
6. 規制当局の査察者のつもりにならない
7. 自社のやり方を押し付けない
8. 設備投資を伴う指摘にはよく協議する

図解 16.4

監査の目的

1. 品質の安定した原料または化粧品を継続入手できることを確認する
    - * 品質保証体制（GMPを含む）
    - * 製造現場の状況   }から判断する
    - * 文書の管理状況
2. 前回訪問以降の変化を確認する
    - (1) 逸脱, 失敗, 規格外発生後の措置
    - (2) 変更および変更管理の実施状況
    - (3) その他・・・文書, 連絡体制等
3. 密な関係の維持, 発展
    - (1) 期待されている情報の提供
    - (2) 連絡体制の確認

図解 16.5

監査は他社を訪問して「評価」するのであるから，知識と経験があり，訓練を受けた人が行う必要がある。監査役，取締役，部長という肩書きで行えるものではない。図解16.4のような資格を有する人を養成しなければならない。監査担当者は，適切な知識と経験を有し，さらに監査用の教育訓練を受けた人であればよい。社内の適切な部署長（品質保証部長等）によって監査能力ありと認められた人を監査者に任命すればよい。社内の人材が育つまでは，外部のコンサルタントを利用するか，外部の機関に監査を依頼するのもよい。

監査時には，図解16.4の注意点を守らなければならない。契約の範囲内で行う，秘密事項に触れない，知りえたことを漏らさない，使用しない，コスト意識を持つ，規制当局の査察者のつもりにならない，自社のやり方を押し付けない，ことが重要である。監査は年間計画を立てて実行する。監査を行う側にとっても，監査を受け入れる側にとっても，監査は費用がかかる作業である。監査の専任部署がなくても，監査実施の計画を持ち，監査受入れ先に少なくとも3カ月前に最初の連絡をすべきであろう。

監査はチームで実施する。監査中にはいろいろなできごとが発生する。決して1人で実行してはいけない。2人以上のチームで行うことを勧める。

化粧品製造における監査の目的を確認しておこう（図解16.5）。第一の目的は，今後も品質の安定した原料または化粧品を継続入手できることの確認である。品質保証体制（QAの働きぶり），製造現場の整理整頓状況や汚染防止対策，手順書の管理状況等から製造および試験の状況を判断する。

訪問者は前回訪問時の報告書を十分に理解しておく必要がある。さらに，前回訪問後の逸脱，規格外，変更の交信記録を事前に熟知しておかねばならない。訪問して先方の報告書を見てはじめて逸脱の内容を知るような準備不足で訪問してはならない。今回の監査で特別に取り上げたい観点があるなら，その準備をし，監査受入れ先に事前に知らせておく。例えば，法令が変わったなら，新法令への対処状態を監査の目的に加える。

監査は，受入れ先を評価するばかりが目的ではない。両者の密な関係の維持とお互いの発展も目的の1つである。先方が期待している情報を提供し，相互の連絡体制の確認も監査の目的である。

監査時の着眼点を**図解16.6**に整理した。製造現場では，汚染防止，間違い防止，製造管理システムである。この３件に心配となる点がなければ，その製造現場は今後も同じ品質の原料または化粧品を供給してくれると考える。試験関係では，分析機器の管理，サンプルの管理，生データの取扱いが十分であれば，その試験室から今後も信頼できる試験結果を提出してくれると考える。

記録書で重要なことは完全性である。必要なことがすべて記録され，適切な責任者による照査および承認がなされていれば，その記録書は信頼できる。記録書がまったく汚れておらず，確認もせずに判が押されている記録書は見ればわかる。詳細に記録内容を見ていけば数字の食い違いが見つかるであろう。

逸脱，失敗，規格外，変更は日々の作業の中で，すでに監査実施側と受入れ側で連絡しあっている。監査時には，すべてが連絡され，その記録が管理されていることを確認すればよい。まれに訪問先で責任技術者が異動で変更されていたり，届け出ていた場所が変更になっていたりすることがある。行政への届出や承認事項等との整合性は必ず確認することはいうまでもない。

筆者が思う「監査時に気をつけること」を**図解16.7**にまとめた。監査は長くて２日，一般的には１日か1.5日である。それも二手に分かれて監査ができることは少ない。１日や２日で見ることができるのは全体の10％程度であろう。よほどのベテラン監査者なら20％見ることができるだろうが。残りの部分は類推して全体像を把握するしかない。

どの化粧品製造販売会社，化粧品製造会社も監査用チェックリストを持っている。しかし実際の監査では，現場でチェックリストを何度も見直せるわけがない。チェックリストとは覚えておくものである。

現場を見るにも，文書を見るにも，まず全体を見て監査の作戦を立てねばならない。目的に合った監査は，作戦があってはじめて可能である。

先方と議論をする。一方的に聞いたり，単に説明を求めたりするだけでは先方の様子を把握することはできない。議論をし，先方の状態を多く聞きだしてはじめて先方の様子を想像することができる。

「自信がないことは話さない」と「先方の期待する情報を話す」は矛盾するようだが，両者を使い分けることでお互いの信頼感が増すと思う。監査を行うとは双方が品質を向上させようとする意識を持つことが大事である。

監査の着眼点

1. 製造現場
   - (1) 汚染防止
   - (2) 間違い防止
   - (3) 製造管理システム
2. 試験
   - (1) 分析機器の管理（キャリブレーション）
   - (2) サンプルの管理
   - (3) 生データの取扱い
3. 記録書
   - (1) すべてのこと（5W1H）が記載されている
   - (2) 照査と承認の体制
   - (3) 逸脱，失敗，規格外，変更の記録管理

図解　16.6

監査時は， …強調しておきたいこと

1) １日監査では5〜10％しか見ることができない　残りの90％以上は「類推」する
2) チェックリストは覚えておく，現場で見る時間はない
3) 現場も文書も最初に全体を見る，そして作戦を立て，くまなく歩く，くまなく見る
4) 議論をする，突っ込む，しかし 突っ込みすぎない
5) 手順書の有無を聞く，後でその手順書を見る
6) 指摘するべきことを見逃さない
7) ものには手を触れない
8) 自信がないことは話さない
9) 先方はこちらの情報を期待している，可能な限り話す

図解　16.7

監査の全体の流れ

1) 供給業者に監査受入れを打診する →受入れを確認する
2) 監査の日程を打ち合わせる →決定する
3) 監査チームを決定する
4) 質問状を送付する（書式に従う）→回答を得る
5) 監査日のアジェンダを送付する
6) 監査チームで、監査前のミーティングを行う
7) 監査を実施する …チェックリストを使用する
8) 監査報告書を作成する（書式に従う）
9) 監査報告書を供給業者に送付する
10) 指摘事項の処理（連絡、フォロー）をする

図解　16.8

監査当日の流れ

挨拶 → 現場監査 → 文書監査 → 打合せ → 挨拶

- 最初の挨拶（導入ミーティング）
  1. 監査受入れに対するお礼を述べる
  2. 今回監査の目的および範囲を述べる
  3. メンバー紹介と各メンバーの資格および役割を説明する
  4. 必要により相互の「プレゼンテーション」を行う
  5. 日程、時間割を確認する
- 現場監査
  1. 過去のいきさつや過去の記録を十分に認識して行う
  2. 「状況確認」が主目的であることを認識する
  3. お互いの秘密事項には触れない
  4. 必要なら議論をする
- 文書監査
  1. 記録書の照査と承認の状況を見る
  2. 逸脱、失敗、変更、規格外、苦情の処理状況を確認する
  3. 手順書の改訂、文書管理の状況を見る
  4. GMP事項について議論をする
- 監査チーム内打合せ
  1. 気がついたこと、観察事項を整理する
  2. 終了ミーティングの内容を打ち合わせる
- 最後の挨拶（終了ミーティング）
  1. お礼を述べる
  2. 結論を述べる（目的を達したかどうか等）
  3. 観察事項を口頭で述べる
  4. 必要なら質問を受け、議論をする
  5. メンバーに意見を求める
  6. 監査報告および指摘事項への回答、その後のスケジュール、相互の連絡者を確認する

図解　16.9

供給業者への監査受入れ打診から始まる監査の全体の流れを**図解16.8**に示した。どの供給業者を監査するかは、長期の計画に基づいた本年度計画に従って決定することはいうまでもない。打診は、監査日の3カ月前が妥当であろう。

1カ月前に監査チームを決定し、リーダーが今回の監査に関係する質問状を供給業者に送付する。質問状を参考にして、監査日のアジェンダを作成し、供給業者に送付する。約10日前に監査前のミーティングを行う。ミーティングは「監査前ミーティングスライド」をもとに行うことを勧める。監査前ミーティングスライドの例を文書16.1に紹介した。このようなスライドを用いてミーティングを行えば、監査の質が安定し、抜けのない監査が実施できる。

監査報告書は監査報告書書式を使用して作成する。リーダーが他の監査者の結果を含めて報告書を作成する。報告書を社内の関係部署および供給業者に送付するが、監査報告書は機密文書であり、取扱いに気をつける。リーダーが中心となって、指摘事項の処理をして監査を終える。

供給業者の監査は、半年近くに及ぶ時間と多大な費用をかける作業である。全体計画を持ち、適切な組織力で実行しなければならない。

一般的な監査当日の流れを**図解16.9**に示した。挨拶で始まって挨拶で終わる。冒頭の挨拶は大変重要である。何の準備もせずに出席者のトップが部長だからといって月並みな挨拶で済ませてはならない。監査のリーダーが監査を主導するとは限らない。チームの紹介および訪問の目的、自社の置かれている環境等をプレゼンテーションするのがベストであると考える。監査を受け入れる方は何らかの新しい情報を期待している。監査側の真剣さを表現すべきである。

普通は現場監査（製造現場訪問）から始まり、文書監査と進んでいく。監査を主導する人は過去のいきさつを十分に認識して監査を行う。必要なら製造現場内でまたは文書を見ながら議論をする。

ミーティングで有効な議論をするには、それまでの雰囲気作りが重要である。単にうなずくだけで現場監査や文書監査を行ってきたのに、ミーティングで急に厳しい指摘をしたのでは相手が面食らってしまい、よい監査が行えない。現場監査で動いているうちの友好的議論が必須である。

文書監査は時間がかかる。できれば2カ所以上に分かれて効率よく行いたいものである。多くの監査課題を抱えているときには、事前に先方に連絡して2カ所以上での文書監査をお願いするとよい。

終了ミーティング開始の前に、監査チーム内で打合せを行う。終了ミーティングで話す内容、観察事項の整理が主な打合せ内容である。監査チームのリーダー

が中心となって打ち合わせる。

　最後の挨拶も重要である。決して「ありがとうございました」の一言で終わってはならない。先方はどのような結果を持って帰るのかという情報を期待している。

　監査は表敬訪問ではない。最初の挨拶も最後の挨拶も即興でできるものではない。初めて監査を実施するなら，何人かに事前に聞いてもらう模擬挨拶を行って挨拶の練習をすることを勧める。他社訪問のベテランであったとしても準備なしに挨拶をしてはいけない。監査者は会社の代表としての責任がある，監査者の行動が会社の顔になることを自覚する。

　ここまで実地に訪問する監査を中心に解説したが，書面監査（質問状監査）もあり簡単に説明する。実地の確認には監査側，被監査側双方のコストや人的負担が大きく，時間的に難しいなどやむを得ない場合は，条件を満たせば書面監査で製造所の適合性を確認する方法がある。**図解**16.10-1にその条件を示した。また書面監査の手順を**図解**16.10-2に示した。参考にするとよい。

実地の確認以外に行う，GMPの書面監査の条件（例）

1. 複数回の「実地のGMP監査」において対象製造所がGMP適合状況がおおむね良好であること
2. 監査実施者と被監査者の信頼関係が構築されていること
3. 製造所の設備・システムに大きな変更がないこと
4. 監査対象製品以外の製品等で品質に影響するような深刻な問題が発生していないこと

留意点：どのような状況であれば許容できるか事前に決めておくことが必要

図解　16.10-1

書面監査の手順（例）

- 書面確認シートの作成 ── 対象品の種類，特性を考慮して質問内容を設定
- 書面調査書送付 ── 書面監査実施連絡書
- 製造所による回答作成 ── 2週間程度
- 書面調査書の回答入手 ── 不明な点を製造業者へ確認する
- 回答内容の確認
- 評価結果の報告 ── 書面監査終了連絡書

図解　16.10-2

16.3 内部(GMP)監査

　化粧品製造業者内で行う内部(GMP)監査(自己点検)の手順を**図解16.11**に示した。外部監査とほぼ手順が同じであるので，簡単に示した。あらかじめ手順書を作成しておいて，定めた手順に従って実施する。そして決めた人が行う。一般的には，QAが行う。外部契約業者かコンサルタントに依頼して内部監査を行うこともある。外部に依頼して行うときには，QA自体の監査を行うことができる。内部監査を部署内の人が行っていれば，その監査を行う部署または人を監視する機能が備わらない。所属部署以外の人が監査するようにするが，数年に一度の間隔で，外部に監査を依頼するとよい。そして，監査は計画的に行い，監査中に受入れ部署と十分に議論をする。この議論が監査の効率を上げ，監査の効果を倍増させる。

　内部監査の威力は「GMPレベルの維持および向上」に現れると筆者は考える。GMPのレベルは放置すれば簡単に低下する。GMP推進の中心人物の異動，新人教育訓練の怠慢，組織内雰囲気の悪化等が原因して，組織のGMP力は簡単に低下し，再興には多大な時間と労力が必要である。一度獲得したGMPレベルを維持し，さらに向上させたいものであるが，その手段として内部監査は大変有効である。

　監査に向かう態度として筆者は下記(**図解16.12**)の視点で臨むようにしている。厳しい書き方と見えるがGMPは性悪説でできている。意図的であろうが，気がつかないで行った場合であろうが，その間違いや，修正や，削除などの原因がわからなければ企業の信頼性は失われてしまう。

内部(GMP)監査

- ◆手順書に従って実施する
- ◆決めた人が行う
  （QAまたはQAに依頼された人が行う）
- ◆計画に従って行う
- ◆議論をする
- ◆内部GMP監査でGMPのレベルを向上させる
  - ＊GMPのレベルは簡単に低下する
  - ＊内部監査でGMPのレベルを向上させることができる
- ◆QAを監査する人は誰？
  - ‥‥QAの監査は，外部に依頼するのがベター

図解　16.11

GMPは性悪説で考え対応しよう
「外部監査・内部監査(自己点検)において」

その文書に，その記録に，その実施に，その方法等に

1. 「①整合性，②一貫性，③真正性，④見読性，⑤保存性，⑥同時性等」の視点から，また，疑いを持った見方（懐疑的・批判的）でトレーサビリティーを追求する
2. いつ(When)，どこで(Where)，だれが(Who)，なにを(What)，なぜ(Why)，どのように(How)の5W1Hで質問・照査等をし，設定の根拠や証拠を求める

図解　16.12

第16章　監査

文書 16.1

訪問監査前ミーティングスライド例

---

① **訪問監査前ミーティングスライド**

監査チームはこのスライドを使用して監査前ミーティングを行う:

GMP Consulting, Inc.

---

② **監査の計画と準備**

- 契約書の内容を確認する
- 監査前の質問事項, 前回の監査報告書を確認する
- 前回監査以降のモニタリング結果を確認する
  - ＊フォローが必要な前回指摘事項
  - ＊是正・予防措置のその後（終了の有無）
  - ＊変更および変更管理
  - ＊原料および製品の品質規格
- 監査の目的, 範囲, レベルを確認する
- 監査メンバー各人の役割を確認する
- 監査へ向けた行動計画（旅程, ミーティング場所等）を確認する

---

③ **監査する項目**

- 以下の項目中から, 今回の監査で行う項目を選択する
- チェックする内容は「GMPチェックリスト」に従う

1) 従業員, 組織, 教育訓練, 安全衛生
2) 製造施設, 設備, 機器, 定期検査, キャリブレーション
3) 原料, 包装材料, 保管庫, 入手経路, 秤量, 工場内配送
4) 製造工程, 工程管理, 工程内試験, バッチ番号
5) 製品管理, 製品庫
6) QC, QC機器
7) 製造記録書, 試験記録書
8) 規格外品の取扱い, 最近の発生状況
9) 廃棄物の処理
10) 逸脱, 失敗, 異常の処理および措置
11) 苦情, 回収, 最近の発生状況
12) 変更および変更管理
13) 内部監査
14) 文書化, 文書管理, 照査, 承認

---

④ **監査リーダーの責任**

監査リーダーは次の責任を全うすること:

1) 監査スケジュールを立てる
2) 監査実施前に「質問状」を供給業者に送る
3) 供給業者にアジェンダを送付する
4) 監査メンバーとの監査前ミーティングを行う
5) 監査メンバーと供給業者監査の実施項目を確認する
6) 監査を実施する
7) 観察事項を整理し, 供給業者を評価する
8) 品質, 工程に影響する事項は1週間以内に処理する
9) 書式に従って監査報告書を書く
10) 観察事項への措置をモニタリングする

---

⑤ **観察事項の区分**

1) 重大(Critical)な観察事項とは, 製品または工程の品質に重大な影響を与える観察で, 不良結果につながる可能性のある管理の不在・欠落・逸脱の発見を指す
2) 重要(Major)な観察事項とは, 製品または工程の品質に影響を与える観察で, 不良結果につながる可能性のある管理の不在・欠落・逸脱の発見を指す
3) 軽微(Minor)な観察事項とは, 製品または工程の品質に影響を与えるかもしれない観察で, 改善すべき管理の不在・欠落・逸脱の発見を指す
4) 提案(Recomendation)とは, 製品または工程の品質に直接の影響はないが, 実行を勧めたい提案を指す

---

⑥ **監査プロセス**

監査は次の内容で実施する:

1) 挨拶（導入ミーティング）
2) 現場監査
3) 文書監査
4) 監査チーム内ミーティング
5) 挨拶（終了ミーティング）

⑦ 導入ミーティング

導入ミーティングは必ず行う：
1) 挨拶する
2) 今回監査の目的，範囲，レベルを述べる
3) 前回監査以降の是正措置を整理する
4) 監査前に行った質問事項および課題を整理する
5) 前回監査以降の変更を整理する
6) 今回特別に取上げたい事項を説明する
7) 日程，時間割を確認する

⑧ 現場監査

- 現場監査の目的は「現場の状況把握」
- 現場監査は監査の初期に行う（導入ミーティングの直後がよい）
- 監査者全員が参加する
- 製造と試験の現場をすべて回る
- チームの1人が中心となって質問をする
- 文書監査時の監査課題を発見する
- 時間をあまり割かない・・・1.5時間が適切

⑨ 文書監査

- 文書監査の目的は，
  1) 文書が揃っていることを確認する
  2) 文書および品質システムを評価する
  3) 手順通りに行われ，証拠となる十分な記録が残っていることを確認する
  4) 前回監査時の重要指摘事項をフォローする
  5) 現場監査時に発見したことを確認する
- 計画項目，監査チェックリストを中心に行う
- 時間配分を考えて行う

⑩ 監査チーム内ミーティング

- 監査チームのリーダーが監査チーム内の打合せ時間（15～20分）をお願いする
- 終了ミーティングの前に，監査チームは会合し，観察事項一覧を作成する
- 最終ミーティングの内容を打ち合わせる

⑪ 終了ミーティング

終了ミーティングは必ず行う：
1) 監査チームのリーダーがミーティングをリードする
2) まず，監査に時間を割いてくださったこと，および監査への協力に礼を述べる
3) 優れているところを褒める
4) 今回わかったことを整理して述べる
5) 観察事項のリストを口頭で述べ，個々の事項を担当監査者から説明する
   （書いたものは残さない，個々の区分分けもしない）
6) 監査報告および指摘事項への回答について打ち合わせる

⑫ 観察事項について

- 最終ミーティングで述べた観察事項は正式なものではない
- 個々の観察事項は，意味および効果が供給業者によく理解されるように，最終ミーティングで説明する・・・ときには時間をかけて議論をする
- 監査報告書では，観察事項を重大，重要，軽微，提案に区分して指摘事項とする
- 指摘事項は法令やガイドラインに従って判定する

⑬ 訪問監査報告書

1）監査チームのリーダーが監査報告書書式を用いて訪問監査報告書を作成する
2）監査チームのメンバーは自身の監査報告書を3日以内にリーダーに送る
3）指摘事項に関する回答書を30日以内に送るように供給業者に求める
4）回答書には是正措置とその実施計画を記載するように供給業者に求める
5）訪問監査報告書は機密文書であり，供給業者以外に提供してはいけない

⑭ 関係部署への連絡

- 監査チームのリーダーが監査報告書を関係部署に送る
  - ＊QA
  - ＊製造部門
  - ＊QC
  - ＊本社の関係部門・・・GQP関係者
  - ・・・必要な場合は口頭で報告する
- 重大および重要な指摘事項をそれらの関係部署の責任者に口頭で説明する・・・対面または電話
- 監査チームのリーダーが指摘事項のモニタリング体制を提案し，決定する

文書 16.2

ジーエムピー有限会社

訪 問 監 査 報 告 書（案）

<供給業者名>

<住所>　　　Tel: <012-345-6789>
　　　　　　Fax: <012-345-6789>
　　　　Web site: <www.xxx.com>

訪問監査日時
　　２０○○年○月○○日　○○：００－○○：００
　　　　　　　　○○日　○○：００－○○：００
　　（実質監査時間　○○時間）

場所
　　○○県○○市　　　　○○化粧品○○株式会社○○プラント

出席者

　　<供給業者>○○化粧品○○株式会社○○プラント
　　　氏名　　　肩書き　　　役割

　　監査チーム
　　　リーダー　　氏名　　　肩書き　　　役割
　　　製造担当　　氏名　　　肩書き　　　役割
　　　試験担当　　氏名　　　肩書き　　　役割

<注意>
1. 簡潔に記入する
2. 必要なら，監査の実施手順書を見る
3. 監査チェックリストを参考にする
4. 報告書全体で４～５ページが望ましい

<ページを変える>

書式番号　QA-23-456

ジーエムピー有限会社

1．監査結果

1．1　監査の背景

1.1.1

1.1.2

- 製品名／サービス
- 供給業者の情報（設立年，施設の情報，施設の大きさ，製造場所の大きさ，従業員数，交代勤務の有無，勤務時間，多目的施設等）
- 製品および供給業者に関する特記事項
- 監査のレベル・・・GMP遵守の必要有無，遵守すべき法令の有無，等
- 今回監査のポイント

1．2　監査結果の概要

1.2.1

1.2.2

- 監査全体の様子
- 前回監査時の指摘事項への対応，措置の終了有無
- 新たな変更と変更管理
- 指摘事項・・・重大，重要，軽微に分類して
- 提案事項

1．3　特記事項

1.3.1

1.3.2

- 本製品に関して特に記載する事項
- 監査に関して特に記載する事項

1．4　監査中に見た文書

- <文書名，文書番号，バージョン番号，有効期間>
- <文書名，文書番号，バージョン番号，有効期間>
- <文書名，文書番号，バージョン番号，有効期間>
- <文書名，文書番号，バージョン番号，有効期間>
- <文書名，文書番号，バージョン番号，有効期間>
- <文書名，文書番号，バージョン番号，有効期間>

書式番号　QA-23-456

ジーエムピー有限会社

2．指摘事項および提案事項の詳細

2．1　重大な指摘事項

2.1.1

2.1.2

2．2　重要な指摘事項

2.2.1

2.2.2

2．3　軽微な指摘事項

2.3.1

2.3.2

2．4　提案事項

2.4.1

2.4.2

<注意>
1. 指摘事項および提案事項に関して，事項別に簡潔に記入する
2. 参考となる法令番号またはガイドライン番号を記載する（可能なら）
3. 供給業者の対応状況を記載する（すでに知り得ているなら）
4. 提案については，その効果を予測する

書式番号　QA-23-456

第17章　苦情，回収，措置

図解 17.1

17.1 化粧品製造技術の向上のために

化粧品製造はいろいろな角度から監視されている。それは，化粧品製造技術の向上が期待されているからである（図解17.1）。市場にある製品に苦情（品質等情報に含む），回収，返品が発生すると再発防止のための措置の実施が求められる。製造中に発生した逸脱，失敗，規格外，異常にも再発防止のための措置の実施が求められる。内部監査や外部監査が実施されると現状の問題点が指摘されて，改善または措置が求められる。製造に関する自発的な改善も期待されている。必要な変更は実施しなければならない。完璧を期して化粧品製造を開始するが，100点満点の製造が最初からできるわけがない。化粧品製造技術は常に向上することが求められているのである。

図解17.1の項目のうち，外部監査および内部監査は第16章（監査）で，変更は第12章（変更と変更管理）で，逸脱，失敗，規格外，異常は第13章（逸脱，規格外）で解説した。本章では，苦情，回収，返品，および措置を取り上げて解説する。

なお，化粧品GMPガイドラインでは，「苦情および回収」の章を設けて，苦情および回収に関する原則，製品に関する苦情，製品の回収を規定している。

GQP省令の第三章　医薬部外品及び化粧品の品質管理の基準では，化粧品製造販売業者に「品質等に関する情報及び品質不良の処理に関する手順」に関する文書の作成を義務付けている。従来の「苦情」については「品質等情報」の１つとしてもう少し幅広く対応が求められるところである。品質等情報には，顧客からの苦情，行政からの品質情報・調査依頼等，学会からの品質に関する情報，マスコミからの品質に関する情報等があり，その原因調査依頼が化粧品製造業者に求められる形になっている。調査の方法は苦情と同じであるが急を要することが多い。場合によっては原材料メーカーへの問い合わせや自社の研究開発部門への分析依頼を行うことがあるので日ごろから製造記録，試験記録等にはトレーサビリティが取れているようにしておくことを勧める。

17.2 苦情

「苦情」は日常に使用する普通の用語だが，そのとらえ方が個人によって，または立場によって差があるように思う。例えば，製造を担当する社員と営業担当の社員では苦情のとらえ方が異なるときがある。苦情は，受入れ側のセンサーが鈍いと見逃す場合があるできごとなので，しっかりとした社内定義をしておくことを勧める。

化粧品GMPガイドライン2.9の苦情（complaint）の定義と筆者の定義案を図解17.2に示した。苦情の定義が，「"製品が定めた判定基準を満たしていない"と主張する外部情報」とするのでは概念不足だと思う。もっと範囲を広げて詳しく定義すべきであろう。

ちなみにGQPの「品質等情報」の定義は，"製品に係る品質等に関する情報であり，品質に関すると思われる苦情も含む幅広い情報であり，原料，容器，被包，表示等に係る品質も含む"とされており，使用者，医療機関，原材料業者，製造業者，海外における関連情報等製造販売業者で入手した品質等に関する情報である（参考：GQP事例集 Q11）。

筆者は，苦情の対象を製品の品質およびサービスに広げ，市場や顧客から寄せられる連絡すべてを苦情に含めるべきだと考える。文書，E-mail，インターネット自社ホームページへの書き込みは顧客が記入したものであるから明らかに苦情である。店頭または電話による苦情は，苦情受付時の記入者が自社社員なので，記入者の受け取り方で苦情の意味合いが異なることがあるが，明らかに苦情である。インターネット一般情報サイトへの書き込みやうわさを苦情ととらえるかどうかは意見が分かれるところであるが，一般消費財である化粧品では「うわさ」も苦情の1つととらえ，複数の担当者によるそれらのサイトのチェックを定期的に行うべきだと考える。

苦情は市場の声，顧客の声であり，不適個所の指摘や改良点の指摘をしている場合が多い。苦情を放置したり，あいまいな対応をしたりすると製品の回収または返品に至ることもある（図解17.3）。化粧品GMPガイドラインは苦情の原則として『14.1.1 この国際標準の適用範囲内の工場に伝達された欠陥製品に関するすべての苦情は，適宜照査，調査及び追跡を行うこと。14.1.3 委託業務の場合は，委託者及び受託者は苦情を管理する手続きに関して合意すること（12.1参照）。』と規定している。化粧品GMPガイドラインが求める苦情対応体制は，①責任体制の確立，②記録書の作成と保存，③再発防止（措置）の実行，④追跡調査の実施，の4件である。

苦情は企業の立場によって考え方および処理方法に差がある。化粧品製造販売業者と化粧品製造業者では

＜苦情の定義＞

- **化粧品GMPガイドラインの定義**
  「製品が定めた判定基準を満たしていない」と主張する外部情報

- **筆者の定義案**
  製品の品質およびサービスに関して市場や顧客から寄せられる連絡のすべてを「苦情」という

  対象例
  - 異物，異臭，変色等の状態変化
  - 使用違和感，不快感
  - 包装，梱包，表示の欠陥
  - 添付文書，製造文書の欠陥（逸脱）
  - 輸送時の欠陥
  - サービスへの不満
  - 安定性，安全性上の問題

  連絡方法例
  - 文書による連絡（記入者：顧客）
  - 口頭，電話連絡（記入者：自社社員）
  - E-mail（記入者：顧客）
  - インターネット自社HPへの記入
  - インターネット一般への書き込み

注）受入れ側のセンサーが鈍いと見逃す場合がある

図解 17.2

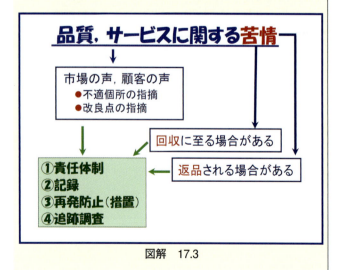

図解 17.3

苦情対応のポイント

「苦情」を定義	●苦情をわかりやすく明確に定義する（図解17.2の筆者案を勧める） ●「顧客のマイナス発言は苦情かも？」の概念を全員が持つ
責任者	●苦情対応責任者を決める 　…苦情対応体制および姿勢に責任を持つQAが適切 ●責任者は各苦情の対応をしない 　…対応部署の「責任ある対応」を見守る ●対応時には関連部署の協力を得る ●会社トップへの連絡を欠かさない ●最初の措置が重要
文書伝達と管理	●文書「苦情対応書」で伝達する ●シンプルな書式を作成しておく ●責任者，関係部署にすぐに伝える ●伝達と単なる回覧を区別する ●「苦情ファイル」を作成する 　…ファイルの管理部署を決める 　適切な文書保存期間を設定する 　（製品使用期限＋1年，出荷後3年の長いほうとする，が一般的）

化粧品製造業者の苦情対応書の項目例
① 苦情申出者の会社名および住所
② 苦情提出者の氏名，肩書き，電話番号，E-mailアドレス
③ 苦情（連絡）の内容
④ 化粧品の名称，バッチ番号
⑤ 苦情（連絡）を受けた日付
⑥ 最初に行った対応，対応した日付，担当者名
⑦ 実施したすべての追跡調査
⑧ 苦情申出者への返答，返答した日付
⑨ 化粧品のバッチに係る最終決定

図解　17.4-1

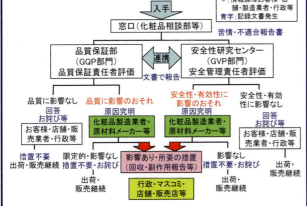

図解　17.4-2

苦情対応の姿勢が異なる。化粧品製造販売業者なら一般消費者および販売店が苦情申出者になり，化粧品製造業者なら化粧品製造販売業者が苦情申出者になる。しかし，製造業者といえども化粧品製造販売業者の苦情対応姿勢を知ったうえで自社の苦情対応姿勢を構築する必要がある。苦情対応の一般論を勉強することを勧める。

苦情対応のポイントを**図解17.4-1**にまとめた。また，化粧品製造販売業者からの品質等情報（苦情含む）処理と化粧品製造業者の関係を**図解17.4-2**に示す。図解17.2の筆者案のように苦情をわかりやすく明確に定義した上で，「顧客のマイナス発言は苦情かもしれない」という考えを社員全員に植え付ける。会社トップが折に触れて苦情対応の重要性に触れるのが効果的である。責任者を明確にして苦情対応の体制を整え，会社の姿勢を決めて実行する。品質に関する苦情なので，品質の責任部署であるQA（品質保証部）が苦情対応の責任者になるのが適切であると考える。このとき，責任者が苦情対応をするのではない。対応部署が責任ある対応をするのを見守るのが責任者である。決して独断で対応しようとせず，関連部署の協力を得ることも重要である。そして，会社トップへの報告・連絡・相談（ホウレンソウ）を欠かさない。対応の中でも最初の対応が最も重要であることを忘れてはならない。

苦情対応のもう1つのポイントに「伝達」がある。この伝達は必ず文書「苦情対応書」で行う。シンプルな書式を作成しておいて，迅速な伝達を行う。社内LANによる電子文書とハードコピーを巧みに利用した伝達体制を確立する。また，「伝達」と「回覧」を区別しておく。日本では，回覧者が責任を取らないことがしばしばある。上司に回覧したからといって伝達したことにならない。

すべての記録が含まれている苦情ファイルは決められた部署で決められた期間保管する。一般的には，製品使用期限＋1年間以上または出荷後3年以上の長い期間保管する。

化粧品製造業者の苦情対応書に必要な項目例を図17.4-1中に示した。これらの項目を記録した苦情対応書の書式を作成し，保管管理する。

苦情にはいろいろな起源があるので，すべての項目を埋めることは困難であろう。「可能な限り記入する」という形式にして，多くの苦情を取り込むことに主眼をおくことを勧める。

苦情対応の変遷＜一般論＞

- **不十分な対応**（～1970年代？）
  - ＊強気応対
  - ＊個別処理
  - ＊消費者の味方になる機関はあったが‥
- **苦情処理**（1980, 90年代）
  - ＊顧客が主役に
  - ＊情報公開が始まった
  - ＊消費者保護姿勢が鮮明になった
- ← インターネット時代が始まった
- **苦情対応**（2000年～）
  - ◆苦情対応のJIS規格制定（2005年）
  - ◆キーワード：公開, 応答, 客観, 機密保持
- **苦情保証？**（将来）
  - ◆苦情要因を製品設計時に読込む
  - ◆無限保証で会社の信用性を拡大
    攻めのアフターサービス
    （期限切れ製品で有害事象が発生しても対応？）

図解　17.5

JIS Q 10002 （ISO 10002）
「品質マネジメント －顧客満足－組織における苦情対応のための指針」
Quality management －Customer satisfaction－ Guidelines for complaints handling in organizations

JIS Q 10002 の内容
- 電子商取引を含む, あらゆる種類の商業活動又は非商業活動のための, 効率的かつ効果的な苦情対応プロセスの設計及び実施について指針を提供する。
- このプロセスを通じて苦情対応を行うことによって, 顧客満足が高まる。

- ■1998年 ISO/COPOLCO（国際標準化機構/消費者政策委員会）が消費者保護のための「苦情処理策」作成に動き出した。
- ■2000年 JIS Z 9920（苦情対応マネジメントシステムの指針）制定 ‥‥日本独自の規格
- ■2004年 ISO 10002 発行
- ■2005年 JIS Q 10002 制定（ISO10002の翻訳）, JIS Z 9920 廃止
- ■JIS Q 10002：2015（ISO 10002：2014年版）

JIS Q 10002「苦情対応」の5ステップ

ステップ	実施項目	内容
1	基本原則	・下記9つの基本原則を遵守することが望ましい ・公開性, アクセスの容易性, 応答性, 客観性, 料金, 機密保持 ・顧客重視のアプローチ, 説明責任, 継続的改善
2	苦情対応の枠組み	・組織のトップマネジメントのコミットメント ・トップマネジメントの方針 ・トップマネジメントの責任及び権限
3	計画及び設計	・組織は効果的かつ効率的な苦情対応プロセスを計画し, 設計する ・苦情対応の目標は測定可能で, 苦情対応の方針と整合している ・顧客満足の維持及び向上のため遂行する ・経営資源を投入する
4	苦情対応プロセスの実施	・コミュニケーションをとる ・苦情を受理する　・苦情を追跡する ・苦情受理を通知する　・苦情の初期評価 ・苦情の調査　・苦情への対応 ・決定事項の伝達　・苦情対応の終了
5	維持及び改善	・情報の収集　・苦情の分析及び評価 ・苦情対応プロセスに対する満足度 ・苦情対応プロセスの監視 ・苦情対応プロセスの監査 ・苦情対応プロセスのマネジメントレビュー ・継続的改善

図解　17.6

ここで, 参考までに苦情対応の一般論を解説しておこう（**図解17.5**）。日用品, 雑貨, 家電製品のような一般消費財の世界では, 苦情の概念および苦情に対する対応の仕方が過去数十年の間に大きく変化した。1970年代までは, 苦情の処理は必ずしも顧客第一の考えに基づいていなかったように思われる。苦情が発生すれば, 強気かつ個別の対応がなされた。消費者の味方をしてくれる機関が存在しても機能していなかったようだ。高度成長期（1955～1975年）が終焉した頃から苦情への対応に変化が見られた。顧客が主役となり, 情報公開が始まり, 消費者保護の姿勢が鮮明になってきた。しかし, それは「苦情処理」の時代であり, 製造会社や販売会社はやむを得ず苦情を処理していたと思う。

苦情への対応姿勢にインターネットが大きな影響を与えた。インターネットの普及により, 消費者が容易に情報を発信できるようになり, 苦情の発信および苦情への対応が変化した。2000年頃より, 苦情は処理するものではなく, 対応するものとなった。そして, 2005年に苦情対応のJIS規格が制定され, 新たな流れが確実なものになった。しかしまだ, 苦情に対する姿勢がすべて前向きなものになったわけではない。古い苦情処理姿勢も残っており, 昨今そのために痛手を被る企業がよくマスコミの報道に登場する。

2005年に制定されたJIS規格（苦情対応のための指針）を紹介しよう。JIS Q 10002の歴史および概要を**図解17.6**にまとめた。苦情対応に関する世界標準化は最近のことで, 10年あまり前の1998年のISO/COPOLCOの会合が最初である。日本は苦情対応に関する先進国で, 2000年には「苦情対応マネジメントシステムの指針」という日本独自の規格JIS Z 9920を制定しており, ISO（国際標準化機構）の苦情対応活動にも積極的に参加してきた。2004年に苦情対応のISO標準規格が発行され, それを翻訳して, 2005年にJIS Q 10002「品質マネジメント－顧客満足－組織における苦情対応のための指針」を制定した。同時に, 2000年に制定した独自のJIS Z 9920を廃止した。現在JIS Q 10002 2015（ISO 10002：2014）となっている。

JIS Q 10002は, 効果的かつ効率的な苦情対応プロセスの指針を提供するもので, あらゆる種類の製品およびサービスへの苦情に適用でき, 顧客満足度を高めることができる。もちろん化粧品にも適用できるであろう。「苦情対応」を5ステップで組み立てるなら図解17.6のように, 基本原則を確認する, 体制を作る, 計画し設計する, 苦情対応プロセスを実行する, 維持・改善, の5ステップで構成できる。

第17章 苦情，回収，措置

JIS Q 10002「苦情対応」の一部紹介

苦情対応の基本原則

① 公 開 性 …苦情申出方法，申出先を公開する
② 容 易 性 …苦情対応プロセスに容易にアクセスできる
③ 応 答 性 …受理，状況を苦情申出者に直ちに知らせる
④ 客 観 性 …公平・客観・偏見なしの態度で対応する
⑤ 料　　 金 …苦情申出者に料金を請求しない
⑥ 機密保持 …苦情申出者等の個人情報等を保護する
⑦ 顧客重視 …苦情の解決を約束する
⑧ 説明責任 …説明責任，説明・報告の体制を確立する
⑨ 継続的改善…苦情対応と継続的改善を組織の目的に入れる

苦情対応プロセス

① コミュニケーション…苦情申出が容易な状況を作り出しておく
　　　　　　　　　　　―どこに，どのように申出るのか
　　　　　　　　　　　―どのような内容が必要か
　　　　　　　　　　　―苦情対応の手順…受理～終了まで
　　　　　　　　　　　―苦情申出者の情報入手
② 受　　 理 …情報を整理，確認，識別し記録する
　　　　　　　―苦情及びそれに関連した証拠となるデータの記述
　　　　　　　―要求されている解決策
　　　　　　　―対応の期限
　　　　　　　―即座に取られた処置（もしあれば）
③ 追　　 跡 …苦情を受理した時点から，苦情申出者が満足するか，最終決定までのプロセス全体にわたって追跡できるようにする
④ 受理通知 …苦情申出者に郵便，電話，E-mail等で通知する
⑤ 初期評価 …重大性，安全性，複雑性，インパクト，即時措置の必要性と可能性等
⑥ 調　　 査 …苦情の深刻さ，頻度，重大性に比例して実施
⑦ 対　　 応 …問題の是正，発生予防，すぐ対応できない場合は，できるだけ早く効果的な解決につなげる
⑧ 伝　　 達 …申出者，関係者に伝える
⑨ 終　　 了 …申出者が受け入れれば終了
　　　　　　　　拒否すれば未解決状態へ……

維持及び改善

① 情報の収集…a 記録の識別，収集，分類，維持，保管及び廃棄の手順を規定
　　　　　　　b 記録の維持，電子媒体の記録は特に配慮する
　　　　　　　c 教育・訓練及び指導の種類に関する記録を残す
② 分析・評価…傾向をつかむ
③ 満 足 度 …苦情申出者の満足度を調査する
④ 監　　 視 …苦情対応プロセス，経営資源，記録を監視する
⑤ 監　　 査 …苦情対応プロセスを評価するため定期的に監査する
⑥ マネジメント・経営者によるレビュー
　　レビュー　―社内状況，周辺事項，対応状況を報告する
　　　　　　　―対応の明確性，妥当性，有効性，効率性を方針，周囲，法令の要求事項と対比させる
⑦ 継続的改善……・苦情対応に関する最善事例を探り，特定し，運用する
　　　　　　　　・組織内で顧客重視に向かうことを助長する
　　　　　　　　・苦情対応の技術革新を奨励する
　　　　　　　　・苦情対応で模範となるような行為を評価する

図解　17.7

次に，これらのステップのうちの，基本原則，対応プロセス，継続・改善の詳細を図解17.7に紹介して，苦情対応の5ステップを解説する。

苦情対応の基本原則は，公開性，容易性，応答性，客観性，料金，機密保持，顧客重視，説明責任，継続的改善である。1つひとつを見ていくと当たり前の項目である。これらの実行を企業内に浸透させていれば，新聞紙面をにぎわす製品販売上のトラブルや不正商品販売は激減するであろう。苦情対応が十分にできていれば企業の信用が増すことは容易に想像できる。

しかし，これらを企業に浸透させるのは容易なことではない。まず体制を作らなければならない。体制作りの最初に必要なことは，経営者（一般的には社長）が「顧客重視」と「品質重視」を中心とした方針を平易な表現で示すことである。業界によって苦情対応の方針が異なるので，画一的な方針は存在しないが，上の基本原則の項目で自社に必要な項目を方針に盛り込むとよい。社長方針ではなく本部長方針だったり，社是社訓にあるような堅苦しい表現だったりしたのでは社内に浸透しないであろう。

次に，全社の責任者を明確にしておく。飾りの，または職位が上位だからという理由の責任者選定は避けねばならない。苦情処理を担当したこともない役員を責任者にしたのでは，苦情対応から何も生まれてこないであろう。これら役員を含め，苦情対応の管理者および実際の対応者には教育訓練を施し，自身の仕事範囲，責任，権限を理解させる。そして，社員全員に苦情対応の体制，報告義務等を説明して，自社の苦情対応体制を浸透させる。苦情対応力を向上させるには対応技術を磨かねばならない。技術向上の教育訓練が必須である。

目標を定め，計画する。大目標を経営者が出して，各階層で小目標を設定する。GMP，ISO等の品質システム活動と連携を取って活動計画を立てる。このとき，現在の経営資源のレベルを考慮しなければならない。もしレベル不足なら，レベルアップの教育訓練を計画の中に組み込む。

実際の苦情対応プロセスでは，多くの手順を実施する。苦情が容易に申し出られるような状態を作り出しておくことが重要である。どこに，どのように，どのような内容を申し出るかが容易にわかる状態にしておく。苦情の受付書式が店頭，営業部，インターネットホームページ等で容易に得られるとよい。申し出が電話やFAXで行われた場合には，社員が申し出内容を受付書に記載する必要がある。社員に受付書の存在を徹底しておかなければならない。

苦情を受理すれば，社内で苦情の確認をした後，苦情対応網に乗せる。その後，受理通知，初期評価，調査，対応，伝達と進んでいく。原因究明・是正措置を行い

苦情に対する対応が終わる。できれば化粧品GMPガイドラインにはないが予防措置（是正措置・予防措置：CAPAという）を計画することを勧める。

苦情対応体制を継続し，必要なら体制の改善を行う。苦情対応記録の収集と分類から始まって，分析・評価，満足度調査，苦情対応体制の監視，経営者によるレビューを行う。そして，常に体制の改善を図る。改善の中には，苦情対応の革新がある。インターネット経由による苦情の申し出が増えると，苦情対応の方法も変化してくる。電子媒体での記録にはバックアップ・改ざん防止・アクセス権限等も最大限必要になる。常に対応技術の革新が必要である。

以上，JIS Q 10002に規定されている苦情対応体制の一部を紹介した。いささか詳細すぎるように思う。しかし，このJIS規格を参考にして化粧品製造業者としての苦情対応体制を組み立てればよい。すべてを取り入れる必要はなく，現時点で自社に必要と思われる項目を取り上げ，徐々に体制を整えていけばよい。

なお，日本の法令には「苦情」という単語が見当たらない。「品質等に関する情報」に苦情が含まれる。GQP省令（厚生労働省令第136号　医薬品，医薬部外品，化粧品及び再生医療等製品の品質管理の基準に関する省令）では第18条第1項第3号，第2項第3号および第4号に品質等に関する情報の処理手順が規定されている。内容を**図解17.8**にまとめた。化粧品製造販売業者は，品質に関する情報の処理に関する手順を有し，原因究明し，改善し，記録しなければならない。

医薬品医療機器等法は，医薬品，医薬部外品，化粧品，医療機器及び再生医療等製品の「品質，有効性，安全性の確保」，「保健衛生上の危害の発生及び拡大の防止」等を目的とした法律であり，法に従い省令，施行規則，通知，事務連絡でこれら目的に対する化粧品製造販売業者，化粧品製造業者の対応を求めている。その他の情報に対する対応は，例えばワシントン条約の規制対象品由来の成分の使用禁止は経済産業省，廃棄物等の対応については環境省などであり，行政から調査依頼などが求められるが，GQP/GMPの要件ではない。

化粧品製造販売業者の「品質等に関する情報」の処理に関する手順
…GQP省令第18条第1項第3号，第2項第3号，第4号より

第1項　手順に関する文書を作成しなければならない。
　三　品質等に関する情報及び品質不良等の処理に関する手順
第2項　手順書に基づき，次に掲げる業務を行わなければならない。
　三　製品に係る品質等に関する情報を得たときは，当該情報に係る事項による人の健康に与える影響に関する評価，原因の究明を行い，改善が必要な場合は所要の措置を講じ，その記録を作成すること。
　四　第三号の情報のうち安全確保措置に関する情報を「安全管理責任者」に遅滞なく文書で提供すること。

図解　17.8

17.3 回収，返品

GMPにおける回収と返品の意味を**図解17.9**に示した。化粧品GMPガイドラインは回収を以下のように定義している。『2.29 回収（recall）市場に出た製品のあるバッチを引き上げる会社の決定。』

また回収の原則として『14.1.2 製品を回収する決定を行った場合は，この国際標準の適用範囲内で回収を終了するための適切な措置を講じ，是正措置を行うこと。』と規定している。

一方，厚生労働省の通知，平成26年11月21日付薬食発1121第10号「医薬品・医療機器等の回収について」において回収を以下のように定義しており，こちらも参照されたい。

『「回収」とは，製造販売業者等がその製造販売をし，製造をし，又は承認を受けた医薬品・医療機器等を引き取ることをいう。「改修」及び「患者モニタリング」を含み，「在庫処理」及び「現品交換」を除く。また，化粧品製造販売業者等が新製品の発売に当たり，品質，有効性及び安全性に問題のない旧製品を引き上げる行為を除く』。

回収とは化粧品製造業者の都合で製品を顧客から引き戻すことであるが，「在庫処理」，「現品交換」，使用期限切れの製品を市場や顧客から受け入れることを回収に含めない。一方，返品とは顧客の都合で製品が化粧品製造業者に送り返されてくることである。回収および返品が発生したときの処理は似通っているので，本章では回収と返品を一緒にして解説する。

化粧品製造業者が化粧品の回収を行うときは，法令に定められた回収に関する事項を理解した上で化粧品製造販売業者と協力して実施する。医薬品医療機器等法，GVP省令，GQP省令に見られる化粧品の回収に関する規定を**図解17.10**にまとめた。インターネットホームページ「厚生労働省法令等データベースサービス」の機能を利用して，法令本文中の「化粧品　回収」を検索して得た結果である。

危害が発生すれば回収する等一般的なことが規定されている。化粧品以外にも，一般消費財のなかには回収を法令で義務づけた製品がある。化粧品は最も迅速かつ徹底的な回収が化粧品製造販売業者に求められる製品の1つである。

参考までに，回収された化粧品の件数を医薬品医療機器総合機構のホームページで調べてみると，2017年度（2017年4月～2018年3月）におけるクラスⅠの回収〈その製品の使用等が，重篤な健康被害または死亡の原因となり得る状況〉は0件，クラスⅡの回収〈その製品の使用等が，一時的なもしくは医学的に治癒可能な健康被害の原因となる可能性があるかまたは重篤な健康被害のおそれはまず考えられない状況〉は59件

GMPにおける回収と返品

回収：製造業者の都合で，製品を顧客から引き戻すこと（使用期限切れの製品を受け入れることを回収に含めない）

返品：顧客の都合で，製品が製造業者に送り返されてくること

図解　17.9

法令に定められた「化粧品の回収」 日本

● 「回収」・・・医薬品医療機器等法等の法令に多くの規定がある

＜医薬品医療機器等法＞
第六十八条の九＜危害の防止＞
1　製造販売業者は，医薬品，医薬部外品，化粧品，医療機器若しくは再生医療等製品の使用によって保健衛生上の危害が発生し，又は拡大するおそれがあることを知ったときは，これを防止するために廃棄，回収，販売の停止，情報の提供その他必要な措置を講じなければならない。
2　薬局，病院，化粧品販売業者等は，廃棄，回収等に協力する。

第六十八条の十二＜回収の報告＞
1　医薬品，医薬部外品，化粧品，医療機器，再生医療等製品を回収するとき，厚労省令で定めるところにより，回収に着手した旨及び回収の状況を厚生労働大臣に報告しなければならない。
（医薬品医療機器等法施行規則第228条の22＜回収報告＞ 回収を行う者の氏名，…回収に着手した年月日，方法，回収終了予定日等）

第七十条＜廃棄＞
1　厚生労働大臣又は都道府県知事は，各種理由で製品の廃棄，回収等を命ずることができる。

＜GVP省令＞　安全管理の基準
第八条＜安全管理情報の検討及びその結果に基づく安全確保措置の立案＞
第三種製造販売業者（化粧品製造業者等）は，必要があるときは，製品の廃棄，回収等の立案，報告，解析を安全管理責任者に行わせなければならない。

＜GQP省令＞　品質管理の基準
第二条＜定義＞
製造販売業者の品質管理業務の中に回収処理が含まれる。
第十八条＜品質管理業務の手順に関する文書＞
回収処理の手順書を作成しなければならない。

● 通知類にも化粧品の回収に関する記載および報告書様式がある
薬食発第1121第10号厚生労働省医薬食品局長通知「医薬品・医療機器等の回収について」
平成26年11月21日　改正平成30年2月8日薬生発0208第1号

● 「返品」・・・法令に規定はない

図解　17.10

(医薬品を含む全体数は171件)，クラスⅢの回収〈その製品の使用等が，健康被害の原因となるとはまず考えられない状況〉は21件(医薬品を含む全体数は31件)であった。2016年度(2016年4月～2017年3月)におけるクラスⅠの回収は0件，クラスⅡの回収は68件(医薬品を含む全体数は172件)，クラスⅢの回収は19件(医薬品を含む全体数は27件)であった。化粧品の健康被害が重篤になることはないが，2007年度の化粧品の回収(クラスⅡおよびクラスⅢ)件数をピークにその後はそんなに減少せず横ばいの状況である。製品の回収という事態はなくしたいものである。なお，2018年度(2018年4月～2019年3月)の回収件数は，クラスⅠは0件，クラスⅡは62件，クラスⅢは24件であった。やはり横ばいの状況が続いている。

化粧品の返品に関する規定は法令にない。「返品」は顧客が自発的に販売業者や製造業者に返すことなので，法令で規定する必要がないのであろう。ただし，厚生労働省から出されている通知類には，化粧品の返品に関する記載が数件ある。

化粧品GMPガイドラインに記載されている回収および返品の処理のポイントを**図解17.11**に示した。責任者の明確化，処理体制構築，報告と届出，回収品の隔離保管，定期的な照査を求めている。法令には規定されていないが，ガイドラインに従って，返品に関する定期的な照査が必要である。回収，返品に関して年に一度の見直し整理を行うとよい。

回収，返品ともに，化粧品製造販売業者にも化粧品製造業者にも顧客にも起こってほしくないことであるが，ときには発生する。回収および返品が発生すれば，**図解17.12**の流れに従って回収品または返品品を処理する。法令を遵守し，製造販売業者と連携して(取決めや契約書の内容に従って)処理を行う。処理はあらかじめ定めている回収，返品の責任者が中心となって複数部署が関与して行う。化粧品製造業者の回収業務は，市場等からの回収品の保管管理が主体である。何月何日，回収された製品の個数を把握し化粧品製造販売業者へ報告し，行政(地方庁)から求められる，①回収着手報告書，②回収の状況報告書，③回収終了報告書の作成に協力する。回収品の処分は行政の立会いなどがある。いずれも化粧品製造販売業者の指示に従わねばならない。

回収品や返品品を受取ったらまずラベル表示をして識別し，鍵のかかる場所に隔離保管する。間違って使用されるのを防止するためである。次に回収，返品の理由，保管や輸送の状況，品質チェックなどの調査を実施し，回収品，返品品の処理方法を決定する。処理方法には廃棄処分，再加工があるが，それらの手順書に従って処分する。他用途に転用するという処理方法もあるが，このときは回収品，返品品が経てきた状況

回収，返品処理のポイント

- 責任者を明確にしておく
- 回収，返品処理の体制を構築しておく
- 製品の安全性に係わる回収，返品は規制当局に届け出る
- 回収，返品された製品は隔離保管する
- 回収，返品に関する定期的な照査を実施する

図解　17.11

化粧品製造業者の回収，返品処理

- ◆法令に従って回収，返品処理を行う
- ◆化粧品製造販売業者との連携が重要
  (取決め事項，契約書内容に従う)
- ◆回収，返品責任者が中心となって処理する
  (一般的にはQA部門が担当する)
- ◆回収品，返品品を処理する

識別表示(ラベル) → 隔離保管
↓
調　査

①回収，返品の原因を究明する
②保管・輸送状態，容器，梱包，表示などを調査する
③製品の安全性，安定性，品質，純度などを調査する
④調査をしなかった場合はその理由と責任者を明記する
⑤回収品，返品品の解析結果をまとめて，次製品の開発に役立てる

↓
処理方法決定 → 廃棄処分　手順書「廃棄処分」に従う
　　　　　　 → 再加工　　手順書「再加工」に従う
　　　　　　 → 再処理　　手順書「再処理」に従う
　　　　　　 → 時には規制当局へ連絡

- ◆改善措置
- ◆記録書作成，保管
- ◆報告(会社トップ，製造販売業者，顧客に報告する)

図解　17.12

(温度経過や取扱われ方)を十分に調査した上で慎重に決定する。

原因究明は徹底的に行う。しかしどうしても原因がわからないときがある。そのときは継続究明とし，「Wanted(指名配慮)」として関係者全員に知らせておくことを勧める。原因が究明できれば改善措置を講じる。回収の事例を参考にリスク分析し原因究明と予防措置につなげるよう生かすべきである。

回収という重大な問題の背景には小さな問題がひそんでいる。ハインリッヒの法則をもとに考えると良い（**図解17.13-1**，**図解17.13-2**）。回収品，返品品を単に処分してしまうのはもったいない。回収品，返品品を「情報源」と捉えて，得られた知識を次製品の開発につなげていくとよい。製品の梱包，包装に関することばかりでなく，製品品質に関しても社内では得ることができない情報をもたらしてくれる。このとき，経営者の姿勢が重要である。経営者がリーダシップを取ってこそ，回収品や返品品から得た知識が生きる。

以上の内容の記録書を作成し保管する。関係者への報告は必須である。報告は必ず文書で行い，報告したことを記録しておく。なお，処理の段階で規制当局への連絡が必要な場合がある。

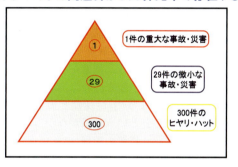

図解　17.13-1

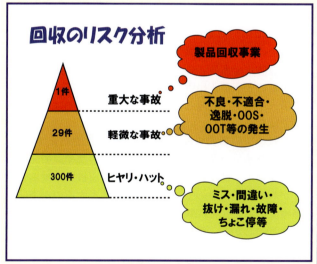

図解　17.13-2

17.4 措置

　国語辞典によると措置は「事務上の決まりをつけるために，必要な手続きを取ること」であり，対抗措置，軽減措置，経過措置，措置制度，租税特別措置法，措置入院などと使用するという。よく見聞きする単語であるが，措置には堅い印象を抱く。近年GMPの世界で「CAPA」という単語をよく見かける。CAPAとはCorrective Action（是正措置）とPreventive Action（予防措置）の頭文字を取った略語である。措置の一般論を**図解17.14**にまとめた。

　GMPでは，好ましくないことが発生しないようにすることを措置といっており，国語辞書の措置と少し意味が異なる。この原因は，英語のactionを措置と訳し，to deal withを処理と訳したことにあるようだ。逸脱，失敗，異常，回収，返品，苦情，監査には措置が必ずついてくる。措置は重要な行為なのに，今まで軽く見てきたように思う。措置が有効でなかったら，逸脱発生原因の調査も，監査時の指摘事項への改善立案も無駄になってしまうのに，「ひとまず措置を実施しておけば当分安心」という意識がなかっただろうか。措置には「結果確認＝措置の管理（フォロー）」も含まれ，措置の実施後も十分に管理しなければ意味がない。できごとの重大性にもよるが，措置実施には綿密な計画と有効性評価が必要なのである。

　GMP上の措置には是正措置と予防措置の2種類がある（**図解17.15**）。是正措置は再発防止のことで，予防措置は未然防止のことである。すでに発生してしまったことを二度と発生しないように対策を講じるのが再発防止である。このとき，発生している現象を処理することを是正措置とはいわない。例えば，火災時の消火活動や，故障した設備の緊急継続稼動は是正措置ではない。

　他社の欠陥事例を聞いて自社での発生を防止する，1つのラインで発生したできごとを他のラインで発生させないようにする，発生すると大きな被害を被ることがわかっているので発生を未然に防止するのが予防措置である。化粧品製造では予防措置が望ましい措置である。しかし，管理者は，是正措置は認めるが予防措置を避けたがる。それは，予防措置には現在必要でない費用が今発生するためである。予防措置の費用は是正措置に要する費用よりはるかに少額で済むことが多い。予防措置を好む管理者を育てたいものである。

　「原料の入荷順序を見誤って先入れ先出しのルールを守れなかった」という逸脱なら，原因究明には時間がかかるが措置は容易である。「工場内を運搬中に製品を落下させた」という失敗なら，再発防止の対策立案に手こずるだろうが措置は容易である。逸脱，失敗，異常，回収，返品，苦情，監査に伴う措置の大半は実

「措置（CAPA）」　一般論

措置
- 好ましくないことが発生しないようにすること
- 逸脱，失敗，異常，回収，返品，苦情，監査には「措置」が必要
- 被害の後処理を措置といわない
  （例）設備が故障して不合格製品が発生した
    ＊設備故障の再発を防止するのが措置（action）
    ＊不合格製品を廃棄するのは処理（to deal with）
  注：措置はactionの日本語訳である
    国語辞書にある措置「必要な手続きを取ること」と，GMPの措置は意味が少し異なる

- ■「措置」を軽く見てはいけない
  措置が有効に完結しなかったら，調査も対策立案も無駄になる
- ■措置には「結果確認＝措置の管理（フォロー）」が必須
- ■今まで，措置は十分にフォローされてこなかったようだ
- ■措置実施には計画性と有効性評価が必要
- ■綿密かつ系統立てた計画に従って実行する

　　　　　図解　17.14

「措置（CAPA）」

種類

1）是正措置（Corrective Action）
- 再発防止策のこと
- 発生したできごとの原因を取り除く
  原因を除けないときは原因を回避してもよい
- 1つのラインの発生原因を取り除くが他の同様ラインはそのままの状態
- できごと除去（今起こっていることを除去する）は是正措置にならない
  ・・・ただの処理　＜例＞火災時の消火活動
- 措置の効果のフォローが必要

2）予防措置（Preventive Action）
- 未然防止策のこと
- 起こりそうなできごとに対して事前に手を打つ
- 潜在的な原因を取り除く
- 化粧品製造に望ましい措置
- 措置の効果のフォローが必要

- ■化粧品製造では是正措置より予防措置が望ましい
  ・・・リスクが発生してからでは遅いから
- ■しかし，管理者は予防措置を嫌う

　　　　　図解　17.15

「容易な措置」の実施手順（案）

- 実施決定　＊責任者が実施を決定する
- 実施　＊措置の内容を十分理解して実施する
　　　　＊有効性を評価する
- 実施内容を記録
- フォロー

「重大な措置」の実施手順（案）

- 実施決定　＊責任者が実施を決定する
- 実施計画
  ① 措置の内容を十分に理解する
  ② 製造，販売，薬事上の問題点整理
  ③ スケジュール立案・・・迅速に
  ④ 実施状況がチェックできるように考慮
- 実施プロトコール
  ① 実施項目
  ② スケジュール
  ③ 責任体制
  ④ 効果の判定基準
- 実施
- 実施内容を記録
  ① 経過も記録する
  ② 有効性を評価する
- フォロー

図解　17.16

措置のフォロー案

- 措置のフォローを一元管理する
  （各部署任せでは効果確認が十分にできない）
- QAがフォロー表を作成し，各部署に効果確認を促す
  （QAが効果確認するのではない）
- フォロー表をパソコン管理し，自動的に各部に警告が出るようにすればよい
- QAが措置のフォロー状況を年次報告する
  ・・・品質の年次照査報告書に含めるのがベスト

措置のフォロー表案

No	できごと	種類 管理番号	部署	フォロー 発生	1次	2次	承認
10-03	バルク中に黒色異物混入	逸脱－19-02-4	製造課	19-02-06	02-26 有効確認	—	02-27 承認／QA
10-04	委託元へ連絡遅れ	苦情－19-03	QA	19-02-12	02-14 先方了解	02-20 予防措置	02-21 承認／QA
10-05	製品ラベル貼付取り違え	回収－19-01	XY包装・QA	重大 19-03-02	04-02 継続		
10-06	サンプル落下	失敗－19-03-02	試験課	19-03-15	03-17 教育	—	03-18 承認／QA

図解　17.17

施が容易である。その有効性評価も見ればわかるものが多い。責任者が実施を決定し，内容を十分理解した上で措置を実施すればよい。しかし，どのように簡単な措置にも実施記録とその管理（フォロー）が必要である（**図解17.16**）。

一方，「製品検査時に間違いラベル貼付が見つかり，ロット全体を再包装した」，「製造後3カ月で異臭が発生した化粧品を製品回収した」といった製品の品質にかかわる重大なできごとが発生した後に行う措置は簡単ではない。詳細な措置の手順実施が必要である。重大な措置の実施手順を図解17.16中に示した。実施計画を立て，プロトコールを作成する。実施項目，スケジュール，措置実施の責任体制，効果の判定基準をプロトコールに定めておく。プロトコール通りに実施する。実施者の判断で内容を途中変更してはいけない。もし措置の内容を変更するときは責任者に報告し，必要なときは変更管理を実施する。そして実施内容の記録を残しておく。実施内容が単純なものでないときは経過も記録する。措置の有効性を評価し，記録書に結果を残す。

措置にはフォローが必須であるが，そのフォローの実施方法案を**図解17.17**に示した。フォローを各部署任せにしたのでは十分なフォローができない。フォロー状況を一元管理し，終了していない措置には警告が発せられるシステムが必要である。図解17.16のようなフォロー表をQA（品質保証部）が作成し，社内LAN（イントラネット）または文書で定期的に措置の実施状況を連絡するシステムを推薦する。フォロー表はパソコン管理し，自動的に各部に連絡が行くシステムが望ましい。

フォロー表には，逸脱，失敗，異常，回収，返品，苦情，監査に伴う措置をすべて登録すればよい。措置の実施状況および効果確認結果を計画的または定期的にフォローする。効果の判断は各部署の責任者が実施する。QAは，実施したことを確認してフォロー結果を承認すればよい。措置の中には，是正措置から出発して予防措置に発展するものもあるだろう。効果の結果を確認するのに数年を要する措置もあるだろう。あらゆる措置を一元管理することにより，組織内で発生しているできごとを全員が把握でき，組織の活性化と化粧品製造の向上につなぐことができる。

措置のフォロー状況をQAが年次報告するとよい。この年次報告を単独で行う必要はなく，品質の年次照査報告書に含ませて会社トップに報告すればよい。

第18章　コンピュータとセキュリティ

18.1 セキュリティとは

　一般的にセキュリティの意味は安全，防衛，保護で，その目的は財産を守ることである。企業においても，個人においても同じである。グローバル化してヒトやモノの往来が活発化し，コンピュータが発達して「セキュリティ」がますます重要になっている。化粧品製造における財産はヒト，モノ，情報である（図解18.1）。セキュリティを設定してヒト，モノ，情報を守らねばならない。

　化粧品GMPガイドラインには情報管理のセキュリティが断片的に取り上げられている。文書の保管，バックアップデータの保存，自動化システムへのアクセス，オンライン制御装置の点検に関する簡単な規定がある。現代社会においては，化粧品製造にもセキュリティの設定が必須であると考える。

セキュリティとは

- ◆セキュリティの意味は安全，防衛，保護で，その目的は「財産」を守ること
- ◆化粧品製造における財産にはヒト，モノ，情報がある
- ◆化粧品GMPガイドラインには「セキュリティ」が断片的に取り上げられている
    - 化粧品GMPガイドラインにおけるセキュリティ関連項目
        - ＊文書の原本を適切に保管する（17.5.3項）
        - ＊バックアップデータは安全場所に定期的に保存する（17.5.5項）
        - ＊自動化システムは許可された者がアクセスし使用する（5.8項）
        - ＊オンライン制御装置を定期的に点検する（7.3.5項）
        - ＊施設のセキュリティに関する規定はない
- ◆化粧品製造にもセキュリティの設定が必須であろう

図解　18.1

　化粧品製造におけるセキュリティは2つに分けることができる。有形財産を守るセキュリティと情報を守るセキュリティである（図解18.2）。

　有形の財産を守るセキュリティは昔から行われており，施設，設備，機器を盗難，破壊，火災等から守り，従業員を災難から守り，原料，包装材料，製品を盗難やいたずらから守ることである。具体的な手段は戸締り強化，守衛力強化，連絡体制の強化である。

　情報を守るとは，紙文書およびデジタル文書を盗難，火災，いたずら（変更，改ざん等）から守ることである。紙文書の管理は施設等の財産を守ることとよく似ている。しかし紙文書でもコピー等の方法で痕跡を残さずに内容の盗難にあうこともあるので，紙文書のセキュリティを施設等のセキュリティとは区別して設定したほうがよい。

　近年デジタル文書のセキュリティが重要になった。2000年頃なら「当社は重要な文書を紙に記録し保管しています」といってデジタル文書のセキュリティを逃れることができた。しかし，2010年頃からはそのような言い逃れはできなくなった。パソコンはどこの職場にもある。多くのパソコンはインターネットで外部とつながっている。コンピュータセキュリティが化粧品製造における最も重要なセキュリティになったといえる。

　以下で，コンピュータの管理および情報セキュリティについて解説する。

化粧品製造におけるセキュリティ

① **有形の財産を守る**
- ＊施設，設備，機器を盗難，破壊，火災等から守る
- ＊従業員を災難から守る
- ＊原料，包装材料，製品を盗難やいたずらから守る
    - ➡ 戸締り，守衛，連絡体制の強化

② **情報を守る**
- ＊紙文書（手順書，製造記録書等）を盗難，火災，いたずら（変更，改ざん等）から守る
- ＊デジタル文書をいたずら（盗難，変更，改ざん等）から守る
    - ➡ 両文書の管理，コンピュータの管理が重要

図解　18.2

18.2 化粧品製造とコンピュータ

コンピュータの概念は年々変化していると思う。概念の個人差も大きい。パソコン，タブレット端末，スマートフォン等の情報機器，化粧品製造に使用される自動制御システム，オンライン管理システム，デジタル文書化システムを「コンピュータ」と呼ぼう（**図解18.3**）。現在では，そのコンピュータはどこにでもある，誰でも使用している。コンピュータを使用していない化粧品製造業者などいない。

近年コンピュータの記憶容量が増え，故障が激減し，安全性が向上した。しかし，コンピュータほど危なっかしい機具は他にないのである。壊れる，容易に書き換えられる，ハードウエアもソフトウエアも世代交代する。コンピュータという機具を化粧品製造業者は管理しなければならない。

コンピュータの管理手順を**図解18.4**にまとめた。化粧品製造にはいつの間にか随所でコンピュータが使用されている。製造機器の内部で，記録書や文書の作成手段として，情報収集・検索の道具として，通信の手段として，コンピュータを幅広く活用している。コンピュータに無策では時代を乗り切れない。

まず「コンピュータを管理する」という会社方針を決め文書化する。次にコンピュータの全社責任者と各部署の管理者を決める。責任者とは自社のコンピュータの運営に関して責任を持つ人であり，管理者とはコンピュータへのアクセスを管理する人である。全社の責任者は一人でよいが，管理者は個々のコンピュータ，コンピュータシステム，または部署に一人ずつ選任する。IT部門をもっていれば全体の管理を任せる。この責任者や管理者は「実務レベル」で選任することを勧める。職務上の肩書にとらわれることなく，コンピュータに関する感覚が備わった方が適任である。若い人のほうがよいと思う。

コンピュータ管理の手順を決めておく。コンピュータ管理基準の設定である。自社におけるコンピュータの使用目的，管理方法，管理組織，使用規則等を定めておく。その中にセキュリティに関する基準を含め，セキュリティを設定する。教育訓練を行って，全員がコンピュータに関する最小限の知識を持つ。コンピュータは人類が作り出した歴史的な新技術である。このような技術に関する知識を企業が一朝一夕に獲得できるはずがない。根気よく教育訓練を行ってコンピュータ知識を全員が身につけるしかない。しかし，コンピュータに関する感覚には世代間格差があり，さらに部署間格差も存在する。

教育訓練を行いつつコンピュータの利用を推進する。

化粧品製造とコンピュータ

◆パソコン，タブレット端末，スマートフォン等，化粧品製造に使用される自動制御システム，オンライン管理システム，デジタル文書化システムを「コンピュータ」と呼ぼう
◆コンピュータはどこにでもある，誰でも使用している
◆コンピュータを使用していない化粧品製造業者はいない
◆コンピュータほど危なっかしい機具は他にない
　＊壊れる　‥‥保存したものが消える，自分で修理ができない
　＊書き換えられる‥‥改ざんが容易にできる
　＊ハードウエア，ソフトウエアが世代交代する
　　　　‥‥過去のものが使えなくなる
◆コンピュータの管理が必要

図解　18.3

コンピュータ管理の手順（案）

コンピュータに無策では時代を乗り切れない

1. 「コンピュータを管理する」という会社方針を決める
2. コンピュータの全社責任者と管理者を決める
3. コンピュータ管理の手順を決めて実行する
   - コンピュータ管理基準設定
   - セキュリティ設定
     ‥‥アクセス制限，改ざん禁止，記録管理，バックアップ等
4. 教育訓練を行う
5. コンピュータ利用を推進する
   - 製造および試験の自動化
   - 文書管理にパソコンを活用
   - 雑務はパソコンに任せる
6. IT専門家を育てる
   （必要ならコンピュータ業者の知恵を借りる）

図解　18.4

人よりコンピュータのほうが間違いが少ない。ゆえに，繰り返し作業，単純作業，記録作業，管理・連絡作業，および雑務には人よりコンピュータのほうが優れている。コストを考慮した上で，可能な限りコンピュータを利用するとよい。人はコンピュータの管理と結果の確認作業に力を注げばよい。

コンピュータの教育訓練案を**図解18.5**に示した。①設備や機器の機能を目的通りに発揮させるコンピュータの使い方を知る，②化粧品製造とコンピュータの関係を知るのが教育訓練の目的である。教育訓練の対象者は化粧品製造に直接／間接に関係するすべての人である。それほどコンピュータは会社業務に入り込んでいるといえる。しかし，他の事項の教育訓練と違って集合で教育訓練が行える部分はわずかであり，図解18.5の対象別に教育訓練の内容を準備しなければならない。

教育訓練の内容はコンピュータシステム（ハードウエアおよびソフトウエア），デジタルデータ，コンピュータ管理，GMP一般，コンピュータの導入時記録と初期化，逸脱処理（規格外結果を含む），変更管理，セキュリティと広範囲である。できるところから少しずつ実施していけばよい。

コンピュータの教育訓練（案）

目的
① 使い方（設備や機器の機能を目的通りに発揮させる方法）を知る
② 化粧品製造との関係を知る

対象
＊製造担当者，試験担当者
＊製造管理者，試験管理者
＊QA（品質保証関係者）
＊エンジニアリング関係者
＊事務，文書，生産管理関係者

内容
① コンピュータおよびシステムの操作方法
② データの重要性，データの管理
③ コンピュータに係わる制約，規制，安全管理
④ GMP基本事項，関連法令，社内規則
⑤ コンピュータの導入時記録と初期化
⑥ 逸脱処理（規格外結果を含む）
⑦ 変更管理
⑧ セキュリティ   等

図解　18.5

18.3 情報セキュリティ

現代社会においては，情報セキュリティは国にとっても，企業にとっても，個人にとっても重要なものである。規格，法令，通知が数多く出されている。そのなかから代表的なものを4例紹介する(**図解18.6**)。セキュリティ担当以外の方はこれらの内容を詳しく知る必要はないと思うが，これらの存在だけは知っておいてほしい。その存在を最も知ってほしいのはISO 27000シリーズである。情報セキュリティマネジメントシステムの国際標準規格で，日本語訳されてJIS規格(JIS Q 27000シリーズ)となっている。20件にのぼる規格からなる規格集団である。情報セキュリティのポリシー等を立案するときの参考となる。ISO 9000 (品質マネジメントシステム)シリーズと同様に認証登録制度があり，合格認定を受けることができる。

JIS Q 27000シリーズをもとにして，日本の経済産業省が情報セキュリティ管理基準(平成20年版)を発表し，日本における情報セキュリティの確立手順を示している。

平成22年(2010年)に厚生労働省が「コンピュータ化システム適正管理ガイドライン」という課長通知を発出している。医薬品および医薬部外品の製造販売業者および製造業者がコンピュータ化システム(自動化装置)のバリデーションを行うときの指針を示したものである。化粧品製造業者は通知の対象に入っていない。コンピュータのセキュリティに関する記載が含まれており，化粧品製造業者にも参考になる。

情報セキュリティに関する規格，法令，通知

数多くの規格，法令，通知があるが，代表4例を紹介する

① **ISO 27000 (JIS Q 27000) シリーズ**
  (情報セキュリティマネジメントシステム)
  * 27001(要求事項)，27002(実践のための規範)等 20件にのぼる規格からなる国際標準規格
  * 情報セキュリティ文書を作成するときの参考となる 27001 54ページ，27002 138ページ
  * 認証登録制度があり，合格認定を受けることができる
  * 認証を受けると顧客からの信用が増大する

② **情報セキュリティ管理基準(平成20年経済産業省告示第246号)**
  * JIS Q 27000シリーズをもとに専門家の知見を加えて作成されている
  * 情報セキュリティの確立手順を示している，A4-92ページ
  * あらゆる業種に適用できる

③ **コンピュータ化システム適正管理ガイドライン**
  (平成22年厚生労働省薬食監麻発第1021011号)
  * GMP省令が適用される製造販売業者または製造業者のコンピュータ化システムに適用するガイドライン(化粧品製造業者は入っていない)
  * コンピュータ化システムのバリデーションの実施指針
  * コンピュータのセキュリティを含んでいる

④ **医薬品等の承認又は許可等に係る申請等における電磁的記録及び電子署名の利用について**
  (平成17年 厚生労働省薬食発第0401022号)
  …通常ER/ES指針という
  * 医薬品，医薬部外品，化粧品および医療機器の承認または許可等に係る申請等におけるデジタル記録，電子署名に関する厚生労働省通知
  * セキュリティを保持する手順，変更記録，バックアップ機能の確立を求めている
  * 電磁的記録の管理方法を定めている

図解 18.6

平成17年（2005年）に厚生労働省が「医薬品等の承認又は許可等に係る申請等における電磁的記録および電子署名の利用について」という局長通知（ER/ES指針）を発出している（**図解18.7**）。この通知は，化粧品製造業者が厚生労働省にデジタル記録や文書を提出するときに従うべきものである。

ER/ES指針

平成17年4月1日「医薬品等の承認又は許可等に係る申請等に関する電磁的記録及び電子署名の利用について（薬食発第0401022）」（通常ER/ES指針という）

1. 目的
   医薬品，医薬部外品，化粧品及び医療機器の承認又は許可等並びに適合性認証機関の登録等に係る申請，届出又は報告等に関する資料及び原資料について，電磁的記録及び電子署名を利用する際の必要な要件を定めたものである。

3.1. 電磁的記録の管理方法
   …電磁的記録利用システムはコンピュータシステムバリデーションによりシステムの信頼性が確保されていることを前提とする。

【真正性・見読性・保存性】

図解 18.7

本通知に従い，電磁的記録および電子署名を利用する場合は，システムの信頼性を確保する必要がある。**図解18.8**に信頼性確保のための利用の要件を示した。コンピュータシステムバリデーションによりこれらの要件を満たすことで電磁的記録および電子署名の信頼性が得られる。コンピュータを利用する場合のセキュリティを保持する手順，変更記録，バックアップ機能の確立を求めており参考になる。

電磁的記録・電子署名の信頼性

電磁的記録（ER）利用の要件
1 真正性
  セキュリティー管理
  監査証跡（作成・変更・削除の責任の所在の明確化）
  バックアップ手順
2 見読性
  画面表示，紙への印刷，電子媒体へのコピー
3 保存性
  真正性及び見読性が確保
  確保された状態で保存

電子署名（ES）利用の要件
1 管理と運用の手順（文書化）
2 署名者の特定（他の誰にも再使用，再割当しない）
3 署名者の氏名，日時，意味（作成，確認，承認等）
4 電磁的記録とのリンク（他に電子署名の不正利用防止のための削除・コピー等できないようにする）

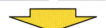

コンピュータシステムバリデーション（CSV）

図解 18.8

18.4 化粧品製造における文書と情報セキュリティ

化粧品製造では多くの文書（GMPの報告書，手順書，記録書，管理文書）を作成する（**図解18.9**）。これらの文書を手書きで作成してはならない。2000年以前なら許されたかもしれないが，コンピュータが普及し印刷文書が当たり前になった現在では手書き文書は許されない。手書き文書は容易に訂正や修正が可能で，文書のセキュリティ上望ましくないからである。ただし文書にデータ等を記入する場合は手書き記入が許される。手書きで記入するときは，十分なスペースに，行った都度，明瞭で，読みやすく，消えない方法で直接記入し，変更する場合は変更者・変更日と変更の理由を記録する。

文書には紙文書とデジタル文書があるので，紙文書セキュリティおよびデジタル文書セキュリティを設定する。両方の文書はお互いに関係しあっている。しかし一緒に管理することはできない。ゆえに別々のセキュリティを設定することを勧める。

①紙文書セキュリティ

化粧品製造関係の紙文書のセキュリティを**図解18.10**に示した。紙文書のセキュリティはGMP記録保管としてのセキュリティと改ざん防止という文書に対するセキュリティに分けることができる。

GMP文書保管としてのセキュリティでは，最初に文書の重要度分け（リスク分類）を行う。文書には多くの種類がある。重要なものを分別して，それらの保管庫を設ける。保管庫に重要な文書が入っていることを表示し，必要なものには鍵をかける。盗難，破壊，火災等から文書を守る手段を設定する。そして火災や自然災害が発生したときの持ち出し手順を設定する。

文書には改ざん防止のセキュリティが必須である。承認済みの印刷文書の改ざんを許してはいけない。ルールに従わない訂正および修正は改ざんにあたる。なお，訂正は間違ったところを直すことであり，修正はよくない点を直すことである。そして，改ざんは悪いことに利用する目的で文字を書きかえることである。訂正，修正，改ざんという単語の意味を明確にして使い分けることを勧める。

化粧品の製造現場で，データ記入前の記録書原本の文字が書きかえられている例を見かける。製造担当者が記録書原本の間違いに気がついて訂正したものだろうが，ルールに従わない印刷文字の訂正はたとえ「てにをは」であっても改ざんに相当する。承認済みの文書や記録書原本を訂正または修正するときのルールを作成し，訂正または修正後に改めて照査・承認作業を行わねばならない。

化粧品製造では

文書を数多く作成する

* GMPの報告書：製品標準書，変更文書，逸脱文書等
* 手順書：すべての作業に手順書を作成する
* 記録書：製造記録書，試験記録書等
* 管理文書：品質規格書，設備仕様書，文書リスト等

- 文書は手書きであってはならない
- 文書にデータ等を記入する場合は手書き記入が許される
- 十分なスペースに，行った都度，明瞭で，読みやすく，消えない方法で直接記入し，変更する場合は変更者・変更日と変更の理由を記録する
  以上，医薬品PIC/S GMPガイドライン 第4章（文書化）の4.6-4.9項を参照
- 紙文書には「紙文書セキュリティ」を設定する
- デジタル文書には「デジタル文書セキュリティ」を設定する

図解　18.9

化粧品製造関係の

紙文書セキュリティ

1. 有形財産のセキュリティを設定する
① 文書の重要度分けを行う
② 保管庫を設け，表示する
③ 盗難，破壊，火災等から守る手段を設定する
④ 有事の持ち出し手順を設定する

2. 改ざん防止のセキュリティを設定する
① 承認済みの印刷文書の改ざんを許さない（ルールに従わない訂正および修正は「改ざん」にあたる）

> 訂正：言葉や文字の間違ったところを直すこと
> 修正：意見，案文などのよくない点を直すこと
> 改ざん：悪いことに利用する目的で文字を書きかえること

② 記録書原本（データ記入前の記録書）上の文字の書きかえはルールに従う
③ 承認済みの文書や記録書原本を訂正または修正をするときは，改めて照査・承認作業を行う
④ 記録書原本（データ記入前の記録書）へのデータ手書き記入を許す
⑤ 手書き記入時の書き間違いは訂正ができる
⑥ 手書き記入の訂正はルールに従って行う

図解　18.10

図解18.9でも記したように，記録書原本へのデータ記入を手書きで行ってもよい。記入は，明瞭で，読みやすく，消えない方法で記入する。手書きで記入すると必ず間違いが発生する。「書き間違い」である。記入するのが人間である以上，書き間違いは避けられない。記入時の書き間違いは訂正することができる。訂正は「手書きの訂正ルール」に従って行う。手書きの訂正ルールに関しては，第9章図解9.5の「生データの訂正ルール」に従って行う。

②デジタル文書セキュリティ

化粧品製造関係のデジタル文書のセキュリティを図解18.11に示した。デジタル文書と紙文書の作成，照査，承認活動に差はない。紙文書といっても原本の作成はパソコンを使用して行うのである。文書の保管方法および外部との接続の有無の点で両者には差がある。この差が原因して，デジタル文書の保管，複製，転送が容易で便利な一方で，破壊，漏えい，改ざん，盗難等の被害が発生しやすいという特徴が生まれる。

デジタル文書セキュリティを設定しなければならないが，その内容は一般のコンピュータセキュリティと共通する部分が多いので，全社のコンピュータセキュリティが設定されているなら，それに組み込めばよい。すなわち，サーバーおよび端末PCのセキュリティ設定およびアクセス制限，改ざん防止対策，コンピュータ操作記録（監査証跡），データバックアップ・アーカイブ，教育訓練である。コンピュータそのものへの接近を制限する。すなわち関係者以外がサーバーおよび端末PCを操作することを禁じておく。さらにユーザーIDとパスワードを設定しておいてアクセスを制限することが必須である。

コンピュータの操作記録はすべて残す。全操作を日付つきで自動記録する。もちろんその操作記録が改ざんされないように対策を立てておく。

コンピュータ内の文書はすべてバックアップをとっておく。コンピュータは破壊，故障，消去，改ざんされて文書が失われるかもしれない。文書が失われたときに，もとの文書を復旧させるためのバックアップが必須である。バックアップの方法および場所には多くの種類がある。バックアップの目的を考慮して自社に適した方法と場所を選択する。デジタル文書も規定された期間保存（アーカイブ）する。

デジタル文書のセキュリティに関する教育訓練は，セキュリティに関する意識を高めるために必須である。何度も繰り返して教育訓練を行い，意識を高めていく。情報の価値，顧客の信頼を得ることの重要性，パスワードの管理と仕組み，ウイルスとその被害，問題発生時の対応等を理解してもらう。

デジタル文書の訂正および修正のルールを設定する。

化粧品製造関係の
デジタル文書セキュリティ

- デジタル文書と紙文書には共通点と異なる点がある
  * 作成，照査，承認の手順や方法に差はない
  * 保管方法が異なる
  * デジタル文書は外部と接続する
  * デジタル文書は保管，複製（コピー），転送が容易である
  * 保管デジタル文書には破壊，漏えい，改ざん，盗難，不正利用，ウイルス感染の被害が発生する
- デジタル文書のセキュリティ設定は必須である
  ① 全社のコンピュータセキュリティ網に組み入れる
  ② サーバーおよび端末PCにセキュリティを設定する
      * コンピュータそのものへの接近を制限する
      * ユーザーIDとパスワードでアクセスを制限する
  ③ アクセス制限
      * 重要な文書にパスワードを設定してアクセスを制限する
  ④ 改ざん防止
      * 許可のない訂正，修正，変更は改ざんである
  ⑤ コンピュータ操作記録（監査証跡）
      * 全操作を日付つきで自動記録する
      * 操作記録が改ざんされてはならない
  ⑥ 文書バックアップ
      * 破壊，故障，消去，改ざん発生時の復旧に必須
      * バックアップの方法および場所を適切に設定する
  ⑦ 教育訓練を実施する，継続する
      * 自社のセキュリティポリシー
      * 情報の価値と顧客の信頼を得ることの重要性
      * パスワードの管理と仕組み
      * ウイルスとその被害
      * 問題発生時の対応
- デジタル文書の訂正および修正のルールを設定する
  ① 承認済みの文書は訂正も修正もしてはいけない
  ② 記録書原本（データ記入前の記録書）上の文字の書きかえはルールに従う
  ③ 承認済みの文書や記録書原本を訂正または修正をするときは，改めて照査・承認作業を行う
  ④ 記録書原本（データ記入前の記録書）へのデータ記入をデジタルで行ってもよい
  ⑤ デジタルデータの後日訂正はできない（原則）
  ⑥ デジタルデータを後日訂正するときは，部署責任者および品質責任者の承認が必要であり，承認者の記録を残す

図解　18.11

承認済みのデジタル文書は訂正も修正もしてはいけない。ルールに従わない訂正および修正は改ざんにあたる。データ記入前の記録書原本の文字はルールに従い訂正および修正をする。製造担当者が記録書原本の間違いに気がついて訂正または修正をするときは，ルールに従い製造責任者の了解を得なければならない。

　記録書原本へのデータ記入をデジタル記入してもよい。誤記入はルールに従い訂正する。訂正したことはコンピュータの操作記録に残る。デジタルデータの後日訂正は原則としてできない。どうしても訂正が必要なときは，部署責任者および品質責任者の承認を得たのち行うことができる。もちろんそれらの操作の記録を残す。

第19章　リスクマネジメント入門

19.1 リスクマネジメントとは

複雑化する現代社会においてはリスクマネジメントという考え方および作業は必要不可欠である(**図解19.1**)。書店では〇〇リスクマネジメントという書名がついた本をよく目にする。医療リスクマネジメント、薬局リスクマネジメント、介護リスクマネジメント等である。内容は、作業のミス防止、事故防止、トラブル対策等に関する具体的な手法を指南したものである。

他の分野の製造の進展ぶりを参考にするなら、化粧品製造を化粧品GMPガイドラインを遵守して実行するだけでは不十分である。化粧品製造にもリスクマネジメントの導入が必要であると思う。本章でリスクマネジメントとは何かを解説する。

リスクマネジメントを端的に説明すれば、「起こってもらっては困ることをリスクの大きさにより優先順位をつけて処理すること」である。化粧品で起こってもらっては困ることの例を製造段階と製品に分けて図解19.1に示した。製造段階での、品質不合格、手違い・間違い、記録書不備等は絶対に起こってほしくないことである。起こらないように化粧品GMPを実行するのである。しかし、GMPを実行してもこれらは発生する。これらを、①起こらないようにする、②残念ながら起こってしまっても、その被害が発生しないようにする、③不幸にも被害が発生するのなら、被害を最小限にできるように準備し実行するのがリスクマネジメントである。

リスクマネジメントは日常のわれわれの考えの中にすでに組み込まれている。余裕のある資金を貯蓄するとき、現金で持つか、銀行預金にするか、債券投資するのか、株式や金融商品に投資するのかを考える。それらの貯蓄方法のリスクを考慮しているのである。火災、銀行倒産、目減り、景気減速のような、起こってもらっては困ることを想定してうまく処理しようとしているのである。

意思決定の方法も時代とともに変化してきた(**図解19.2**)。情報が乏しく、技術の進歩が遅かった時代には、直感に基づく意思決定が幅を利かせていた。ヤマカン決定である。時代とともに、熟慮した、エキスパートによる、議論を尽くした、と進展してきて、現在はリスクに基づく意思決定が求められている。

個人的な決定なら、その決定の影響を受けるのは自分自身だけであるから、ヤマカン決定でもよいであろう。しかし、現代企業における意思決定を直感に頼って行ってはいけない。熟慮したり、議論を尽くしたりするだけでは十分でない。熟慮や議論もするが、その

リスクマネジメントとは

- 現代社会にはリスクマネジメントが必要不可欠
- すでに「〇〇リスクマネジメント」は数多い
  * 医療リスクマネジメント‥医療ミス対策、トラブル対策
  * 薬局リスクマネジメント‥服薬事故、指導ミス防止
  * 介護リスクマネジメント‥転倒、誤嚥、事故対策
  * 農業リスクマネジメント‥悪天候、金利、疾病対策
  * 資産リスクマネジメント‥リスク回避、分散投資
  * 地震リスクマネジメント‥安全対策、被害防止
- 化粧品製造にもリスクマネジメントが必要

リスクマネジメントとは、
「起こってもらっては困ることをリスクの大きさにより優先順位をつけて処理すること」

■ 化粧品で「起こってもらっては困ること」は

製造段階で
* 品質不合格　* 異物混入
* 手違い・間違い　* 逸脱　* 失敗
* 変更　* 記録書不備
* 設備故障　* 計器異常　等

製品で
* 有害事象　* 作用がない
* 異物混入　* 品質劣化
* 苦情　* 返品　* 回収　* 欠品　等

これらを、
① 起こらないようにする
② 起こっても被害が発生しないようにする
③ 被害が発生するなら、被害を最小限にする
のがリスクマネジメント

図解　19.1

リスクに基づく意思決定
Risk-Based Decision Making

リスクに基づく意思決定
↑
議論を尽くした意思決定
エキスパートによる意思決定
熟慮した意思決定
直感に基づく意思決定

図解　19.2

リスクマネジメントの実際

リスクマネジメントの必要性を理解する
- 現代社会ではリスクマネジメントが必要
- リスクマネジメントを実行すると製品も企業も強くなる
- あらゆる変化に対応できる

リスクに基づいて仕事をする
① リスクを常に意識して
② リスクのことを考えて(リスクアセスメント)
③ リスクを監視する(モニタリング)

リスクマネジメント力をつける
① リスクマネジメントに適した組織作り
② 化粧品製造に適した職場作りをする
③ 各種マネジメントスキルを身に付ける
　＊意思決定
　＊調査
　＊会議
　＊プレゼンテーション
④ リスクマネジメント手法の導入
　＊簡単なことから始める
　＊大きなテーマにも適用する

図解　19.3

上にリスクを考慮して決定する。起こってもらっては困ることを常に意識して，その内容や対策を考えて，その発生を監視する。従業員個々が，さらには組織が，これらの意識を持って仕事をすることが求められている。

19.2 リスクマネジメントの実際

　リスクマネジメントを企業に導入する際の手順を図解19.3にまとめた。まず，リスクマネジメントの必要性を理解しなければならない。起こってほしくないことが発生すると多大な損害を被る。リスクマネジメントを理解しない会社に不祥事が発生し，その対応のまずさをマスコミに指摘され，経営不振に陥った企業の例が新聞紙上にしばしば登場する。不祥事発生時に，企業トップは謝ればよいのではない。不祥事をマネジメントしなければならない。不祥事に対する準備ができていなければならないのである。

　世界が複雑化し，技術が進歩し，グローバル化が進展するとともに世間の化粧品産業への要請も高度化している。その要請に応えなければならない。その要請の1つがリスクマネジメントであるといえる。リスクマネジメントを実行すると製品も企業も強くなると考える。

　リスクのまったくない仕事などは存在しない。ゆえに，いかなる仕事をするときも存在するリスクを意識しなければならない。そして，許容できる小さなリスクはあえて受容することも必要である。

　リスクマネジメントは個人で実施することができるが，組織で実施したほうが効果は大きい。組織として，リスクマネジメントを理解し，リスクに基づいて仕事を遂行できるようになるとよい。そのために，リスクマネジメントに適した組織作り，職場作りが必要である。さらに，スキルなしにはリスクマネジメントは実行できない。組織に各種マネジメントスキル，リスクマネジメント手法を導入する必要がある。

　以下で，リスクマネジメントを理解する，リスクマネジメント手法を学ぶ，について解説する。

19.3 リスクマネジメントを理解する

　リスクに基づいて仕事をするとき，リスクマネジメントの全体像を理解しておく必要がある。

　まず，リスクという単語を考察しておこう。何事を行うときも必ず危険が存在する。危険が発生する場合，必ずその危険の原因があるはずである。この原因を危険源（hazard）という。危険源がもとで危険が発生する。化粧品の場合，配合成分により皮膚に炎症を起こしてしまう場合などがこれにあたる。これを危害（harm）という。リスク（risk）とは，危険源により危害が発生する可能性と，起こってしまった場合の重大性である。その危害が頻繁に発生し，危害が甚大なものであればリスクが高いということになる（**図解19.4-1**）。

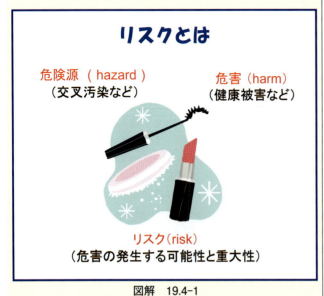

図解　19.4-1

　このリスクを予測し，できるだけ低くするように管理し，どうしても発生するときには最小限にすることをリスクマネジメントという。そのとき，リスクの評価は科学的知見に基づき，最終的には使用者保護に帰結するようにしなければならない。また，リスクマネジメントにかける労力は予想されるリスクの高さに相応しなければならない（**図解19.4-2**）。

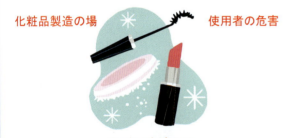

図解　19.4-2

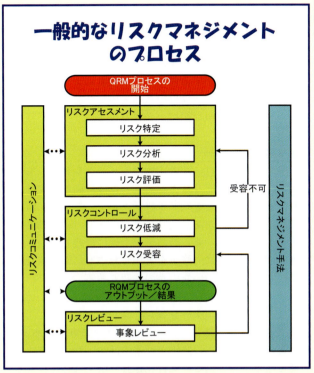

図解　19.4-3

リスクマネジメントとは"製品ライフサイクルにわたる，品質に対するリスクのアセスメント，コントロール，レビュー，コミュニケーションに対する系統立ったプロセス"である。その一般的なプロセスを解説する（図解19.4-3）。

①品質リスクマネジメントの開始

まず「危害は何なのか？」の討議から開始する。使用者が皮膚炎を起こすなどである。この段階でリスクマネジメントを実施しようとする課題，問題点を明確にする。実施計画，要・不要も含めたチーム編成，資源，意思決定の水準等を具体的な事象やそれを取り巻く環境に応じて検討する。

②リスクアセスメント

最初のプロセスはリスクアセスメントである。リスク特定，リスク分析，およびリスク評価のステップからなる。

リスク特定：
「何が原因で危害が発生するかもしれないのか？」を討議する。リスク特定では体系的／網羅的に情報を収集し，危険源を特定する。皮膚炎を起こす可能性のある危険源をすべて洗い出すことになる。

リスク分析：
「うまくいかない可能性はどれくらいか？」「うまくいかなかった場合，どんな結果（重大性）となるのか？」。リスク分析では特定された危険源から危害が発生するリスク（可能性と重大性など）を推定する。洗い出された危険源すべてについて，皮膚炎を発生する可能性の頻度と，発生した場合のその被害の程度を推定する。

リスク評価：
リスク評価はリスクを基準に従って比較するステップで，対応する優先順位などを決定する。全危険源の中で対応を必要とする危険源と，その優先順位を決定する。

③リスクコントロール

リスクアセスメントの結果を踏まえてリスクコントロールが実施される。リスクコントロールはリスク低減とリスク受容のステップからなる。

リスク低減：
リスク低減では規定の受容レベルを超えるリスクに対して，可能性や重大性の軽減，検出性の改善などを実施する。リスク低減の実施により新たなリスクが発生しないように注意することが重要である。優先順位に従い危険源に対して対応を実施する。

リスク受容：
　リスク低減を実施した後でも，完全にリスクを取り除くことはできない。そのために，残留するリスクを受容するための意思決定が必要になる。残存リスクの受容基準は，リスクマネジメントのプロセスを開始する前に意思決定者により指示されるべきである。プロセスの途中で受容基準を変更するには正当な根拠が必要となる。

④リスクレビュー
　リスクコントロールの実施後もリスクレビューを継続し，監視する。リスクレビューには計画的に実施されるものと，新たな知見や経験に基づいた見直し時に実施されるものがある。リスクレビューには実効性の評価が含まれる。修正の結果が十分に機能していることの確認とともに，修正を実施したことにより新たな矛盾点が発生していないかの確認である。

⑤リスクコミュニケーション
　文書化はリスクコミュニケーションに有用である。文書にはプロセスの詳細な記述のほか，意思決定の根拠と結果が含まれる。文書化された結果は必要により品質部門により承認されなければならない。

　このようなリスクマネジメントを実施するのに，リスクマネジメント手法が役立つ。手法には経験的手法や内部的な手順のように形式にとらわれない手法と，既存のリスクマネジメントのツールを使用した形式に従った手法がある。手法，およびツールは品質リスクマネジメントを実施しようとする具体的な事象の情報量，複雑さ，重大性などや，それを取り巻く状況に応じて選択される。リスクマネジメントを実施する際にツールを必ず使わなければならないものでもない。

19.4 リスクマネジメント手法を学ぶ

リスクマネジメントを難しく考える必要はない。われわれはすでに化粧品製造の現場においてリスクマネジメントを実行している(**図解**19.5)。製造ラインで黒色異物(起こってもらっては困ること)を見つけたら,リスク発生→リスクの特定・分析→低減策検討→モニタリング(再発監視)という一連の行動をとっているであろう。これは図解19.4-3で示したリスクマネジメント活動そのものである。

今までは経験に則り解決することが多かった。その上に「手法」を活用して解決すれば,より有効な解決ができる。発生してからではなく,手法を用いて,何が発生するかを予測し発生を未然に防げたらさらによい。化粧品の開発段階および製造段階で使用できるリスクマネジメント手法を紹介しよう。

リスクマネジメント手法とその適用例を**図解**19.6に示した。例えば,化粧品の製造工程を開発するとき,HACCP(ハザード分析と重要管理点)手法を利用すると,製造工程における重要な管理点が抽出でき,よりよい製造工程の管理手法を開発することができる。製造設備・機器の設計,選択,解析時にはFMEA(欠陥モード影響解析)手法を適用すると,設備等の欠陥が予測でき,事前に欠陥対策を立てることができる。

発生した逸脱や失敗を処理するとき,FTA手法を使用すると誰もが納得できる原因追及ができることは第13章(逸脱,規格外)で解説した。また,苦情処理の社内システムを構築するとき,JIS Q 10002を応用するとよいと第17章(苦情,回収,措置)で述べ,簡単に紹介した。

化粧品製造業者にとってリスクマネジメント手法はなじみがないと思う。多くの手法が外国生まれであり,英文字の短略名や日本語の手法名を見ても内容を理解することができない。しかし他産業はこれらのリスクマネジメント手法を使いこなして成果をあげている。「手法」を使用すると一段高い仕事ができる。化粧品製造業者においても,図解19.6にあげたリスクマネジメント手法を使用して,よりよい化粧品製造の確立および管理を行うことを勧める。最もよく利用されるリスクマネジメント手法の1つであり,設備や工程の設計,選択,解析を行うときに大変有用なFMEA手法を次に紹介しよう。

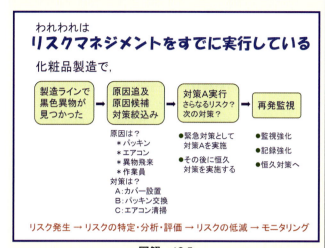

図解 19.5

リスクマネジメント手法の適用例

	解析に適するリスクマネジメント手法等
製品設計	JIS T 14971(チェックリスト法) (リスクマネジメントの医療機器への応用)
製造工程の開発	HACCP(ハザード分析と重要管理点)
設備,工程の解析	FMEA(欠陥モード影響解析)
製造条件の検討	HAZOP (潜在危険および作動性の調査)
逸脱,失敗の処理	FTA(故障の木解析)
苦情処理	JIS Q 10002 (苦情対応のための指針)

図解 19.6

FMEA手法の歴史，特徴，用途例を**図解19.7**に示した。FMEAはFailure Mode and Effects Analysisの略語であり，欠陥モード影響解析または故障モード影響解析と日本語訳されている。FはFailure（失敗，不足，故障）で，何らかの不都合，不良，故障を意味する。Modeは様式，表れ方の意味である。筆者は，FMEAを「故障とその影響解析」と訳したほうが，日本語を見ただけで手法を理解できると思っている。

FMEA手法の歴史は古く，1949年に米国陸軍で誕生した。1980年代まで米国で，宇宙産業や自動車産業で使用されていた。1990年頃から他の多くの産業でも広く使用されるようになり，現在では最も知られたリスクマネジメント手法の1つとなった。「FMEA」をインターネットで検索すると，多くの実施例や実施指導コンサルタント会社を見つけることができる。

FMEA手法は，システムを構成する最下位の部品の不良を予測し，上位のサブシステムやシステム全体にどのような影響を与えるかを，特有のワークシートを使用して解析し，重大なシステム不良を防止する手法である。ボトムアップ手法であり，第13章で紹介したFTA手法（トップダウン手法）と対をなす。

FMEA手法は小さな課題から大きな課題まで各種分野で応用できる。FMEAの解説で1冊の本ができるぐらいだから，多くの枝分かれ手法が開発され利用されているといえる。

FMEA手法
FMEA : Failure Mode and Effects Analysis
（欠陥モード解析，故障とその影響解析）

手法の特徴	●システムや装置の故障原因を抽出する手法 ●最下位部品の故障がシステムや装置全体に与える影響を解析できる ●ボトムアップ手法（⇔トップダウン：FTA手法） ●稼働率，信頼性，操作性を改善できる ●FMEAワークシートを使用する
用途例	●自動車，電力，家電，情報，航空，建設，一般産業で，広範囲の目的に使用されている 　　（図解19.8参照）
化粧品製造での用途案	●設備や施設の稼働率，信頼性の向上 ●設備の，作業・製品・プロセスへの影響解析 ●具体案 ①設備設計上の問題点摘出 　　　　②製造工程の立上げ期間短縮 　　　　③慢性的な工程不良の撲滅 　　　　④品質管理における問題点摘出

歴 史
- 1949年，米国陸軍で「人や設備の安全性に影響する欠陥を解析する手法」として開発されたのが始まり
- 1960年代，アポロ宇宙計画に活用された
- 1980年代，フォードモーター社で，製造改良・設計改良の手法として活用された
- 国際標準規格ISO/TS 16949（自動車産業向け品質マネジメントシステム）の中に取り込まれている

図解　19.7

図解19.8に，日本で報告されているFMEA活用事例を紹介した。FMEAは，自動車，電機，航空，建設など数多くの産業で，設計から運用まで幅広い工程で活用されていることがわかる。FMEAを社内で愛用する業務解析ソフトウエアに採用し，業績を上げている日本企業もある。

FMEAを化粧品関連で活用した報告を知らない。しかし，FMEAは化粧品製造業者にとって幅広く活用できるリスクマネジメント手法である。特に設備や機器の故障防止，工程不良の撲滅，品質管理の問題点摘出に有用である。ぜひ使用してほしい。

大きな課題に適用すると膨大な解析になってしまい，手に負えなくなる。最初は小さな解析に使用し，徐々に大きな課題解析用ソフトに育ててほしい。

多くの枝分かれFMEA手法のなかで，よく知られているのが「設計FMEA」と「工程FMEA」である。前者は設備を構成する部品ごとに故障状態を列挙し，各部品の故障が設備故障に及ぼす影響を予想する手法である。設備に潜在する事故・故障を設計段階で予測し摘出する。後者は製造工程における不具合発生の原因，メカニズムを追究し，工程の改善を行うために使われる手法である。両者はよく似たステップで行われ

FMEA手法の活用産業と製品の例

産業 段階	自動車 鉄道車両	電力設備	家電・情報	航空・宇宙	建設・住宅	一般産業
企画開発	シートベルト フォーク リフト	ポンプ	電子回路 金融データ 処理	エンジン 極少量生産		
設計	制御回路 列車ATS	風力発電 MHD発電	洗濯機 エアコン 電子レンジ 半導体	エンジン 人工衛星 衛星機器 搬送装置	住宅 空調設備 土留壁	電磁弁 昇降装置 人工透析装置
製造	エンジン組立 信号配線 熱処理工程		電池極板 ファクシミリ	電気製品		歯科材料 合成ゴム
試験	排ガス浄化		複写機			歯科機器
建設工事		ダム工法			シールド工法	合成樹脂 空調工事
運用	新幹線ドア 保全作業	保守作業	操作法 エアコン保守	手順管理		管理データ

「FMEA手法の実践事例，小野寺勝重著，日科技連，2006年8月発行」を参考にした

図解　19.8

第19章 リスクマネジメント入門

るが，ここでは，前者の設計FMEA手法を取り上げて紹介する。

一般的なFMEAの6ステップと各ステップで使用する資料名を図解19.9に示した。他のリスクマネジメント手法と同じような資料を準備し，特徴のあるワークシートを使用して解析を進めていく。基本的なワークシートが紹介されている(FMEA手法の実践事例，小野寺勝重著，日科技連，2006年8月発行)ので，解析する目的に最適のワークシートに変形して解析を進めるとよい。または，図解19.8の実施事例も報告されているので，取り組みの初期は，自身の解析目的に近いワークシートをまねてFMEAに慣れるのもよい。

FMEAの6ステップと使用資料

ステップ	実 施 項 目	使 用 資 料
1	解析目的とシステムの理解	要求仕様書，図面類，環境条件，使用条件
2	系統図とブロック図の作成	系統図 ブロック図
3	故障状態の抽出	FMEAワークシート 故障データ
4	影響解析	系統図 操作マニュアル
5	致命度評価	影響度，発生頻度，および致命度の表
6	各種対策への展開	系統図 機器，部品の構造図

図解 19.9

FMEA 6ステップを「寿命20年以上のエアコン設計」に適用した例を次に紹介する(図解19.10)。FMEAを理解する助けになると思う。

第1ステップ(解析目的とシステムの理解)では，エアコン名，解析の目的，システム(要求仕様書と仕様図面)などを簡潔にまとめる。このステップは，FMEA手法に参画する関係者が，解析の目的および対象とするシステムを十分に理解するために行う。図解19.10では要求仕様書および仕様図面を省略したが，実際のFMEA場面では必ず揃える。解析対象システムを理解するには，最初にエアコンの機能や性能を理解しなければならない。要求仕様書と仕様図面を見るばかりでなく，エアコンの試作機があるなら試作機を，類似機種があるなら類似機種を実際に触れてみるのがよい。図面しかないなら図面をよく見て，起動と停止の頻度を想像してみる。エアコンを見たことも，図面を見たこともない状態でFMEA解析に参画してはならない。

FMEA 6ステップの実施例
「寿命20年以上のエアコン設計」

第1ステップ　解析目的とシステムの理解

製品名	住宅用天井型エアコン「ジーメン20」
解析の目的	寿命20年以上のエアコンを設計する ‥‥寿命末期の故障状態を想定して解析する
システム	要求仕様書　‥‥本例では省略 図面類　‥‥本例では省略
使用条件	日本国内のあらゆる家庭の使用条件 (社内規格「一般家庭用使用条件 ハ」を適用する)
環境条件	社内規格の環境条件「J」を適用する
信頼性要求	社内記録にある使用方法と故障発生を予想する
保全性要求	定期点検，故障診断の内容　‥‥詳細省略

図解 19.10

第2ステップ(系統図とブロック図の作成)では，システム構成要素の全体像を示した系統図と構成要素を機能ごとに表したブロック図を作成する(図解19.11)。ブロック図では，サブシステムや機器などの要素間の機能的な相互依存性を明らかにする。これら2種の図面を使用して，機能的な故障を追跡する。なお，ブロック図の1単位は，自社における「最も低いレベルの構成品」で，十分な情報が入手できる部品，機器，回路，モジュールとする。1つの機能ブロックには1つの機能を入れる。

複雑なシステム製品ならサブシステムが複数段存在する。そのときはブロック図を複数段にし，最終のブロック図が最も低いレベルの構成品で組みあがっているようにする。

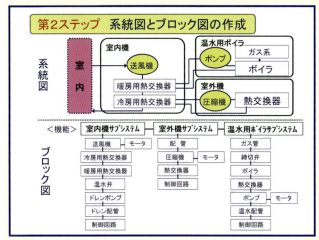

図解 19.11

第3ステップ（故障状態の抽出）では，部品の故障状態を抽出しその原因を予測する。ステップ2のブロック図の単位ごとに故障状態とその原因を予測する。ステップ3以後はFMEA特有のワークシートを使用して行う。ワークシートの全体像および故障状態とその原因欄の例を**図解19.12**に示した。この段階でリストアップされなかった故障状態は解析されることがない。図解19.12には，予想できる故障状態の一部を例示しているが，実際のFMEA実行時には，予想できる故障状態のすべてをワークシートに列記する。故障状態の抽出いかんがFMEA手法の成否に影響する。

故障状態は，分類して抽出作業を行ったほうがうまくいく。図解19.12のような，機能上，機械系，電気系，化学系の4種に分類して行うと抜け落ちる故障状態が少なくなるであろう。また，抽出方法にも工夫が必要である。担当者一人が考えて抽出作業を終了したのでは満足な抽出はできない。ブレーンストーミング法，エネルギーフォロー法など図解19.12にあげた方法を駆使して作業を進めるとよい。初期の分類および抽出作業を個人の力で実施し，最終的な仕上げをブレーンストーミング法で実施するという方法もよい。

故障状態の抽出と同時に，その原因をワークシートに記載する。考えられる原因が複数ある場合には，すべての原因を記載する。過去に類似機種で発生した故障状態で，原因が究明されていないものがある場合は厄介である。このときは，研究所を巻き込んだ徹底的原因究明をするか，使用部品の変更を検討する。あいまいな状態で放置してはいけない。

第3ステップ　故障状態の抽出　（例）

部品・機構		故障状態	原　因	影響	致命度	設計対応	効果確認
暖房用熱交換器銅管		穴あき	pH異常				
			高流速				
温水弁		弁閉まらず	弁磨耗				
		電極破損	絶縁不良				
ドレンポンプ		回らず	軸受過熱				
			巻線過熱				
ファンモーターキャパシタ		焼損	軸受過熱				
			巻線過熱				
		パンク	劣化				
室外機	配管工事	コンプレッサ不良	冷媒不足				
		保温材はがれ	外力				
	冷凍サイクル	コンプレッサ不良	ビル風				
	熱交換器	腐食	水質環境				

故障状態の分類とその例

分　類	例
機能上の故障状態	動作不良，停止不良，時間不良，大きすぎる値，定位置で止まらない，誤操作・不注意操作する
機械系故障状態	磨耗，傷，変形，脱落，亀裂，漏れ，異音，ゆるみ
電気系故障状態	短絡，接触不良，過熱，ドリフト，焼損，断線，寿命
化学系故障状態	劣化，はく離，腐食，変色，固化，汚染，化学反応

故障状態の抽出方法

1) ブレーンストーミング法　・・各人個々の検討後に集団で抽出する
2) エネルギーフォロー法　・・電気，燃料，光，音の流れを追って抽出する
3) 過去の蓄積の活用　・・・・・「不良記録」を活用する
4) 図面検討　・・・・・・・・・・・・図面を見ながら不良状態を抽出する
5) 履歴を追った解析　・・・・・製造→運搬→据付→使用の各段階で抽出する

図解　19.12

第4ステップ（影響解析）では，第3ステップで抽出した故障状態がシステムや装置に及ぼす影響について解析する（**図解19.13**）。図解19.13の例は対象がエアコンというシンプルな構造製品の解析なので影響欄を1列にした。複雑な構造製品ならサブシステム，システム全体，安全性，および経済性についてそれぞれの影響を解析する。故障状態のなかには影響がサブシステムで止まるものもある。安全性にはまったく影響しない故障状態もある。ワークシートを見た人が影響を十分に理解できるように影響欄を工夫する。

影響解析を直感や経験で行ってはいけない。考慮する項目を定めておいて実施する。影響解析を行う際の要点例を図解19.13に示した。影響内容，影響範囲，および二次的影響までは必ず解析する。対象とするシステムによっては，複数の故障が同時に発生する場合，限界を超えた運転をした場合に発生する故障，安全装置の作動不良まで考慮する。影響解析には設備に関する記録の蓄積，経験，新たな学習が必要である。

図解　19.13

第5ステップ(致命度評価)では，故障状態がシステムや装置に及ぼす悪影響の致命度を評価する(**図解19.14**)。第4ステップで解析した「影響」がサブシステム，システム全体，および安全性に与える影響を可能な限り定量的に表現した結果が「致命度」である。致命度は次の式で評価する。

致命度＝故障状態の影響度×発生頻度

影響度および発生頻度を，あらかじめ作成しておいた評価点表に従って評価する。影響度および発生頻度を絶対評価することは不可能なので，相対評価を行うことになるが，個人の感覚差をなくすためにも評価点表が有効である。

影響度および発生頻度の表現方法は，FMEA手法を適用する製品によって変化する。図解19.14中の**表19.1**の例では，エアコンが対象製品なので，評価点5の影響度を「二次災害を起こすおそれがある」としたが，他の製品が対象なら表現内容が異なるであろう。同様のことは**表19.2**の発生頻度の評価点についてもいえる。エアコンで「1～2カ月に1回発生する故障」は評価点5(かなり起こりそう)であろう。

影響度と発生頻度を横軸および縦軸として，致命度のマトリックス表を作成しておく(**表19.3**)。影響度と発生頻度の評価点を掛け算した数値を表にしたものである。この数字が「致命度」を表す。この数字をワークシートに記入するが，致命度の表現方法として，さらにU(致命度数10～15：許容できない致命度)，J(致命度数5～9：条件付で許容できる致命度)およびA(致命度数1～4：許容できる致命度)の文字を併記して，設計上の留意対象を明確に表現する。

このとき，影響度が5の「発生すると火災などの二次災害を起こす故障」は，たとえ発生があり得ないと予測できる頻度であってもA致命度(許容できる)にならないように致命度を設定する。発生頻度が5の「1～2カ月に1回というかなりの頻度」の故障は，たとえ故障が発生しても装置の機能は維持できて消費者への迷惑が少ないとしてもA致命度(許容できる)にならないように致命度を設定する。

以上の致命度評価結果をFMEAワークシートに記入する。致命度の点数およびUJA表現にて致命度への対処の軽重が決まる。第4ステップで，影響をサブシステム，システム全体，安全性，および経済性に分けて解析した場合には，それぞれについて致命度評価を行う。

第5ステップ　致命度評価

部品・機構	故障状態	原因	影響	影響度	頻度	致命度	設計
暖房用熱交換器銅管	穴あき	pH異常	水漏れ	2	3	6(J)	
		高流速	水漏れ	1	5	5(J)	
温水弁	弁閉まらず	弁磨耗	暖停止	4	2	8(J)	
	電極破損	絶縁不良	火災	5	2	10(U)	
ドレンポンプ	回らず	軸受過熱	排水×	4	3	12(U)	
		巻線過熱	運転×	4	1	4(A)	
ファンモーターキャパシタ	焼損	軸受過熱	火災	4	2	8(U)	
		巻線過熱	運転×	4	3	12(U)	
	パンク		劣化	5	1	5(J)	
室外機	配管工事	コンプレッサ不良	冷媒不足	4	4	16(U)	
	保温材はがれ		外力	外観×	1	4	4(A)	
	冷凍サイクル	コンプレッサ不良	ビル風	運転×	4	4	16(U)	
	熱交換器	腐食	水質環境	性能↓	2	3	6(J)	

致命度＝故障状態の影響度×発生頻度

表19.1　影響度の評価点表　(例)

評価点	影響度
5	二次災害(火災，障害)を起こす恐れがある
4	機能が停止する
3	発煙や異臭が発生する 異常音が発生する
2	機能低下が起こる
1	機能を維持している

表19.2　発生頻度の評価点表　(例)

評価点	発生頻度
5	かなり起こりそう(1回／1～2ヵ月)
4	起こりそう(1回／1～2年)
3	起こりうる(1回／10年)
2	起こりそうもない
1	発生はあり得ない

表19.3　致命度のマトリックス表　(例)

発生頻度
	1	2	3	4	5
5(かなり起こりそう)	5	10	15	20	25
4(起こりそう)	4	8	12	16	20
3(起こりうる)	3	6	9	12	15
2(起こりそうもない)	2	4	6	8	10
1(あり得ない)	1	2	3	4	5

影響度：1(維持) 2(低下) 3(発煙) 4(停止) 5(二次災害)

(10～15)U：許容できない致命度
(5～9)J：条件付で許容できる致命度
(1～4)A：許容できる致命度

図解　19.14

第6ステップ（各種対策への展開）では，故障防止の設計対応および対応効果確認作業を実施する（**図解19.15**）。このステップは図解19.4におけるリスクコントロールに属する作業である。

抽出した故障状態はこのエアコンの弱点であり，対策が必要である。ステップ5で故障状態の致命度評価を行っているので，設計対応を致命度の高い順に行う。致命度U（許容できない）には設計段階での対応とモデル機での効果確認が必要である。致命度J（条件付で許容できる）には設計段階での対応が必要だが，モデル機での効果確認の必要はなく，他機種で実績がある対応があればその対応を実施すればよい。致命度A（許容できる）の不良状態にも何らかの対策を行う。しかし製品の種類によっては，致命度Aには何ら対策を実施しないものもあるであろう。

対応策には，設計変更，部品変更，品質管理手法変更，品質規格の変更や改善，保守計画への反映，取扱説明書の変更等がある。結果をFMEA解析結果としてまとめ，対応策を実行する。個人や一部署の仕事として行ってはいけない。対応策がとれるものはすぐに実行したほうがよい。全項目が揃うまで待っていたのでは全体の仕事が遅れる。1つの対応策が未知の課題を生むこともある。対応策が全体やサブシステムに及ぼす影響を常に考慮しておくこと。

対応策を検討または実行している段階で，試験，出荷，試運転，使用に関して提案すべき事項が生まれることがある。これらはFMEA解析結果の「提案」として必ず報告する。

効果確認欄には，対応策の計画，計画の責任者，実施者，実施日，実施結果，対応の効果等を記載できるように工夫をする。参考となる報告書があれば，報告結果の略記と報告書番号を記載しておく。

図解　19.15

19.5 リスクマネジメントの効果

今後の化粧品製造にはリスクマネジメントの概念が必須と考える。リスクマネジメントは個人で実行しても業務の改善および質の向上につながる。組織で実行すればさらに大きな効果が期待できる。図解19.3に示したような，リスクマネジメントの必要性理解→リスクに基づいて仕事をする→リスクマネジメントに適した組織作り→マネジメントスキルの獲得→リスクマネジメント手法の活用と進めていく必要はない。実行可能なところから取り組んで，時間をかけてリスクマネジメント力を身に付ければよい。大きな成果につながるであろう。

第20章　マネジメントレビュー

20.1 マネジメントレビューとは

　マネジメントレビューとは，製造管理および品質管理組織や品質マネジメントシステム（品質システム）が継続して適切，妥当かつ効果的に運用されていることを確実にするため，定期的に経営者がレビューすることとして，経営者自身が管理責任者等の協力を得て行うこととされている。

　医薬品ではICH Q10「医薬品品質システムに関するガイドライン」（平成22年2月19日）が薬食審査発0219第1号および薬食監麻発0219第1号として通知され，特定の品質システムの要素および経営陣の責任を記述することにより，GMPを補強する。経営陣の責任としてマネジメントレビューについて，(a)上級経営陣は，医薬品品質システムの継続する適切性及び実効性を確実にするためマネジメントレビューを通じ，医薬品品質システムの統括管理に対して責任を有しなければならない，(b)経営陣は，製造プロセスの稼働性能及び製品品質の継続的改善，医薬品品質システムの継続的改善のため定期的なレビュー結果を評価しなければならないとされている（**図解20.1**）。

　すでに医療機器のQMS省令では，経営者は管理監督者として位置づけられ，第三節「管理監督者の責任」には，管理監督者の関与，品質方針，品質目標，管理責任者の任命，管理監督者照査等が定められている。ここで「監督者照査」とはまさにマネジメントレビューを行うことを求めているのである。

ICH Q10　医薬品品質システム

目的
- 製品実現の達成
- 管理できた状態の確立
- 継続的改善の促進

マネジメントレビュー
- 上級経営陣は，医薬品品質システムの継続する適切性及び実効性を確実にするためマネジメントレビューを通じ，医薬品品質システムの統括管理に対して責任を有しなければならない
- 経営陣は，「製造プロセスの稼働性能及び製品品質の継続的改善」「医薬品品質システムの継続的改善」のため製造プロセスの稼働性能及び製品品質並びに医薬品品質システムの定期的なレビュー結果を評価しなければならない

図解　20.1

医薬品GMP省令，GMP施行通知にはマネジメントレビューの規定はないが，2019年度中に発出予定の改正GMP省令ではICH Q10を取り込んだ内容になっており，品質に対する経営者の関与と責任が明確にされ，マネジメントレビューによる継続的改善が求められている。経営資源には「ヒト」「モノ」「カネ」といった有形資産と，「情報」といった無形資産がある。品質についてもこれらの経営資源がなければ改善はおぼつかない。GMP組織等からボトムアップされたインプット情報を経営者は照査・評価(マネジメントレビュー)し適切な資源を投入し，継続的に改善するサイクルを回さなければならない。医薬品医療機器総合機構(PMDA)から，GMPにおける継続的改善のサイクルがわかりやすく示されているので参考にされたい(**図解20.2**)。

図解 20.2

一方，化粧品GMPガイドラインでは，第3章「組織」「3.3.1 経営者の責任」節，「3.3.1.1 組織は会社の上級経営者に支えられていること」，「3.3.1.2 GMPの実施は上級経営者の責任とし，社内のすべての部門及びすべての職員に対し参加と積極的な関与を求めること」とあるがマネジメントレビュー等の具体的な活動については示していない(**図解20.3**)。

化粧品GMPガイドライン 経営者の責任

3.3.1 経営者の責任
3.3.1.1 組織は会社の上級経営者に支えられていること

3.3.1.2 GMPの実施は上級経営者の責任とし，社内のすべての部門及びすべての職員に対し参加と積極的な関与を求めること

3.3.1.3 経営者は，権限所有者の立入りが許されている区域を規定し，示すこと

図解 20.3

20.2 ISO 9001：2015におけるマネジメントレビューについて

　化粧品企業ではISO 9001「品質マネジメントシステム」の認証を取得しているところも多いと思われる。今さらマネジメントレビューと思われる方もいるかもしれないが，化粧品GMPに活かしているであろうか。ISO 9001は化粧品企業だけの品質マネジメントシステムではない。一般的な概念を活用し化粧品の品質改善に反映させるべきと考える。ISO 9001：2008からISO 9001：2015へ改訂されたが特に経営者の関与，トップマネジメントの強いリーダーシップの発揮などが特徴となっている（**図解20.4**）。改訂内容の比較はインターネットでも比較表が検索されるので参考にされたい。

　ISO 9001：2015ではマネジメントレビューは第9章「パフォーマンス評価」として項立てされている。9.1 監視，測定，分析及び評価，9.2 内部監査，9.3 マネジメントレビューである。

　マネジメントレビューは，インプットとアウトプットのプロセスを踏む必要がある。ISO 9001：2015の改正の要点を**図解20.5**に示した。

ISO 9001：2015 の改正の要点

① サービス産業への適用を容易にした
② プロセスアプローチをより一層鮮明にし，プロセスのパフォーマンス指標を決定することを要求
③ トップマネジメントが強いリーダーシップを発揮するよう強調
④ 組織の状況や利害関係者のニーズを理解するよう要求
⑤ 「リスク管理」の考え方を取り入れた
⑥ さまざまなレベルで生じる変更への対応を要求
⑦ 知識に関する要求事項（必要な固有技術を入手する方法，またはそれらにアクセスする方法）を追加
⑧ 「記録や手順」の表現を「文書化された情報」とし，品質マニュアルの要求がなくなった
⑨ 「アウトソーシング」という表現を「外部から提供される製品及びサービスの管理」とし，外部提供者との関係を重視
⑩ 「引渡し後の活動」を明示的に要求

＊ISO 9001：2008からISO 9001：2015の移行，対比表など開示されているので参照のこと。

図解　20.4

ISO 9001：2015「第9章 マネジメントレビューの一部紹介」

一般
トップマネジメントは，組織の品質マネジメントシステムが適切，妥当かつ有効であることを確実にするため，あらかじめ定めた間隔で品質マネジメントシステムをレビューしなければならない

マネジメントレビューのインプット
- 前回までのマネジメントレビューの処置の状況
- 品質マネジメントシステムに関連する外部・内部の課題の変化
- 品質マネジメントシステムのパフォーマンス・有効性に関する情報
- 資源の妥当性
- リスク及び機会への取組みの有効性
- 改善の機会

マネジメントレビューのアウトプット
- 改善の機会
- 品質マネジメントシステムの変更の必要性
- 資源の必要性

図解　20.5

図解 20.6 ISO 9001:2015 品質マネジメントシステムとPDCAサイクル

このようにマネジメントレビューは、GMPの継続的な品質改善のためのPDCAサイクルが1つの構成要件である。ISO 9001品質マネジメントシステムのプロセスアプローチとしてPDCAサイクルのパフォーマンス評価に位置づけられていることがわかる（**図解20.6**）。

20.3 化粧品GMPにおけるマネジメントレビュー

①化粧品GMPにおけるマネジメントレビューの手順について

　手順書の作成は，マネジメントレビューの手順書にかかわらず基本的な構成は他のGMP手順書と同じである。「1．目的，2．適用範囲，3．用語の定義，4．責任・権限，5．マネジメントレビューの検討事項，6．マネジメントレビュー会議，7．マネジメントレビューの実施手順，8．継続的改善，9．記録の保管，10．参照文書，11．改訂履歴，12．様式」である。

　マネジメントレビューは，あらかじめ定めた間隔で，品質マネジメントシステムをレビューしなければならないとあるように定期的な会議を規定しておかなければならない。会議メンバーは経営者または担当役員あるいは工場長を上級経営者とし，品質保証部門責任者，製造管理部門責任者，製造部門責任者，事務局および経営者が認めた者等が参加する。会議の頻度は4月および10月の半期ごととし，品質方針，品質目標，品質マネジメントシステムの計画に対する進捗等のマネジメントレビューへのインプット情報，マネジメントレビューからのアウトプット情報が議題となる。会議参加の経営陣からレビューを受け継続的改善へつなげる。マネジメントレビュー会議(仮称)案を**図解20.7**に示した。

②化粧品GMPのマネジメントレビューのインプット

　マネジメントレビューのインプット情報とは，図解20.5にISO 9001のマネジメントレビューのインプットを紹介したが，一般的に以下の項目があげられる。

　①内部監査(自己点検)および外部監査の結果
　②会社の業務に関する顧客からのフィードバック
　③製品の適合性およびプロセスの実施状況
　④前回のマネジメントレビューに基づき実施した事項
　⑤顧客からの苦情
　⑥是正措置および予防措置(CAPA)の状況
　⑦品質マネジメントシステムに影響を及ぼす可能性のある変更

　医薬品GMPではさらに製品品質の照査結果も含まれる。その内容は，工程管理および製品の品質管理の結果，不適合の調査，原材料の受入れ試験検査の結果，逸脱，工程または分析方法の変更，承認事項変更内容，安定性モニタリング，返品や品質情報および回収，是正措置の適切性，市販後コミットメント，ユーティリティの適格性評価，委託先管理等であり，化粧品とは異なるが同じ化粧品製造業者の参考になる。化粧品GMPのマネジメントレビューのインプットについて

マネジメントレビューに関する会議 (案)

【マネジメントレビュー会議】
◆会議名は各社の考え　例えば，GMP委員会・品質委員会等

【会議メンバー】　会議頻度によりメンバーを選択する
◆上級経営陣：代表取締役社長または担当役員，工場長
◆メンバー：品質保証部門責任者，製造部門責任者，品質管理責任者
◆あらかじめ指定した者：システムエンジニア，製剤技術責任者等
◆事務局：品質保証部門(QA担当者)

【会議の開催頻度】
◆月次GMP連絡会…各部門の責任者およびグループ長，チームリーダー等
◆四半期ごとGMP委員会…各部門の責任者およびグループ長等
◆半期ごとマネジメントレビュー会議…上級経営陣参加
◆年次マネジメントレビュー会議…上級経営陣参加

【会議内容(議題)】　GMP連絡会・四半期ごとGMP委員会は除く
◆品質方針・品質目標の達成度
◆品質マネジメントシステムの計画に対する進捗状況
◆マネジメントレビューへのインプット
◆マネジメントレビューからのアウトプット

図解　20.7

化粧品GMPのマネジメントレビューのインプット　案

◆品質目標の達成状況
◆内部監査(自己点検)，外部監査，および規制当局の査察結果
◆顧客からのフィードバック(苦情・意見・礼状)
◆製造プロセスの実施状況(工程収率，工程管理の傾向分析等)
◆製品品質のモニタリング(原材料の品質，最終製品の品質，環境モニタリング，水質，衛生管理等)
◆逸脱管理・変更管理の状況
◆前回のマネジメントレビューに基づき実施した事項
◆是正措置・予防措置
◆不適合・規格外の発生
◆回収・製品出荷停止・返品の情報
◆教育訓練の実施状況
◆製造および試験検査の委託先管理
◆品質マネジメントシステムに影響を及ぼす可能性のある法律・規制・指針の確認
◆リスクマネジメントによる低減措置

図解　20.8

化粧品GMPのマネジメントレビューのアウトプット 案

- ◆ 品質マネジメントシステムの有効性の改善
- ◆ 製造プロセスの改善
- ◆ 品質マネジメントシステムを実施・維持するための経営資源の必要性の確認
- ◆ 品質方針・品質目標の変更の必要性

図解 20.9

「マネジメントレビュー」様式例

品質マネジメントシステムの目的の達成度

項目	現状	今後の課題等	評価・指示事項等
1. 品質目標の達成			
2. 前回のマネジメントレビューの実施状況			
3. 委託先管理の状況			
4. 法律・規制等の影響			
5. リスクマネジメントによる低減措置			

製造プロセスの稼働性能及び製品品質の実績

項目		実績	評価・指示事項等
製造プロセスの稼働性能の有効性・製品品質	1. 工程収率・工程管理の傾向分析の結果		
	2. 原材料の品質・最終製品の品質		
	3. 顧客からの苦情・意見等		

図解 20.10-1

	一部省略
是正措置	
予防措置	
経営者への提言	

経営者の指示確認欄

年月日 氏名	内容
○○年○○月○○日 ○○ ○○	

承認者 代表取締役	担当役員 or 工場長	照査 品質保証責任者	担当部署 責任者	作成者
年月日	年月日	年月日	年月日	年月日

図解 20.10-2

図解20.8に示した事項を提案したい。

③化粧品GMPマネジメントレビューのアウトプット

マネジメントレビュー会議におけるマネジメントレビューからのアウトプットは，品質マネジメントシステムの改善，ならびに顧客および法規制の要求事項への製品の適合性の改善のための機会および必要な資源を特定すること。推奨事項および実施された事項について記録を作成することとされている。化粧品GMPにおけるマネジメントレビューからのアウトプットとして図解20.9の事項を提案したい。

③マネジメントレビューの様式

マネジメントレビュー会議における会議資料として図解20.10-1，図解20.10-2に事例を紹介する。

品質カルチャーの醸成

図解 20.11

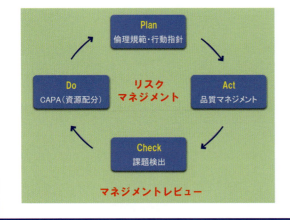

図解 20.12

20.4 品質カルチャーと経営陣の責任

マネジメントレビューを実効性のあるものとするためには，品質カルチャー（企業風土）が基盤となる。質の高い品質カルチャーとは開放的なカルチャーであるといわれる。経営陣を含めたすべての人が品質カルチャーの創造に寄与し，一貫した価値観，信念，思考，行動が示されるような組織では，権限移譲がなされ，チャレンジが許され，また，失敗は自由に話し合われ，報告がなされ，CAPAがとられるような開放的な品質カルチャーが醸成され，それが良好な組織行動として現れる。経営陣自らもコミュニケーションの推進に積極的な参画をし，率先した行動で模範を示すことにより質の高い品質カルチャーの醸成を促進しなければならない（図解20.11）。

経営陣は化粧品の品質に法的・倫理的な責任があることをよく認識し，質の高い品質カルチャーを醸成するために，品質マネジメントの重要性を理解し，その管理に積極的なコミットメントをし，リスクに相応した品質ガバナンスを推進しなければならない。

経営陣の積極的なコミットメントにより，組織内外のコミュニケーションが円滑になり，質の高い品質カルチャーが醸成され，はじめてライフサイクルを通した品質ガバナンスが可能となる。

①品質ガバナンスの実践

品質ガバナンスは4つのステップで考えることができる。経営陣が倫理規範，行動指針を示すステップ（Plan），それを組織で実行するステップ（Act），成果を評価し，課題を抽出するステップ（Check），そして，課題に対してリスクに相応した是正措置（CAPA）を立案し，課題を解決するステップ（Do）である。各ステップの実効性はマネジメントレビューにより検証される。リスクに見合った資源が配分され，これらのステップが繰り返されることにより継続的改善が実現される（図解20.12）。

Plan：データガバナンスの最終的な目的は，顧客満足を充足する製品品質を確実なものにすることである。上級経営陣は経営の品質理念を反映した倫理規範，それに則った行動を明記した行動指針を示さなければならない。社員全員を教育し，各人の役割を認識させることにより目的の達成を積極的に推進しなければならない。教育のなかには制定の理由，従わない場合にどうなるかも含められ，教育の実施結果は記録に残さなければならない。

Act：品質マネジメントシステムを実行するには，ライフサイクルを通した製造管理および品質管理（GMP）を確実に実践することが必須である。さ

らに，定期的な照査により不注意が原因のデータの変更・損失や悪意ある改ざんなどから派生する課題を検出しなければならない。作業者に対する過多な作業量やプレッシャーから発生する課題は，適切な資源が配分されることにより低減されなければならない。

Check：規範や指針が実行されるなかで課題（ギャップ）が抽出された場合には，すぐに経営陣に報告されなければならない。そのために内密に報告するシステムが必要になり，必要によっては懲戒処分などが実施されるかもしれない。抽出された課題は逸脱処理（含：OOS）や変更管理のような手順で調査・処理され，必要によりCAPAが立案されなければならない。

Do：品質ガバナンスを推進するために特任の上級経営陣があたる場合もある。経営陣は，適切な資源が投入され，CAPAが確実に実施され，場合によっては公平な報償が与えられることを保証しなければならない。CAPAには製品リコール，顧客への通知，規制当局への報告が含まれる。CAPAによる課題処理に第三者を利用することもある。CAPAが実施され課題が確実に修正され，継続的改善が達成されるように，上級経営陣に直接アクセスし，品質を管理するのは品質保証部門の責任である。

②マネジメントレビューによる品質ガバナンス

各ステップが有効に機能していることを検証するために，マネジメントレビューが実施される。レビューの目的には品質マネジメントシステムの定期的な照査と，品質ガバナンスシステムの照査がある。

品質マネジメントシステムの定期的な照査では，インプットとして逸脱処理（含：OOS）や変更管理などの要因分析結果を利用することにより，行動目標の達成度を検証できる。未達成の要因として品質マネジメントシステムの不備が抽出された場合には，システムのCAPAを検討することが必要になるかもしれない。

品質ガバナンスシステムの照査では品質ガバナンスの実効性を検証する。インプットとして数値として計測可能な品質指標（Quality Metrics）を評価指標とすることもでき，また，内密な報告（内部告発）を含めたりすることも考えられる。

品質ガバナンスの推進にマネジメントレビューを有効に活用し，リスクに相応した課題抽出を行うことにより，上級経営陣はアウトプットとして適切な資源配分を行い，継続的な改善が実現され，その結果として顧客要求を充足する品質が保証される。

索引

英語索引

COA	69,100
ER/ES指針	224
FMEA	234,235
FTA手法	165,167
GMP教育訓練	11
GMP組織	8
GMPのご利益	12
GMPの3原則	11
GMP用文書	134,135
GQP省令	1
GVP省令	1
IEC	6
IQ	54
ISO	5,6
ISO-14000	5
ISO-22716	4
ISO-9000	5
ISO 9001：2015	242,243
OOS	105,106
OQ	54
PQ	54
QA	124,125
QC	98,99,113,123
TOC	87

日本語索引

ア

安全衛生	182
安全衛生教育	184
安定性試験	94

イ

委受託契約書	192
委受託製造	186,187,188
異常	163
逸脱	162,163
逸脱処理	164,165
医薬品，医療機器等の品質，有効性及び安全性の確保等に関する法律	1,2
医薬品医療機器等法	1

ウ

受入れ検査	75
受入れ試験	74

エ

エアフィルター	22
衛生管理	183

オ

汚染防止	11,18
温度	23

カ

回収	209,215,217
外部監査	197
隔離保管	47
壁	15
紙文書セキュリティ	225
仮保管	77,91
換気	20
環境モニタリング	24
監査	195,196,197
管理職	11
管理図	33
管理番号	38

キ

規格外	162,163,169
規格外結果	105
規格外原因調査	171
技術移管	190
キャリブレーション	25,31,32,33,34,113
教育訓練	174,175,176,177,178
供給業者管理	71
供給業者	72,73
供給業者監査	197

ク

空調	21
苦情	209,210,211,212

ケ

経営者	131,240,241
経営者の責任	10,241
化粧品製造販売業	2
化粧品製造販売業許可	2
化粧品の製造管理及び品質管理に関する基準	3
健康管理	183
原材料の保管	40
原料	68,81

コ

構造設備	13,14
工程管理	43,44
混同防止	18
コンピュータ	221

サ

差圧	23
再加工	170
在庫管理	80,97
再評価	78
再保管	44,78
サンプリング	76,87,89,100
サンプルラベル	76,90

シ

仕掛品	47
識別	38
識別番号	38
試験	100
試験記録書	102
試験方法	115
自主基準	3,7
室圧	23
実験ノート	119
湿度	23,93
失敗	163
試薬	101,102
シャワー	17
従業員の責任	10,174
受託者のGMP	193
受託者の品質保証	193
出荷	91
出荷判定	97,127,128
出庫	40
使用期限	79
常水	85
照度	182
情報セキュリティ	223

照明	15, 16	
書面監査	201	

ス

水道水	83	

セ

性悪説	7, 202	
精製水	86, 87	
清掃	30	
製造機器	25	
製造記録書	40, 41, 137	
製造原料	42	
製造指図書	40, 41	
製造組織	8, 9	
製造用水	82	
製品試験	100	
製品出荷	127	
製品標準書	96, 191	
製品保管庫	95	
セキュリティ	220	
設計時適格性評価	26	
設備	25	
洗浄	27, 28, 29, 30	
洗浄バリデーション	60	

ソ

措置	209, 218, 219	

テ

手洗い	17	
定期点検	113	
データシート	119	
適格性	26	
適格性評価	50, 51, 52, 53, 55	
デジタル文書セキュリティ	226	
手順書	139, 141	
点検	43	
天井	15	

ト

トイレ	17	
動線計画	18	
導電率	87	

ナ

内部監査	202	
生データ	116, 117, 118	

ニ

入庫	91	

ハ

廃棄物	20	
廃水	20	
培地	101, 102	
バッチ番号	38, 39	
バリデーション	50, 51, 52, 53, 55, 56, 59	
バルク製品	38	

ヒ

微生物モニタリング	87	
表示	47	
標準品	101, 102	
品質ガバナンス	246	
品質カルチャー	246	
品質管理	98	
品質照査	73	
品質保証	124, 125, 130	
品質保証システム	11	
品質マニュアル	131	

フ

プロセスバリデーション	56, 57, 58, 59	
プロトコール	51	
文書保管	138	

ヘ

変更	156, 157	
変更管理	156, 157, 158	
返品	215, 216	

ホ

報告書	137	
包装工程	45	
包装材料	45, 68, 81	
防虫防鼠	19	
訪問監査	73	
保管	77, 91, 92, 93	
保管環境	79	
保管サンプル	90	

マ

間違い防止	11	
窓	15	
マネジメントレビュー	131, 240, 244, 245	

メ

メンテナンス	25, 31	

ユ

有効数字	121	
床	15	

ヨ

溶液	101, 102	
容器	46	

ラ

ラベル	78, 91, 92, 132, 142, 143, 144	

リ

リスクマネジメント	228, 229, 230, 231, 239	

著者略歴

榊原　敏之
（さかきばら　としゆき）

- 最終学歴：大阪大学（工学部応用化学科）大学院博士課程修了，工学博士
- 帝人（株）勤務（繊維化学，石油化学，医薬品開発）
- 日本精化（株）勤務（医薬品，化粧品プロジェクト担当，取締役）
- 有機合成，高分子合成，医薬品／化粧品原料開発，医薬品製造で幅広い研究開発経験を持つ
  リポソーム（化粧品，医薬品用途）の開発で日本油化学会工業技術賞受賞（1995年）
- 欧米大手医薬品会社との医薬品共同開発を通してグローバルGMPを身に付け，その経験をもとにGMPコンサルタントを志す
  2003年2月にジーエムピーコンサルティング有限会社を設立
- 国際基準のGMPコンサルティングを業務とする
- GMP関係の書籍や雑誌執筆多数
  - 「FDA医薬品申請手続と関連制度（高橋俊夫，G.S.ドミンガスと共同執筆）」，ソフトサイエンス社，2002年
  - 「GMP文書のつくりかた＜翻訳本＞（松村美也と共訳）」，薬事日報社，2004年
  - 「図解で学ぶGMP（原薬）」，（株）じほう，2005年（2017年に第5版発行）
  - 「医薬品企業向けリスクマネジメント＜翻訳本＞（松村美也と共訳）」，薬事日報社，2006年
  - 「図解で学ぶ化粧品GMP」，（株）じほう，2010年（2012年に第2版発行）
  - 「GMPのこつ」，（株）じほう，2012年（2016年に第2版発行）
  - 「図解で学ぶPIC/S GMPガイド」，（株）じほう，2015年（2017年に第2版発行）
- 日本および世界のGMPの発展を願っています

庄司　和壽
（しょうじ　かずとし）

1976年　東北大学農学部農芸化学科卒業。
1978年　東北大学大学院農学研究科農芸化学専攻博士課程前期2年修了。
1978年　鐘紡（株）入社（2001年カネボウ（株）へ社名変更，2004年（株）カネボウ化粧品に転籍）。
　　　　化粧品処方設計，R&D管理，技術管理，薬事管理，品質保証に従事。
2005年　（株）カネボウ化粧品を退職し，（株）ファンケルに入社。　薬事管理，品質保証に従事。
2011年　（株）ファンケル定年退職。
2011年　東神GXP研究会設立。GQP, GVP, GMP, GDPのコンサルテーションに携わる。
　　　　特定営利活動法人医薬品・食品品質保証支援センター顧問，医薬品添加剤GMP自主基準適合審査会審査員としても活動。

- 業界活動：
  日本化粧品工業連合会の薬事法対策委員会，化粧品GMP委員会，技術委員会，国際委員会の委員として活動し，化粧品・医薬部外品に係る薬事法改正，表示名称作成ガイドライン，全成分表示記載のガイドライン，GVP指針，GQP指針，ISO化粧品GMPガイドラインの作成に携わった。

- 執筆等：
  GVP/GPSPの対応と各文書作成，化粧品製造工場における衛生管理の重要性と教育訓練をする際のポイント，化粧品GMPの教育訓練，化粧品製販業者が化粧品製造業者へ行う品質監査のポイント，化粧品・医薬部外品の安定性試験のポイント等，講演，執筆が多数。

松村　行栄（まつむら　たかよし）

- 1977年　弘前大学卒業（有機化学専攻）
- 1979年　岡山大学修士課程修了（専攻：化学生態学）
  　　　　エーザイ（株）入社（製剤開発部門）。製剤分析技術，液剤・クリーム剤の開発
- 1993年　国際品質保証部門に異動
  　　　　US-FDA，UK-MHRA等，多数の海外査察を推進
  　　　　US，UKを含む海外15カ国でのベンダー査察実施
  　　　　グローバルなGMPポリシーや指針の作成，教育
- 2008～11年　美里工場品質保証部
  　　　　変更管理，逸脱／OOS管理の手順見直しと実務
- 2012年～　多くの製薬企業や団体において品質システム構築のためのアドバイザー／コンサルタントを行う
  　　　　国内において米国FDAのPAIを指導，GMP監査員の実地／手法教育
  　　　　海外企業，コンサルからの要請による日本国内ベンダーのGMP査察

● 社外での活動
- 1998～2006年　製薬協GMP常任委員会副委員長，および日薬連GMP委員会委員（この間にICH Q7Aのサポートメンバーを務める）
- 2003年　厚労省の委嘱により電子記録／電子署名指針の策定委員
- 2003～06年　ICH Q9（品質リスクマネジメント）トピックリーダー
- 2006年　ISPEのウィーン会議で品質リスクマネジメントの講演
- 2011年　ICH Q9の功績によりUS-FDAよりLeveraging/Collaboration Awardを受ける
- 2014年～　欧州APIC認定査察官

● 執筆等：

電子記録・電子署名，品質リスクマネジメント，洗浄バリデーション，データインテグリティ等に関する講演，執筆が多数ある

2015：Pharmaceutical Legislation of the European Union, Japan and the United States of America - An Overview；Parenteral Drug Association, Inc.

美濃屋　雅宏（みのや　まさひろ）

- ● 最終学歴：北里大学卒業（衛生学部）
- ● 帝国臓器製薬（株）入社（現在あすか製薬（株））

  品質管理部（微生物），製造部（原薬・無菌製剤・内服固形製剤・包装・保管・物流）に所属し製造管理，品質管理，衛生管理，バリデーション等のGMP業務に従事，無菌製剤の工場設計および立上げ担当，その後，信頼性保証本部に所属しGQP業務に，また医薬品・動物用医薬品・医療機器等の製造販売業および製造業の許可等の薬事関係業務に従事した。
  第1種・第2種医薬品製造販売業および第1種・第2種動物用医薬品製造販売業の品質保証責任者，医療機器製造販売業の総括製造販売責任者の業務を行い2008年退職した。
- ●（株）ファンケル薬事統括グループに入社し医薬品，医薬部外品，化粧品の薬事関連業務，GQPおよびGMP業務，委託先製造所監査，各種契約書作成および締結，社員教育に従事した。
- ● 国内および海外の医薬品製造所等へのGMP監査，化粧品製造所へのGMP監査多数実施
- ● 医薬品および化粧品の委受託製造に関する契約，品質に関する取決め，生物由来原料に関する契約，品質に関する秘密保持契約の作成，締結等多数実施
- ● 2015年　D&Cディーアンドシー企画設立，医薬品，化粧品のGMP/GQPおよび品質保証に関するコンサルタントを実施
- ● 業界活動：
  ・東薬工品質委員会副委員長，日薬連品質委員会常任委員および特別委員
  ・厚生労働科学研究「医薬品製造におけるプロセスバリデーション」等に参加
- ● 講演・執筆等
  ・医薬品GQP/GMPに関する講演，化粧品GQP/GMPに関する講演，無菌製剤製造のためのプロセスバリデーション等の執筆

図解で学ぶ化粧品GMP 第3版
「ISO化粧品GMPガイドライン」をベースにして

定価　本体8,000円（税別）

2010年 3 月25日　初版発行
2012年11月30日　第 2 版発行
2019年 6 月10日　第 3 版発行
2021年 5 月31日　第 3 版第 2 刷発行
2022年 9 月30日　第 3 版第 3 刷発行

著　者　榊原 敏之　庄司 和壽　松村 行栄　美濃屋 雅宏

発行人　武田 信

発行所　株式会社じほう

　　　　101-8421　東京都千代田区神田猿楽町1-5-15（猿楽町SSビル）
　　　　振替　00190-0-900481
　　　　＜大阪支局＞
　　　　541-0044　大阪市中央区伏見町2-1-1（三井住友銀行高麗橋ビル）
　　　　お問い合わせ　https://www.jiho.co.jp/contact/

©2019　　　　　　組版　レトラス　印刷　シナノ印刷(株)
Printed in Japan

本書の複写にかかる複製，上映，譲渡，公衆送信（送信可能化を含む）の各権利は株式会社じほうが管理の委託を受けています。

[JCOPY] ＜出版者著作権管理機構 委託出版物＞
本書の無断複製は著作権法上での例外を除き禁じられています。
複製される場合は，そのつど事前に，出版者著作権管理機構（電話 03-5244-5088, FAX 03-5244-5089, e-mail：info@jcopy.or.jp）の許諾を得てください。

万一落丁，乱丁の場合は，お取替えいたします。
ISBN 978-4-8407-5187-2